＼これならわかる／

スッキリ図解

精神保健福祉制度のきほん

第2版

二本柳覚 編著

石井佳葉・茂本由紀 著

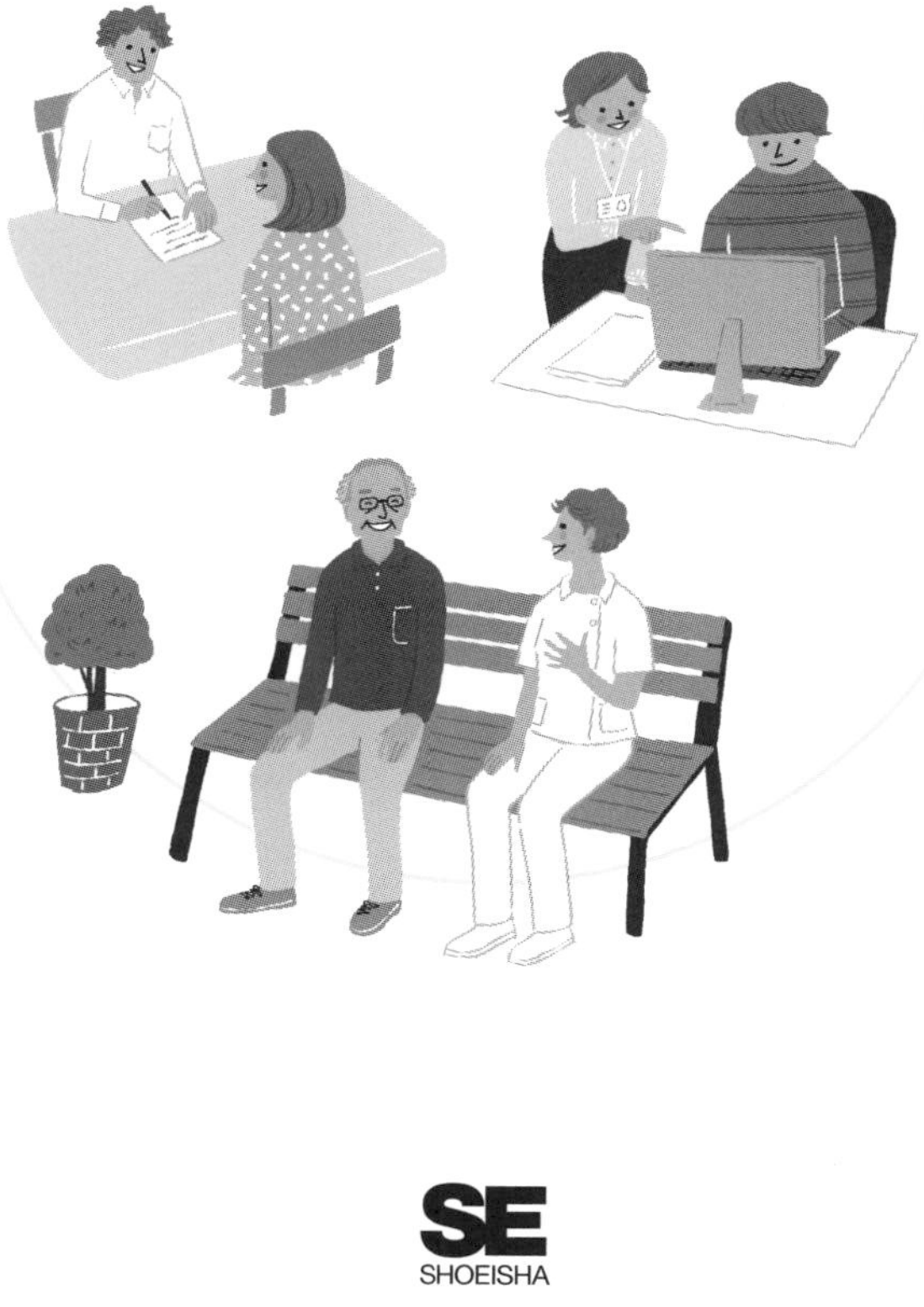

SE
SHOEISHA

はじめに

私の勤務している大学では心理・福祉職の養成を行っており、私自身も精神保健福祉士の養成に関わらせていただいています。学生は「こころ」に興味があるからこそ本学学部を選んでいるのだと思いますが、その一方で「精神疾患、精神障害についてそれなりに知っている」という学生は入学時点ではそれほど多くありません。

人は知らないものを恐れる傾向があります。精神疾患、精神障害についても、知らないからこそ、なかなか負のイメージが払拭されないのではないでしょうか。しかし、日常生活の中で精神疾患、精神障害について知る機会が少ないのもまた事実であり、どのように地域住民の方々の理解促進を進めていくのかは、まだまだ大きな課題となっています。

そのような中、2022年度から、高校において精神疾患を学ぶカリキュラムが追加されました。今まで教育機関では能動的に学びに行かなければ得ることができなかった精神疾患の知識について、限られた時間数とはいえ、学ぶ機会が作られたのは非常に喜ばしいことといえるでしょう。

一方で精神障害者の数は、2023年版障害者白書によれば600万人を超え、2019年に比べて200万人も増えています。あくまでも受診者数ではありますが、それほどまでに人々の精神的課題が多い時代になってきたと見て取れます。生きにくさを感じている方々を支えるために、様々な専門職や制度があります。しかし、現代は情報に簡単にアクセスすることができる反面、自分にとって必要な情報は何かを判断することが難しい社会にもなっているのではないでしょうか。

本書は、主に精神科領域で働こうと考えている学生や、初めて精神科で勤務する方に対して、知っておきたい情報を網羅的にまとめたものです。精神保健福祉に関係する法制度などは多岐にわたるため、学生や初任者だけでなく、当事者やそのご家族にも、まず知っておいてほしい情報を整理しました。

２０２１年に刊行した第１版は、ありがたいことに多くの現場職員の方々から、「初任者や実習学生に知っていてほしい情報がまとまっている」との評価をいただきました。第２版では、２０２４年施行の精神保健福祉法の大幅な改正を反映するとともに、新たなトピックも追加しています。今後も多くの方のお役に立つ本になるよう、著者一同願っています。

本書が、精神障害を持つ多くの方々が、その人らしい生活を送ることができる社会になるための一助となれば幸いです。

２０２３年10月

著者を代表して　二本柳 覚

第3章 精神科に関わる専門職

第4章 精神疾患の治療法

第5章 入院・医療制度の実際

第6章 働く人のための精神保健福祉

第7章 日常生活で活用できる支援制度

※精神保健福祉士の略称については、ＭＨＳＷ（Mental Health Social Worker）やＰＳＷ（Psychiatric Social Worker）が使用されていますが、専門職団体である日本精神保健福祉士協会では、精神保健福祉士の略称としてＭＨＳＷを採用していることから、本書ではＭＨＳＷを使用しています。

※近年、「〇〇障害」という名称への問題視から、「〇〇症」への変更が提案されていますが、本書では2023年10月時点で国が発表している名称を使用しています。

第1章

精神保健福祉法の基本

精神科医療と精神障害者福祉について規定した精神保健福祉法。その成り立ちの背景や、法に定められた様々な制度など、基本的な内容を見ていきましょう。

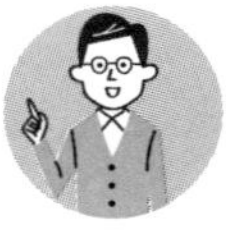

そもそも精神保健福祉法ってどんな法律？

精神障害の理解は進んだか？

近年は「うつ病」等の精神疾患は、以前と比較してではありますが世間に受け入れられやすくなってきました。それに伴って受診のハードルは下がり、精神科の受診者数は高いところを推移しています。また、「精神障害」についても、高校の授業で扱われるようになるなど、一昔前に比べれば、その存在を知られるようになってきました。

しかしその一方で、精神疾患について「親の育て方が悪かった」「単なる怠け」として家族が受け入れられなかったり、本人も自身が精神疾患にかかったと認識できず、受診が遅れ、症状が進んでしまうといったケースが、いまだに数多く見られます。

また、精神障害者が法的に「障害者」と位置づけられたのは、1993年の障害者基本法成立時と比較的最近の話です。それまでは、精神疾患のために生活に不自由を負うことになった人たちは、「病者」としてしか見られず、障害者としての支援を受けることができませんでした。現在も、精神障害について聞いたことがあるという人は増えても、その特性を含め誤って理解している人は少なくありません。

精神疾患や精神障害は、誰もがなる可能性があるものです。だからこそ、国民一人ひとりが正しく理解し、偏見を減らすとともに、適切な医療や支援が受けられる仕組みが必要です。

「医療」と「福祉」の両輪

精神疾患と精神障害は切り離して考えることができないため、精神科医療と精神障害者福祉について一つの法律、「精神保健及び精神障害者福祉に関する法律」（精神保健福祉法）で規定することとなりました。

同法は精神科医療施策と福祉施策を両輪として運用されており、入院や精神保健指定医などの精神医療に関わる諸制度、精神障害者保健福祉手帳制度などの精神障害者が社会復帰し、生活していくための支援制度の創設、そして精神疾患の予防と国民の精神的健康の保持増進、それに伴う国民の義務などが目的として規定されています。

精神保健福祉法

法律の目的は？

障害者基本法の基本的な理念にのっとり、精神障害者の権利の擁護を図りつつ、その医療及び保護を行い、障害者の日常生活及び社会生活を総合的に支援するための法律と相まってその社会復帰の促進及びその自立と社会経済活動への参加の促進のために必要な援助を行い、並びにその発生の予防その他国民の精神的健康の保持及び増進に努めることによって、精神障害者の福祉の増進及び国民の精神保健の向上を図ることを目的とする（第１条）

いわゆる「障害者施設」については、障害者総合支援法に一本化。

「精神障害者」の定義は？

統合失調症、精神作用物質による急性中毒またはその依存症、知的障害その他の精神疾患を有する者（第５条）

精神障害者の外枠を示しており、各種制度の対象になる精神障害者とは異なる場合がある。

精神保健福祉法の対象範囲

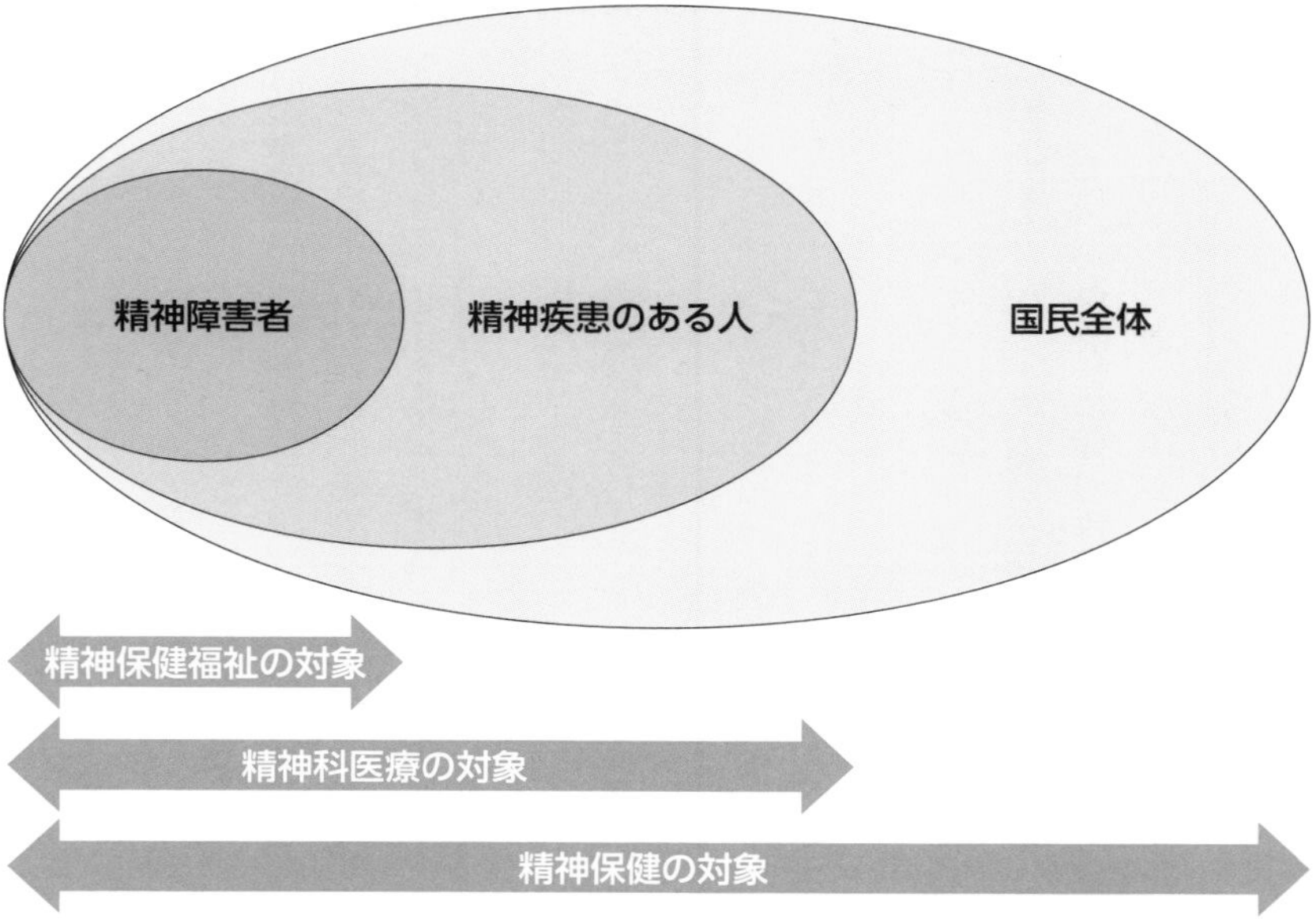

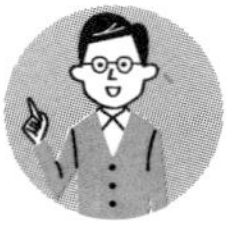

精神障害者をめぐる法制度〈明治〜昭和中期〉

私宅監置から始まった精神病者対策

日本では明治時代に入るまで、精神病者に対しての保護を謳った法律はなく、何の支援もない状態でした。そのような中、初めて精神病者について規定した法律が精神病者監護法です。

しかしこの法律は、警察の許可を得て、精神病者を自宅に用意した専用の部屋に隔離すること（私宅監置）を認めるものでした。精神科医の呉秀三が私宅監置の様子を報告した「精神病者私宅監置ノ実況及ビ其統計的観察」では、調査した105例のうち、待遇がよい、もしくは普通なものはわずか35例にとどまっているとしています。

この状態は、当時の精神科病院の少なさも影響していますが、道府県が精神科病院を建てられることを示した精神病院法の成立後も、予算の問題などもあり道府県立精神科病院の建設は進まず、私立病院による代用病院が少しずつ増えていくことになります。

長期入院問題の萌芽

第二次世界大戦後、精神病者監護法と精神病院法は廃止され、精神衛生法が登場しました。精神衛生法は入院制度や精神障害者の拘束について判断することができる精神衛生鑑定医（現在の精神保健指定医）制度など、諸外国の取り組みを参考にしながら作られました。

また、足りないことが問題となっていた精神科病院は、国庫補助などもあって一気に増加。薬物療法の登場などにより精神科医療も進歩しますが、その一方で社会復帰に向けた取り組みの不十分さなどから、結果として長期入院問題が生じることとなります。

1964年、統合失調症の少年にライシャワー駐日米大使が刺されるという事件が起き、これを受けて精神衛生法が改正。通院医療費の一部を公費負担する制度をはじめとした医療制度の強化や、保健所を精神衛生行政の第一線機関に位置づけるなど、精神病者を取り巻く医療制度は変わっていくものの、精神障害者に対する「福祉」という概念はまだありませんでした。

私宅監置の様子

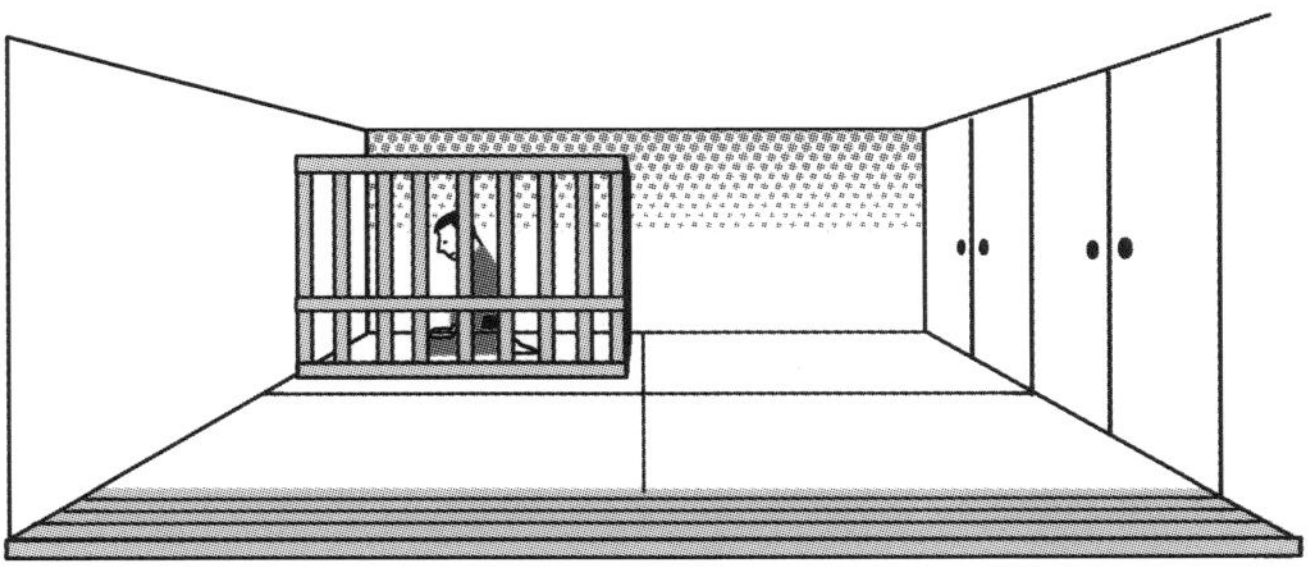

日が当たるところや、かまどの近くなど
暖かい場所に作られているのはよいほうで、
改造した物置を監置室にし、畳もなく、
すきま風もひどいといったケースもあったという。

1931年末の精神病院等施設数と収容人員

	施設数	収容人員
公立精神科病院	6	1,712
医育機関附属精神科病室（現在の大学病院）	14	904
私立精神科病院	78	10,525
公私立精神病者収容所	81	517
公私立病院精神科病室	10	188
計	189	13,846

この時の患者数は
7万人程度とされており、
医療機関の
不足ぶりがわかる。

戦後、精神科病院は増加を続け、
1985年には34万人もの人が
入院していたとされており、
入院中心の医療が続いていました。

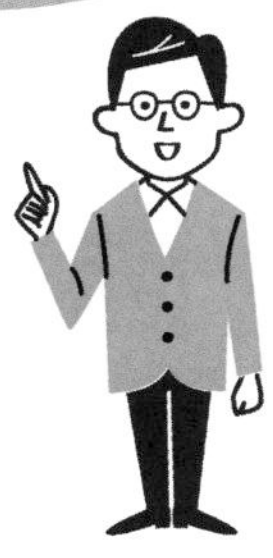

出典：精神保健福祉行政のあゆみ編集委員会編『精神保健福祉行政のあゆみ 精神衛生法施行50周年（精神病者監護法施行100周年）記念』中央法規出版、2000年（一部著者修正）

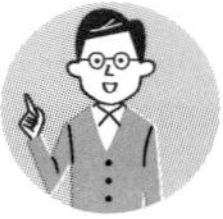

精神障害者をめぐる法制度〈宇都宮病院事件～現在〉

転換点となった宇都宮病院事件

1984年、精神科病院の宇都宮病院に入院していた患者さんが、病院職員からの暴行により死亡する事件が発覚しました。この時に、病院で行われた人権を無視したような取り扱いは、国内にとどまらず世界でも大きく批判され、日本の精神障害者に対する医療施策や福祉制度のあり方を考え直すきっかけとなりました。

そして、精神障害者の社会復帰施設の規定が初めて示された精神保健法が、1987年に成立しました。この時には、任意入院制度や、入院や処遇の妥当性を審査する機関である精神医療審査会の創設など、精神障害者の人権を擁護するための諸制度が整備されることとなりました。

1993年には、障害者基本法において、精神障害者も法的に初めて「障害者」と位置づけられることになり、ようやく、精神保健と精神障害者福祉の体制が整い始めます。

精神保健福祉法の誕生

1995年に、精神保健法が改正される形で「精神保健及び精神障害者福祉に関する法律」（精神保健福祉法）が制定。医療だけではなく、精神障害者の「自立と社会経済活動への参加」が目的に加えられ、精神障害者保健福祉手帳制度の創設など、精神障害者福祉制度が大きく発展することになります。

その後も、幾度も法改正を繰り返し、ホームヘルプサービスなどの法制化や精神障害者の相談支援などを市町村を中心に実施する体制への変化、今まで負担を強いていた保護者制度の廃止、医療保護入院患者に対する退院後の生活に向けた取り組みの制度化などが盛り込まれていきました。2022年の法改正では、医療保護入院の見直し、入院者訪問支援事業の創設、虐待防止に向けた取り組みなどについて改正が行われています。

とはいえ、社会的入院や、偏見や虐待などの問題など、解決しなければならない課題は山積しています。よりよい社会を作り上げるための活動が今後も求められます。

近年の精神保健福祉法の改正経緯

改正年	医療分野	保健福祉分野	その他
平成7年	・医療保護入院等を行う精神病院における常勤指定医必置化 ・指定医の５年毎の研修の実行性確保のための措置	・「保健及び福祉」の章を新設 ・精神障害者保健福祉手帳制度創設 ・社会復帰施設として生活訓練施設、授産施設、福祉ホーム、福祉工場を規定 ・社会適応訓練事業の法定化 ・正しい知識の普及啓発や相談指導等の地域精神保健福祉施策の充実、市町村の役割の明確化	・法の名称を「精神保健法」から「精神保健及び精神障害者福祉に関する法律」に変更 ・法の目的に「自立と社会参加の促進のための援助」を追加
平成11年	・精神医療審査会の委員数制限廃止 ・精神保健指定医の病院管理者への報告義務を規定 ・医療保護入院の要件明確化 ・都道府県知事による入院医療の制限命令等の処分追加 ・医療保護入院に係る移送制度の創設	・精神保健福祉センターの業務に、通院公費・手帳の判定、精神医療審査会の事務を追加 ・精神障害者地域生活支援センター、ホームヘルプサービス、ショートステイの法定化 ・福祉サービス利用に関する相談等を市町村が中心に行い、都道府県、保健所が専門的に支援する仕組みに見直し	・保護者の自傷他害防止監督義務規定の削除
平成17年	・精神医療審査会の委員構成見直し ・改善命令等に従わない精神科病院に関する公表制度等の導入 ・緊急時における入院等に係る診察の特例措置導入 ・任意入院患者に関する病状報告制度導入 ・通院公費負担医療を障害者自立支援法における「自立支援医療（精神通院医療）」に位置付け	・市町村における相談体制強化 ・精神障害者居宅生活支援事業、精神障害社会復帰施設を障害者自立支援法の福祉サービスとして整理・統合	・地方精神保健福祉審議会の必置規制見直し ・「精神分裂病」の「統合失調症」への呼称変更
平成25年	・保護者制度の廃止 ・家族等同意の創設 ・精神医療審査会の委員として「精神障害者の保健又は福祉に関し学識経験を有する者」を規定 ・精神医療審査会に対し退院等の請求をできる者として、入院者本人とともに家族等を規定 ・精神科病院管理者に、退院後生活環境相談員の設置、地域援助事業者との連携、退院促進のための体制整備を義務付け ・精神障害者の医療の提供を確保するための指針の策定		
令和4年	・家族等が同意・不同意の意思表示を行わない場合にも、市町村長の同意により医療保護入院を行うことを可能に ・医療保護入院の入院期間を定め、一定期間ごとに入院の要件の確認を行う ・入院者訪問支援事業を創設 ・医療保護入院者等に対して行う告知の内容に、入院措置を採る理由を追加 ・精神科病院において、虐待防止に向けた従事者等への研修、普及啓発等を実施 ・従事者による虐待を発見した場合に都道府県等に通報する仕組みを整備	・都道府県及び市町村が実施する精神保健に関する相談支援について、精神障害者のほか精神保健に課題を抱える者も対象にする	

出典：厚生労働省「これからの精神保健医療福祉のあり方に関する検討会　第１回医療保護入院等のあり方分科会資料」（資料2 医療保護入院制度について）を筆者修正

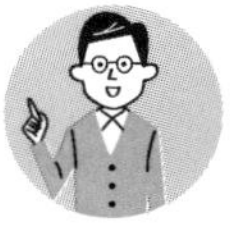

精神保健に課題を抱える者も市町村の相談支援の対象に

精神保健の課題を抱える人が増加

精神科にかかる受診者数は増加しており、2011年は320万人であったのが、2020年には600万人を超えました（患者調査より）。それだけ現代にメンタルヘルスの課題が多く存在するといえるでしょう。

精神保健福祉の第一線機関としては保健所が挙げられますが、実際に相談できる場所として、市町村にも大きな期待が寄せられています。現在、市町村においても精神保健福祉に関する相談に対応するため、精神保健福祉士などの専門職を雇用する動きも見えてきています。とはいえ、すべての市町村で十分対応できている、とはいえないのも実情です。

自治体の相談支援の対象を見直し

2022年末に改正された精神保健福祉法において、市町村における相談支援についても整理されました。精神保健福祉の相談は必ずしも精神疾患に直接関係する者だけではなく、介護に疲弊する家族や母子保健など、精神保健福祉に関連する課題を抱えている人にも必要です。

しかし、こうした人々に対しては相談支援の対象として明確にされていなかったこともあり、今回の法改正において「日常生活を営む上での精神保健に関する課題を抱えるもの」として、自治体による相談支援を含めた包括的支援の対象に含まれるよう整備されました。具体的には、「保健、医療、福祉、住まい、就労その他日常生活を営む上での関わりにおいて精神保健に関する課題を抱えるもの」とされることが予定されています。

また、都道府県についても市町村が相談支援を円滑に行えるように、必要な援助を行うよう努めることが求められることになりました。

現在、誰もが安心して地域生活を送れる社会にするための「精神障害にも対応した地域包括ケアシステム」構築に向けた取り組みが進められています。その中核ともなる市町村の重要性は高く、今後の活動の広がりが期待されています。

市町村が実施する精神保健福祉に関する相談支援

根拠法・対象者等	事業	実施場所	主な担い手	相談内容
障害者総合支援法（対象：障害者等）	【一般相談支援事業】	相談支援事業所	相談支援専門員等	○基本相談支援 ○地域相談支援 ・地域移行支援 ・地域定着支援
障害者総合支援法（対象：障害者等）	【特定相談支援事業】	相談支援事業所	相談支援専門員等	○基本相談支援 ○計画相談支援 ・サービス利用支援 ・継続サービス利用支援
障害者総合支援法（対象：障害者等）	【市町村障害者相談支援事業】	市区町村窓口等／相談支援事業所	相談支援専門員等	○主に個別給付による相談支援の対象とならない障害者等に対する相談支援 ※指定特定相談支援事業者、指定一般相談支援事業者への委託可
精神保健福祉法（対象：精神障害者）	【精神保健福祉相談】	市区町村窓口等／相談支援事業所	精神保健福祉相談員（精神保健福祉法48条）	○福祉サービスの利用調整 ※福祉サービスの利用調整については、指定特定相談支援事業者、指定一般相談支援事業者への委託可
精神保健福祉法（対象：精神障害者）	【精神保健福祉相談】	市区町村窓口等	精神保健福祉相談員（精神保健福祉法48条）	○精神保健に関する相談支援
地域保健法（対象：住民）	【地域保健事業】	市区町村窓口等	保健師等	○健康相談、保健指導、健康診査等 →対象を障害者に限定しない一般的な相談 ・市町村保健センター ・地域包括支援センター等の類似施設（子育て世代包括支援センター、自立相談支援機関のほか、自殺対策、虐待等の相談窓口等） ※地域保健法第４条第１項の規定に基づく地域保健対策の推進に関する基本的な方針

総合的な相談支援体制

主任相談支援専門員　相談支援専門員等

【基幹相談支援センター】

地域の相談支援体制の強化

○総合的・専門的な相談
○地域の相談事業者への専門的な助言等、人材育成、地域の相談機関との連携強化、事例の検証等
○地域移行・地域定着の促進
○権利擁護・虐待の防止（虐待防止センターの受託）等
※指定特定相談支援事業者、指定一般相談支援事業者への委託可

【重層的支援体制整備事業】
（社会福祉法）

○既存の相談窓口（※）を活かしつつ、地域住民の複雑化・複合化した支援ニーズに対応
○①相談支援（※）、②参加支援、③地域づくりに向けた支援を一体的に実施
※介護・障害・子ども・困窮に係る既存の福祉各分野の相談支援が対象

出典：厚生労働省「市町村が実施する精神保健福祉に関する相談支援の基本的な考え方について」第２回地域で安心して暮らせる精神保健医療福祉体制の実現に向けた検討会資料、2021年

精神保健に関する相談支援に係る市町村の役割

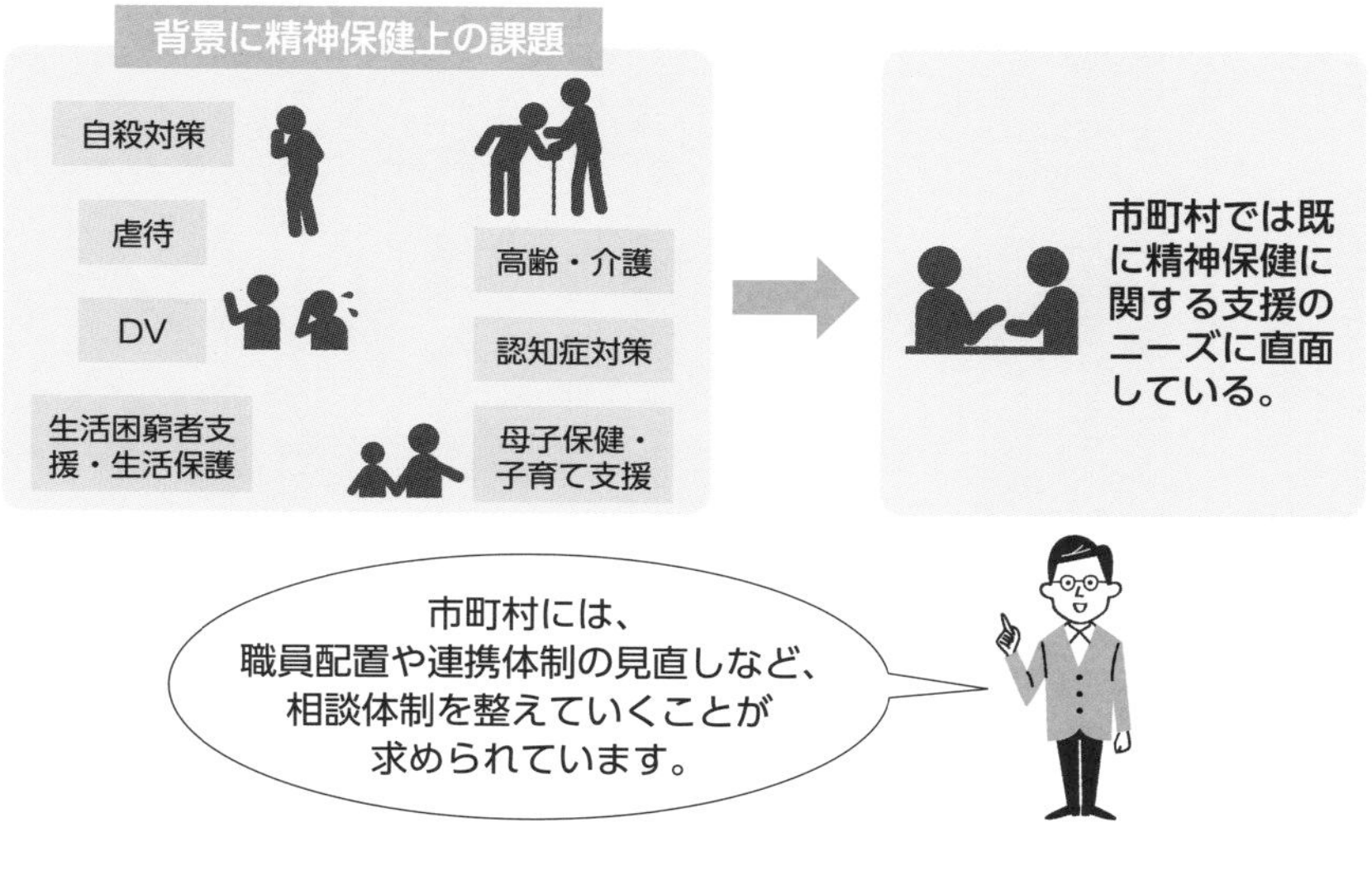
背景に精神保健上の課題
自殺対策
虐待
DV
生活困窮者支援・生活保護
高齢・介護
認知症対策
母子保健・子育て支援
市町村では既に精神保健に関する支援のニーズに直面している。
市町村には、職員配置や連携体制の見直しなど、相談体制を整えていくことが求められています。

出典：厚生労働省社会・援護局障害保健福祉部 精神障害保健課「精神保健福祉法改正に係る市町村向け説明会資料」2023年

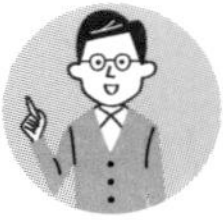

人権に配慮した精神科の入院制度

入院の仕方は一つじゃない

精神科の入院は、現在では昔のようにむやみに長期化することはなくなりましたが、特に急性期の対応においては必要不可欠なものになっています。ただ、精神科の入院制度は他科とは少し異なる仕組みになっているので、まずは入院制度から確認してみましょう。

精神科入院制度は大きく分けて4種類あります。一つは、患者さんの同意をもって入院とする任意入院です。最も使われることの多いと思われる入院制度ですが、患者さんの同意で入院するため、途中で本人が「退院したい」と申し出た時には、原則退院させなければなりません。しかし、医師の目から見て、退院できる状態ではないと判断した場合は、一定の条件に基づいて、退院を制限できることになっています。

本人同意を必要としない入院形態

一方、患者さんの同意を得るのが困難なケースも少なくありません。その場合は本人以外の同意をもって入院手続きを行うことになり、代表的なものとして医療保護入院があります。これは、本人の同意がなくても、家族等の同意により入院させることができるもので、「家族等」には、配偶者、親権者、未成年を除く直系血族や兄弟姉妹、もしくは3親等以内の親族といった扶養義務者の他、成年後見制度を使っている場合は後見人や保佐人も含まれます。

さらに、本人による同意が困難で、自傷他害の恐れがある場合に使われるのが、措置入院です。都道府県知事による命令で入院を行う形になるため、本当に措置入院が必要なのか、精神保健指定医2名の診察により判断します。より緊急の場合については、1名の診察で入院判断をする緊急措置入院がありますが、こちらは制限時間があるなど、あくまでも緊急対応用です。

その他、すぐに入院対応が必要ではあるけれども、家族等の同意が得られない場合に適用される応急入院があります。医療保護、措置、応急とも、本人の同意を得ないことから、運用には厳格な手続きが必要です。

精神科の入院形態

	対象	要件
任意入院	入院を必要とする精神障害者で、入院について、本人の同意がある者	精神保健指定医の診察は不要
措置入院	入院させなければ自傷他害の恐れのある精神障害者	精神保健指定医２名の診断の結果が一致した場合に都道府県知事が措置
緊急措置入院		急速な入院の必要性がある場合、指定医１名の診察で行う。ただし、入院期間は72時間以内に制限
医療保護入院	入院を必要とする精神障害者で、自傷他害の恐れはないが、任意入院を行う状態にない者	精神保健指定医（または特定医師）の診察及び家族等のうちいずれかの者の同意が必要
応急入院	入院を必要とする精神障害者で、任意入院を行う状態になく、急速を要し、家族等の同意が得られない者	精神保健指定医（または特定医師）の診察が必要であり、入院期間は72時間以内に制限

参考文献：厚生労働省「これからの精神保健医療福祉のあり方に関する検討会　第１回医療保護入院等のあり方分科会資料　資料2」をもとに著者作成

平均在院日数※の変化

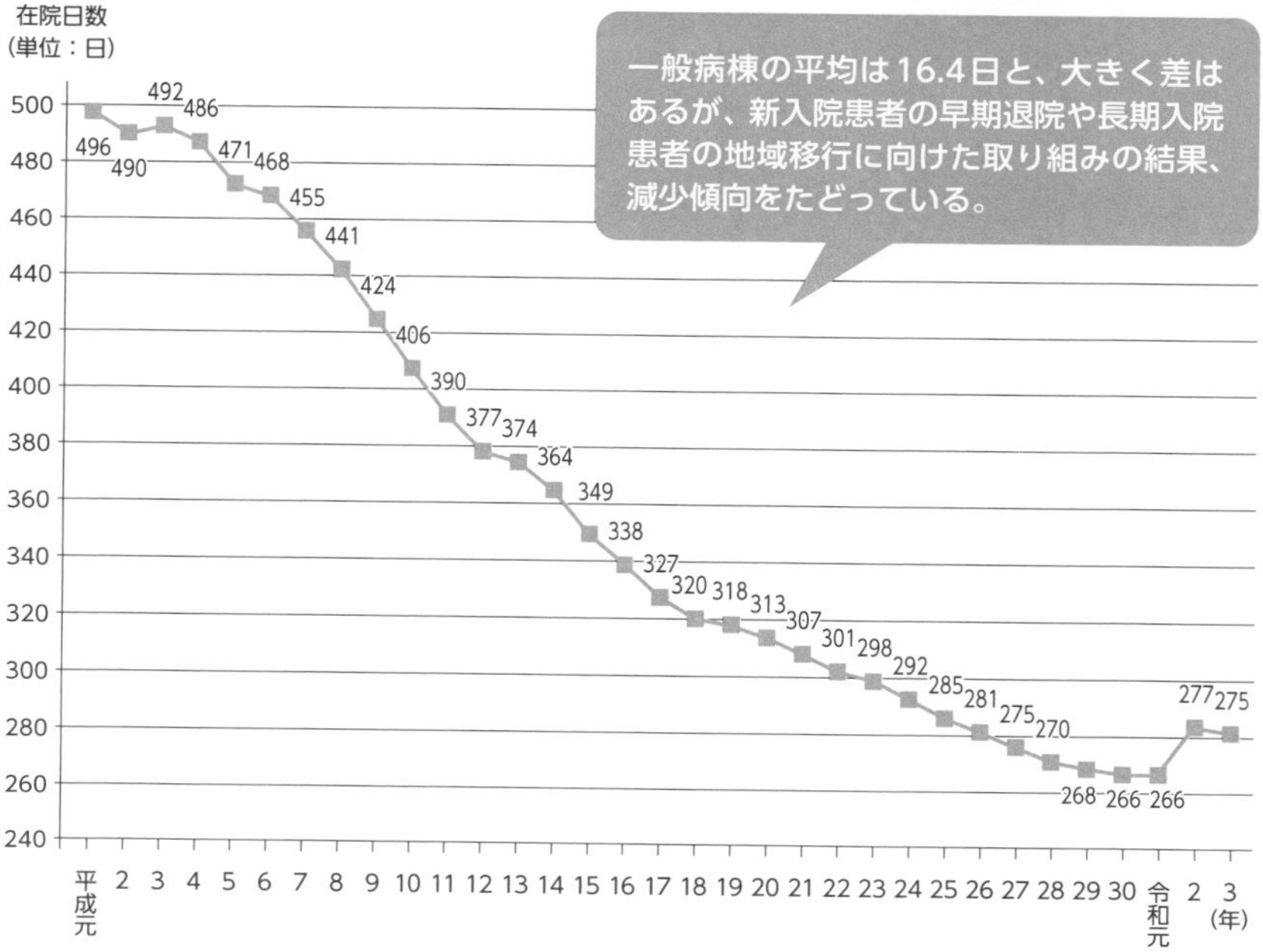

※ 平均在院日数＝ $\dfrac{\text{年間在院患者延数}}{\frac{1}{2}\times(\text{年間新入院患者数}+\text{年間退院患者数})}$

出典：厚生労働省「病院報告」

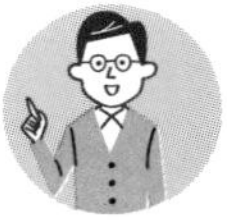

適切な精神科医療を実施するための制度

精神科医療に不可欠な存在

精神科の入院では、本人の同意を得ずに実施することもあり、人権には最大限配慮しなければなりません。また入院中についても、患者さんの状況によっては保護室の利用など、行動制限を行うケースもあります。そうした際に、人権に配慮して適切に入院・行動制限等の判断を行う専門職として配置されているのが、精神保健指定医です。

精神保健指定医は、他科にあるような「その道のエキスパート」の証明である専門医制度とは別物で、一定の経験と知識を有している精神科医が厚生労働省に申請し、書類審査、口頭試問を経てようやく指定を受けられるものです。2019年に指定要件の見直しがなされ、提出書類では、措置入院または医療保護入院の患者さんについてのケースレポートを5分野5症例作成することが求められています。

精神保健指定医の業務とは

通常、精神保健指定医の業務には、医療保護入院、応急入院の判断、行動制限の実施、任意入院している人の退院請求時に、必要に応じて行う72時間以内の退院制限などがあります。これらを医療機関に勤務して通常の診察などの業務をしながら行います。

一方、措置入院の診察の場合は、病院職員としてではなく、都道府県知事の命令により診察を行うという、「みなし公務員」の役割も担っています。

その他、入院医療が適切に実施されているか等について審議する精神医療審査会の委員や、心神喪失状態で犯罪を行い不起訴や無罪等になった場合に適用が検討される医療観察法において裁判官とともに処遇を決定する精神保健判定医として活動する人もいます。

なお、応急入院を実施できる病院で、かつ一定の要件を満たした特定病院に限りますが、精神保健指定医の確保が難しく、精神科救急の体制を維持することが難しい地域に向けて、特例措置として、精神保健指定医が不在の場合でも、一定の経験がある医師が医療保護入院や退院制限を12時間に限り実施できる特定医師制度があります。

精神保健指定医及び特定医師の条件

精神保健指定医

①5年以上診断または治療に従事した経験を有すること
②3年以上精神障害の診断または治療に従事した経験を有すること
③厚生労働大臣が定める精神障害につき厚生労働大臣が定める程度の診断または治療に従事した経験を有すること
④厚生労働大臣の登録を受けた者が厚生労働省令で定めるところにより行う研修（申請前3年以内に行われたものに限る）の課程を修了していること

特定医師

①医籍登録後4年間以上経過していること
②2年間以上の精神科臨床の経験（精神科臨床として算定するにあたっての考え方は、精神保健指定医資格におけるそれと同様）を有していること
③精神障害の診断または治療に従事する医師として著しく不適当と認められる者でないこと

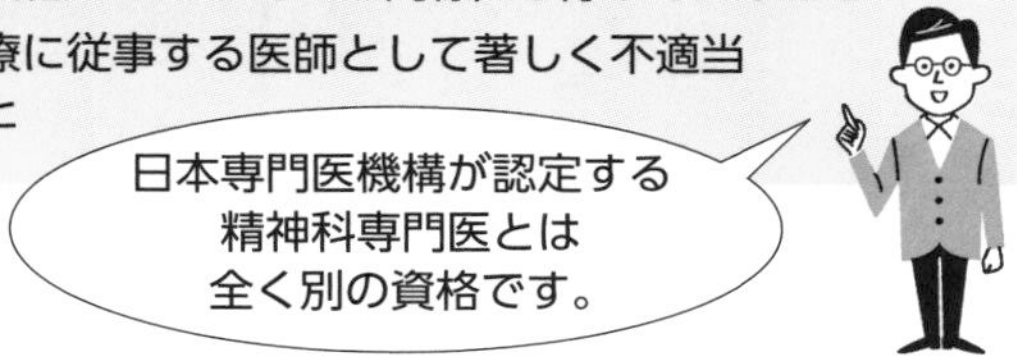
日本専門医機構が認定する
精神科専門医とは
全く別の資格です。

精神保健指定医の業務内容

医療機関での役割	みなし公務員としての役割
・医療保護入院等の入院の要否 ・一定の行動制限の要否 ・措置入院、医療保護入院における定期病状報告 等	・措置入院を行うにあたっての判断 ・措置入院や医療保護入院等のための移送における行動制限を行うにあたっての判断 ・医療保護入院等のための移送を必要とするかどうかの判定 ・精神医療審査会が必要と認めた患者についての診察 等

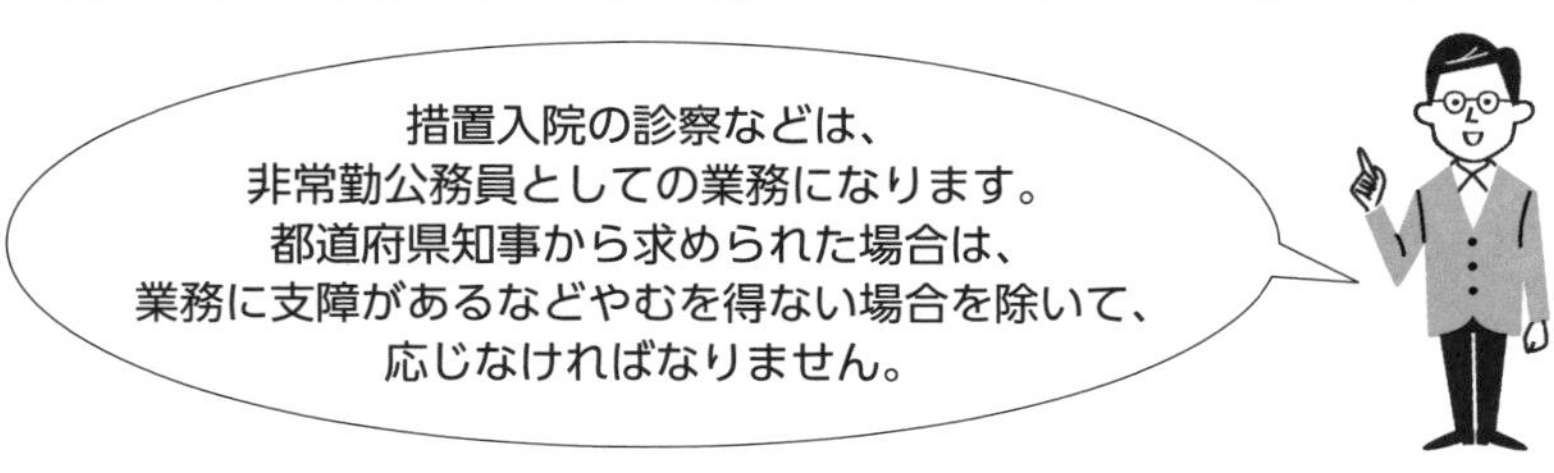
措置入院の診察などは、
非常勤公務員としての業務になります。
都道府県知事から求められた場合は、
業務に支障があるなどやむを得ない場合を除いて、
応じなければなりません。

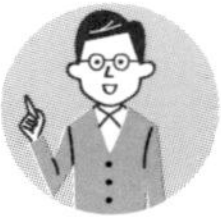

自傷他害の恐れのある状態の人を医療につなげる

「申請・通報制度」って何?

「通報」と聞くと、物騒なイメージを持つかもしれません。一般的な疾患なら「調子が悪いから、病院にかかろうかなぁ……」と自ら受診することも多いですが、精神疾患の場合、身体的な影響が出ているならともかく、そもそも自分が患っていることを認識できていないケースもあります。

そうなると適切な医療を受けないまま時間が過ぎ、その結果、状態が悪化し続けてしまい、場合によっては自傷他害行為に発展することもありえます。申請・通報制度は、こうした状態の人が医療へとつながるための大切な制度といえます。

通報を行うのは誰?

申請・通報は、一般人、警察官、検察官、保護観察所の長、矯正施設の長などから行われることになっています。一般人申請は、その名前の通り、誰でも通報することができるものですが、精神障害者と疑われるなら何でも通報できるわけではありません。法文では対象を「精神障害者又はその疑いのある者」と規定していますが、基本的には、「自傷他害の恐れがある」と考えられる状態であることが必要です。また、警察官通報についても、自傷他害の恐れがあると判断されることが条件になっています。

検察官通報の場合は、医療観察法による申し立てをしない場合について行われるものになっています。不起訴、もしくは刑が確定した時は当然ですが、その前であっても、医療及び保護の必要がある場合などに通報が可能です。

初期段階で受診を促す社会に

実際には、一般人通報、警察官通報は概ね年間2・5万人前後を推移。そのうち、診察を受けた人は約3分の1と、通報された人のすべてが診察を受けるわけではありません。医療へとつながるための制度と書きましたが、対象の多くは自傷他害の恐れのある状態によるものです。そうした状態まで悪化する前に、受診につなげる早期介入の取り組みが求められます。

精神保健福祉法における申請・通報制度の概要

	内容
一般人の申請（22条）	精神障害者またはその疑いのある者のうち精神保健指定医の診察と必要な保護を要する状態にあるものの所在を知った者が、都道府県知事（指定都市の市長）に対して適宜の措置をとるよう申請できる
警察官の通報（23条）	職務執行中の警察官が自傷他害の恐れがある精神障害者を発見した時の通報義務を定めた規定
検察官の通報（24条）	検察官が職務を執行するに当たり、精神障害者又はその疑いのある被疑者または被告人につき通報の義務を課した規定
保護観察所の長の通報（25条）	保護観察所の長に対し、精神障害者またはその疑いのある保護観察者に関する通報の義務を課した規定
矯正施設の長の通報（26条）	矯正施設の長に対し、精神障害者またはその疑いのある収容者を釈放しようとする場合等における通報の義務を課した規定
精神科病院の管理者の届出（26条の2）	精神科病院の管理者に対し、措置入院に該当する症状を有する精神障害者の退院の申出があった時の届出の義務を課した規定
心神喪失等の状態で重大な他害行為を行った者に係る通報（26条の3）	医療観察法における指定通院医療機関の管理者及び保護観察所の長に対して、同法により入院によらない医療を受けている者がその精神障害のために自傷他害の恐れがあると認めた場合に、直ちに通報する義務を課した規定

精神障害者申請通報届出数

	平成29年度	平成30年度	令和元年度	令和2年度	令和3年度
申請通報届出数	26,782件	25,290件	25,420件	25,175件	25,701件
申請通報届出のあった者のうち診察を受けた者数	9,536人	9,934人	10,105人	9,971人	9,921人

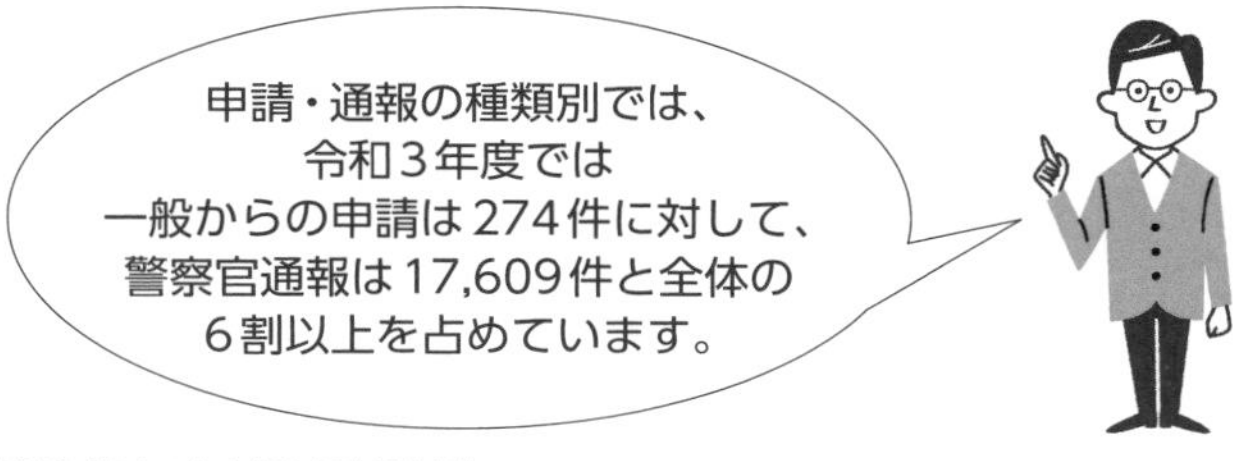
申請・通報の種類別では、
令和３年度では
一般からの申請は274件に対して、
警察官通報は17,609件と全体の
６割以上を占めています。

出典：厚生労働省「令和３年度衛生行政報告例」

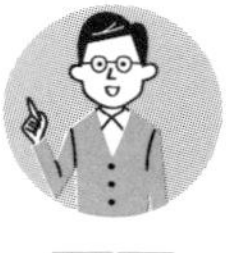

緊急入院が必要なのに拒否する患者さんへの対応

あくまでも緊急避難

以前は、患者さんの移送についての規定がなく、本人の受診に結び付かなかったり、民間の警備会社などが強制的に病院へ連れてくるなどの人権に関わる問題が生じていました。そのため、1999年の精神保健福祉法一部改正時に新設されたのが移送制度です。

もちろん誰でも強制的に病院に連れて行ける、というものではありません。移送は保健所が対応しますが、本人の同意による入院ができる状態ではなく、都道府県知事が直ちに入院させる必要があると判断したケースが対象です。その際、保護者の同意があれば医療保護入院、なければ応急入院で対応するため、応急入院指定病院に移送することになっています。なお、適用する場合には、家族等が説得を試みてもうまくいかないなど、あくまで緊急避難的に実施することが求められています。

なお、措置入院に伴う移送についても、医療保護入院等に伴う移送制度の法制化に伴い明文化されました。

いくつものプロセスを経る

家族は患者さんの病気によって引き起こされた様々な問題行動に対応し、疲弊していることが想定されます。そのため、対応する職員は、移送について相談を受けた場合、相談者に寄り添い、移送について丁寧に説明することが求められます。

実施には、事前調査として実際に職員が訪問を行い、本人の状態の確認、受診の説得などを十分に行った上で、移送の可否について検討会議で審議します。任意入院での対応ができないかを可能な限り模索し、移送は最後の手段としてとられます。

強制的な行為である移送を行うにあたっては、十分に人権に配慮することが求められ、そのためにも保健所内の共通認識の確立や、家族や関係機関との密接な連携が欠かせません。一方で、本人にとっては病識がない中、「強制的に入院させられた」という状況になります。入院後早期に面接を行うなどして、移送の必要性や退院後のサポートについて説明することが重要です。

移送実施におけるフローチャート例

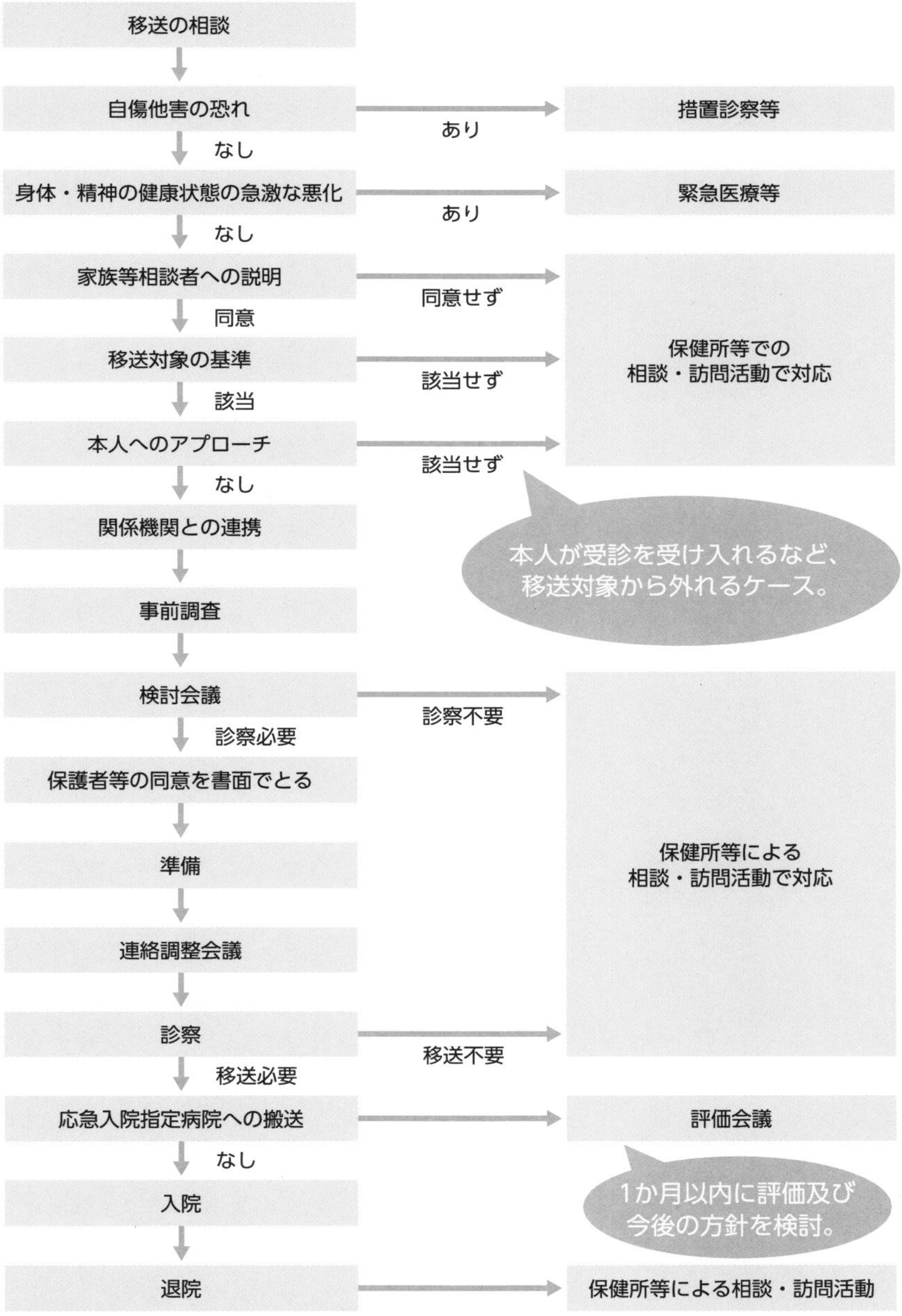

出典：全国保健所長会精神保健福祉研究班編『精神保健福祉法第34条に基づく移送にかかるマニュアル』日本公衆衛生協会、2004年（吹き出しは著者加筆）

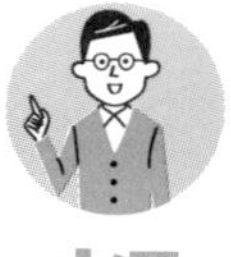

都道府県における精神保健福祉の中核機関

精神保健福祉センターって？

精神保健福祉センターは、都道府県及び政令指定都市に設置される、精神保健福祉に関する技術的中核機関です。もともとは、精神衛生法時代に精神衛生センターとして設置され、精神保健法への改正時に精神保健センターに、その後、現在の名称となりました。「こころの健康センター」や「こころの健康増進センター」など、自治体によって呼び方は様々です。

その主な役割は、市町村等に対する技術指導や、複雑困難なケースに対する支援、精神保健福祉に関する調査研究、精神医療審査会の審査に関する事務など、多岐にわたります。

また、場所によっては、デイケアを実施しているところもあります。一般的な精神科で行われているようなものだけでなく、リワークプログラムや一定の疾患に特化したものなど、民間では実施しにくい、精神保健福祉センターならではのデイケアが行われている場合もあります。

住みやすい地域にするために

なお、私たちにとってより身近な存在としては、保健所があります。保健所は地域保健対策の広域的・専門的・技術的推進のための拠点であり、精神保健の第一線機関です。例えば、地域住民の精神保健に関わる取り組みや、精神障害者、家族等に対する精神保健福祉相談、精神障害者の社会復帰に向けた支援、各種研修の実施、当事者団体の支援など、地域精神保健において欠かせない機関となっています。

近年、精神障害者の地域移行が強く求められるようになりました。一方で、その受け皿となる地域の状況は、精神障害に対する理解を含めて十分とはいえません。また、近年では災害による精神保健、ゲーム・ネット依存といった新しい問題も出てきています。

そのような中で、精神保健福祉センターと保健所が、市町村と連携をとり、地域の実情に合わせた支援を展開することで、誰にとっても住みやすい地域づくりに取り組んでいけるといえるでしょう。

精神保健福祉センターの役割

- 精神保健福祉に関する知識の普及
- 精神保健福祉に関する調査研究
- 精神保健福祉に関する複雑困難な相談指導
- 精神医療審査会の事務局
- 精神障害者保健福祉手帳の交付の際の判定
- 自立支援医療費（精神通院医療）の支給認定
- 市町村に対して意見を述べる、また必要な援助の実施

精神保健福祉センターが対応する課題の例

- ひきこもり
- 認知症
- 思春期
- アルコール、薬物、ギャンブル、ゲーム等の各種依存症

精神保健福祉センターにおける主な相談内容別延人員（2021年度）

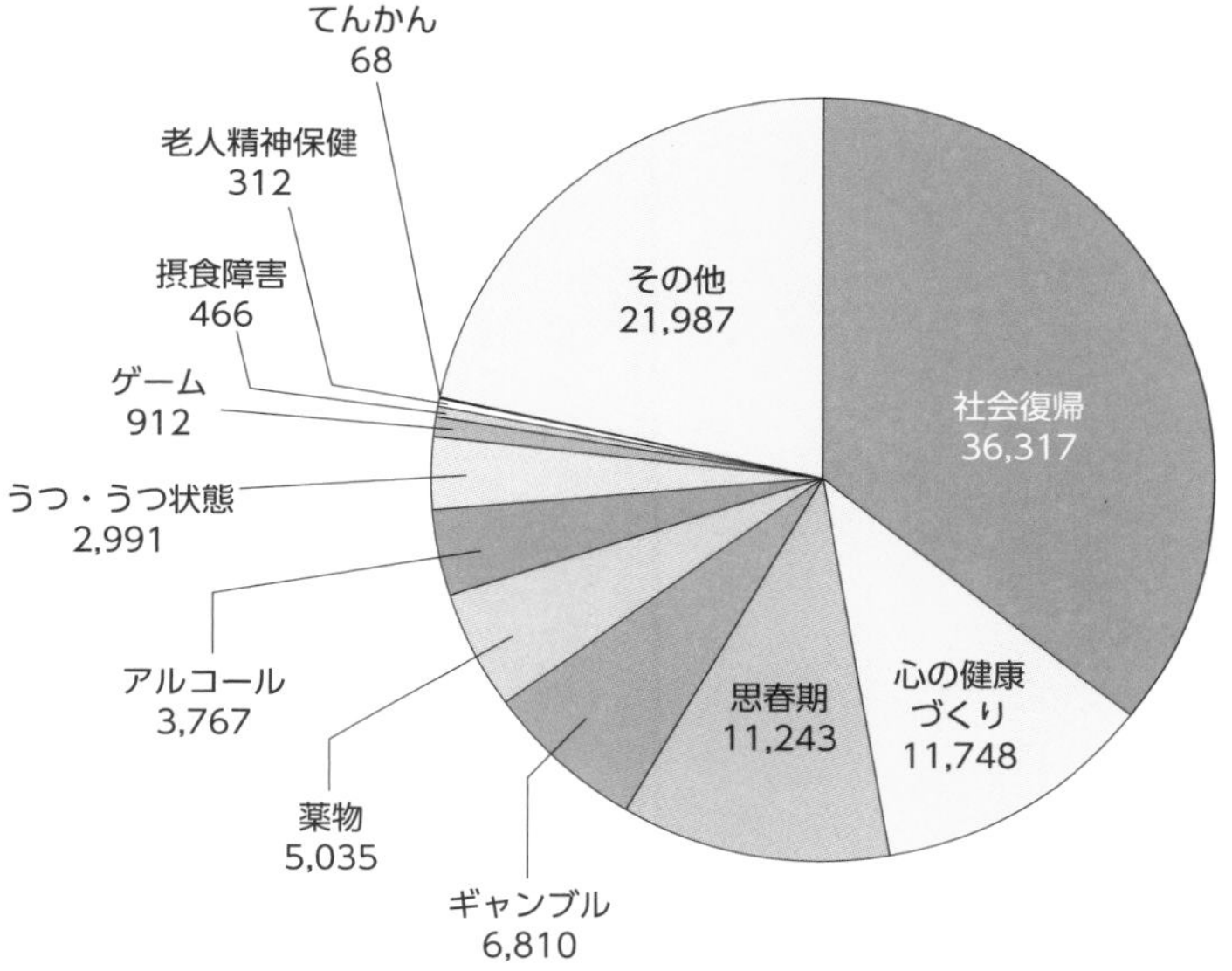

出典：厚生労働省「令和３年度衛生行政報告例」

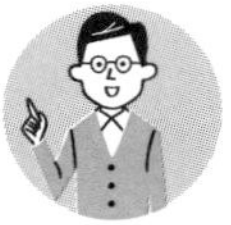

適切な医療や保護がなされているかを審査

第三者としての審査機関

精神障害者の医療において、人権に関わる行為が多いのは先に述べた通りです。今までにも、精神障害者の方々が人権を無視されたような医療を受け、事件として取り扱われたことがあり、どのように人権を守っていくのかが重要になってきます。医療側では、的確に判断ができる専門職として、精神保健指定医が配置されているわけですが、一方で本当に適切な医療が行われているのかは、医療機関の外側からはわかりません。そこで第三者として医療行為の適切性を判断するために設置されているのが、精神医療審査会です。

精神医療審査会は、都道府県知事の下に置かれた専門的かつ独立した機関であり、２０２４年度からは、措置入院、医療保護入院の届出、措置入院の定期病状報告、医療保護入院の更新届の審査を行います。また、入院した患者さんが、「この入院は不当だ」「退院したい、閉鎖病棟から出たいと言っているのに出させてくれない」などと感じる場合があります。その際の退院請求や処遇改善請求を患者さんができるよう、医療機関には精神医療審査会の連絡先が掲示されており、連絡があった際には、その入院、処遇が適切かどうかの審査を行います。例えば、２０２１年度の退院請求では２８８６件審査され、１４４件が「入院または処遇は不適当」と判断されています。

様々な観点から審査するために

精神障害者の人権擁護を取り扱う機関であるため、精神医療審査会の構成員は、一定の基準で置かれることになっています。具体的には、医療委員、法律家委員（行動制限などを伴う医療を行う際に法律的な観点で判断）、保健福祉委員（保健及び福祉の観点から判断）が配置されています。一つの合議体で5名、自治体の状況に応じて合議体を複数配置することが可能です。

国際人権規約の自由権規約（B規約）では、自由を奪われた者の抑留が合法的に行われるように記されています。人権保護を行う上で、精神医療審査会の役割は非常に大きいといえます。

精神医療審査会の構成メンバー

- 精神科医療の学識経験者 2名以上（精神保健指定医に限る）
- 法律に関する学識経験者 1名以上（裁判官、弁護士、検事等）
- 精神障害者の保健または福祉の学識経験者 1名以上（精神保健福祉士、保健師等）

これらを含め1合議体あたり5名で構成。任期は2年もしくは3年を上限として都道府県が条例で定める期間

残り1名は都道府県の裁量で決めることができる。

2024年度からの精神医療審査会における審査の流れ（イメージ）

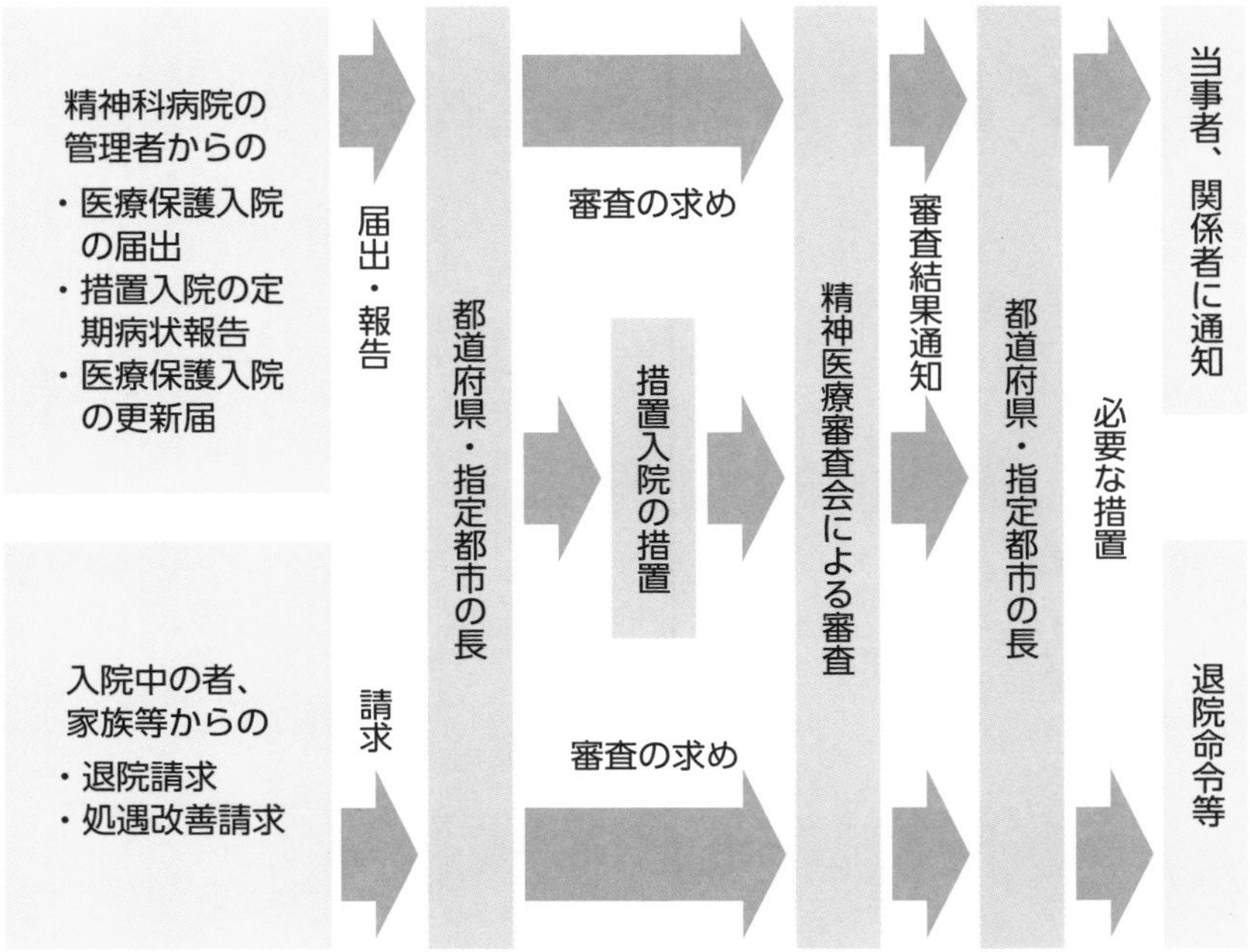

出典：厚生労働省「第6回これからの精神保健医療福祉のあり方に関する検討会（平成29年1月6日）資料1-2 医療保護入院制度に関する参考資料」をもとに筆者作成

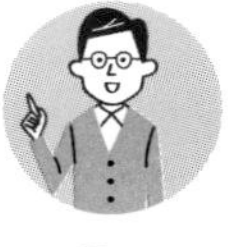

各種支援を受けるための証明書

最後にできた手帳制度

身体障害者には身体障害者手帳、知的障害者には療育手帳（自治体により名称が異なる）があります。精神障害者についても、精神障害者保健福祉手帳という名称で手帳制度があります。

精神障害者の手帳取得率は、他の障害に比べて低くなっています。精神障害者の総数は「令和5年版障害者白書」（内閣府）によると約615万人とされていますが、精神障害者保健福祉手帳の交付台帳登載数は2021年度で約126万と、5分の1弱ほどです。精神障害者の総数は医療機関を利用した患者数となっており、必ずしもすべての精神障害者が生活のしづらさを感じているわけではないとしても、手帳取得率は低いと考えられます。

身体障害者はそもそも手帳取得をすることが認定上必須であり、知的障害者の場合は幼少期に取得しているケースが多いという事情もあります。一方、精神障害の発症の多くが10代後半以降であること、患ったことを本人が受容しづらいといったことも、手帳の取得が少ない要因の一つと考えられます。実際、手帳制度ができた際の当事者の意見を踏まえ、表紙には「障害者手帳」とのみ記載されています。

望まれるサービスの拡充

精神障害者保健福祉手帳の取得には、申請の際に診断書もしくは障害年金証書が必要です。年金証書による申請の場合は、障害年金の等級が精神障害者保健福祉手帳の等級となります。また、身体障害者手帳と異なり、2年ごとに更新を行わなければなりません。これは、身体障害が回復の見込みのない不可逆性を持つものと考えられる一方で、精神障害の場合は、よくなったり悪くなったりと、症状が安定しないことが想定されているためです。

自治体によっては、利便性、耐久性などを考慮し、カード形式の手帳も発行しています。しかし、取得のメリットが少ないこと等を理由として、保有率はさほど高くありません。今後、精神障害者にとって使いやすいサービスが増えてくることが望まれます。

精神障害者保健福祉手帳の交付事務の流れ

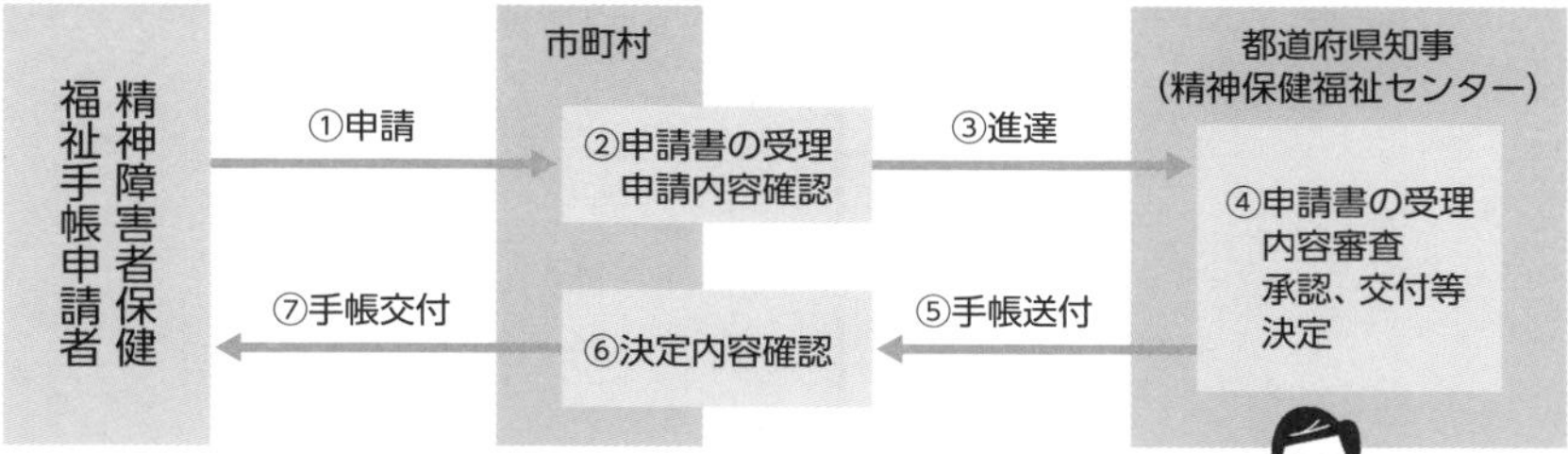

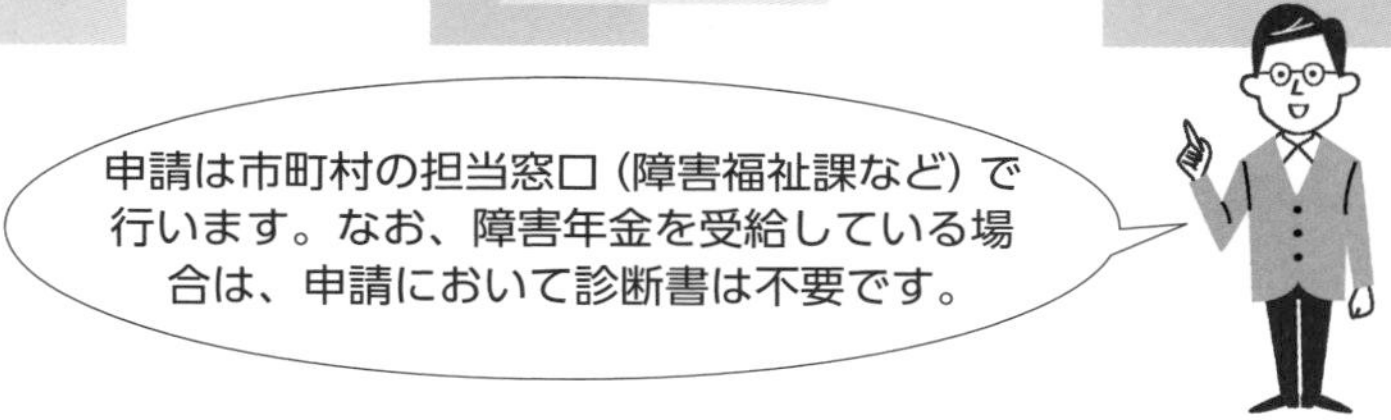

精神障害者保健福祉手帳の障害等級基準（統合失調症の場合）

障害等級		精神疾患（機能障害）の状態	能力障害（活動制限）の状態
1級	精神障害であって、日常生活の用を弁ずることを不能ならしめる程度のもの	高度の残遺状態または高度の病状があるため、高度の人格変化、思考障害、その他妄想・幻覚等の異常体験があるもの	①調和のとれた適切な食事摂取ができない ②洗面、入浴、更衣、清掃等の身辺の清潔保持ができない など
2級	精神障害であって、日常生活が著しい制限を受けるか、または日常生活に著しい制限を加えることを必要とする程度のもの	残遺状態または病状があるため、人格変化、思考障害、その他の妄想幻覚等の異常体験があるもの	①調和のとれた適切な食事摂取は援助なしにはできない ②洗面、入浴、更衣、清掃等の身辺の清潔保持は援助なしにはできない など
3級	精神障害であって、日常生活もしくは社会生活が制限を受けるか、または日常生活もしくは社会生活に制限を加えることを必要とする程度のもの	残遺状態または病状があり、人格変化の程度は著しくはないが、思考障害、その他の妄想・幻覚等の異常体験があるもの	①調和のとれた適切な食事摂取は自発的に行うことができるがなお援助を必要とする ②洗面、入浴、更衣、清掃等の身辺の清潔保持は自発的に行うことができるがなお援助を必要とする など

参考文献：厚生省保健医療局長通知「精神障害者保健福祉手帳の障害等級の判定基準について」（平成7年9月12日健医発第1133号）

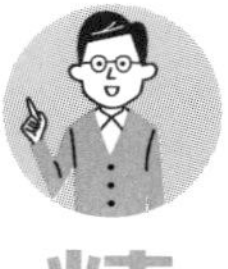

精神科病院での虐待防止のための取り組みを推進

入院患者への虐待問題

近年、精神科病院における入院患者への虐待が明るみに出るようになり、その凄惨さがテレビなどで報道されました。もともと精神科病院における人権侵害事件は問題視されており、1984年に注目を集めた宇都宮病院事件以降も残念ながら起きています。

虐待防止についての法整備は、高齢者や子どもなど、多くの領域で行われており、障害者領域においても障害者虐待防止法がすでに2012年に施行されています。しかし、この法律で虐待が行われる場所として想定したのは、在宅、施設と障害者を雇用する企業の3つであり、医療機関はその中に含まれていませんでした。

また、ある精神科病院での虐待事件においては、病院が事件を知った際にも精神保健福祉法に届出義務がないことを理由に、都道府県への報告を怠るなどの問題が起きています。

虐待通報制度等を新たに規定

虐待防止にあたっては、病院全体で虐待が生じないような環境を作り出す取り組みを実施していくことが重要です。2024年度から虐待防止等のための措置として従事者への研修や患者への相談体制整備を実施すること、虐待を発見した場合には速やかに都道府県に通報することを求めることになりました。また、都道府県には毎年度精神科病院における虐待情報の公表を、国には調査研究を進めることを求めることになっています。なお、都道府県が公表する情報については、障害者虐待の状況、障害者虐待があった場合にとった措置の他、虐待を行った業務事業者の職種が予定されています。

医療機関における医療従事者と患者には、その関係性上、どうしても上下関係が生まれがちです。それに引きずられ、「これだけ面倒を見ているのに」という認識を持ってしまうこと、それを助長する環境が、結果的に虐待を生み出してしまっているのではないのでしょうか。患者はもちろん、医療従事者にとっても安心して働ける職環境を作る努力が設置者に求められます。

精神科病院における虐待の通報の仕組み

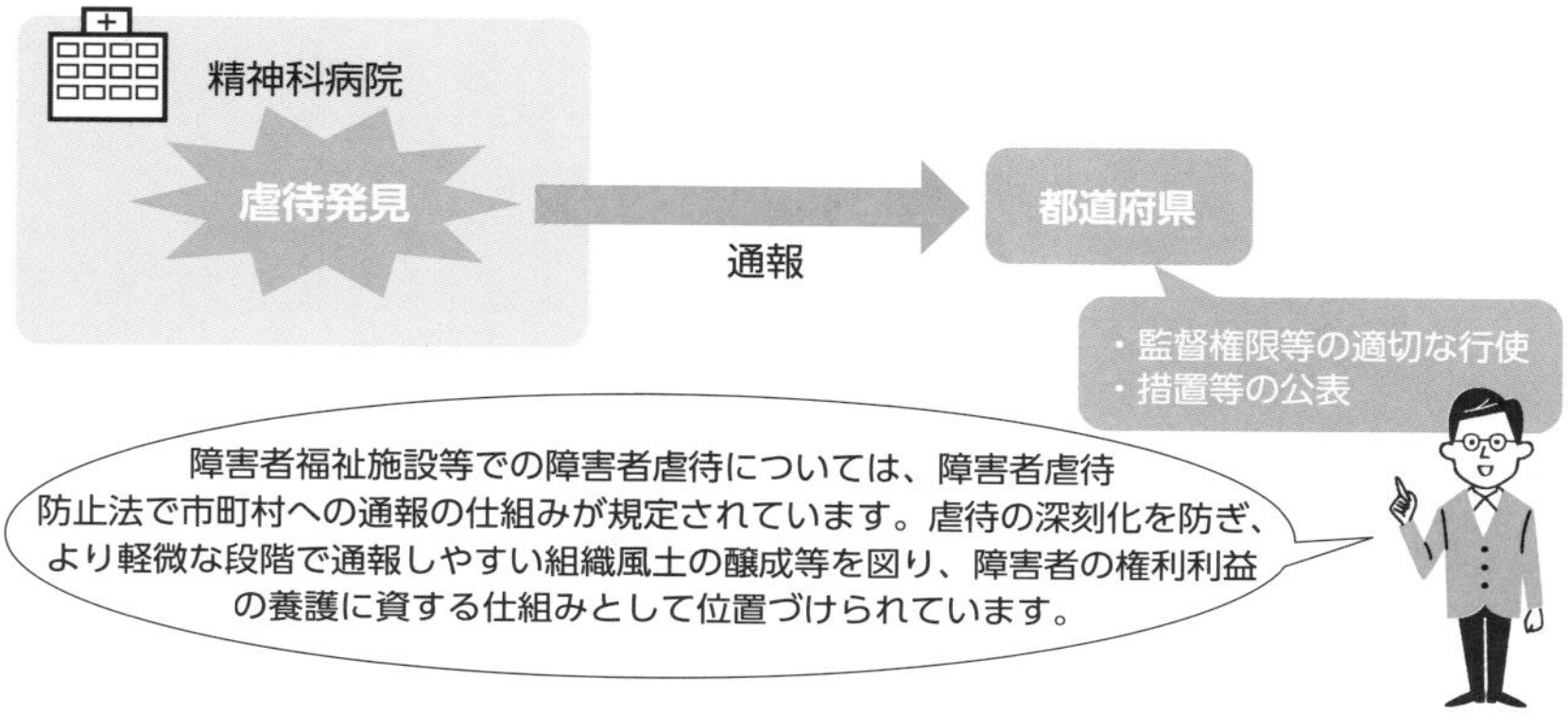
精神科病院
虐待発見
通報
都道府県
・監督権限等の適切な行使
・措置等の公表
障害者福祉施設等での障害者虐待については、障害者虐待防止法で市町村への通報の仕組みが規定されています。虐待の深刻化を防ぎ、より軽微な段階で通報しやすい組織風土の醸成等を図り、障害者の権利利益の養護に資する仕組みとして位置づけられています。

医療機関における虐待防止に対する取り組み例

求められる取組内容	医療機関における取組例	都道府県及び市町村所管部署における取組例
①障害及び障害者に関する理解を深めるための研修の実施及び普及啓発	・自治体の医療機関所管部署が主催する虐待等の防止に関する研修に管理者等が参加 ・各医療機関で患者の人権や虐待防止に関する研修を実施 ・患者の人権に関する掲示物の掲示、広報物等の配布 ・虐待防止のための職員行動指針の策定、掲示	・障害福祉所管部署が実施する虐待防止研修に医療機関所管部署担当者が参加 ・県内全精神科病院への「患者の人権に関する研修」の実施要請 ・保健所等に新たに配属された職員に対し、措置入院者等の手続や適切な対応についての研修を実施
②各機関を利用する障害者に対する虐待に関する相談に係る体制の整備	・人権擁護に関する相談窓口（医療安全支援センター、保健所、人権擁護委員、みんなの人権110番等）の周知 ・精神科入院患者への処遇改善請求窓口、人権擁護主幹部局の相談窓口等の周知 ・職員、患者等に対する通報先の明示	・県内全精神科病院への「職員からの虐待や不適切な行為」の通報窓口の明確化、周知 ・庁内に設置する医療安全相談窓口にて、医療者からの相談も受付
③各機関を利用する障害者に対する虐待に対処するための措置	・入院患者からの意見箱への意見投書内容について人権擁護委員会による検討、回答の掲示 ・虐待等の事例を受理した場合の対応の流れの構築、マニュアルの作成 ・事例対応検討会議等の設置	・実地指導において相談や通報窓口周知の掲示や意見投書への対応状況等の確認 ・虐待等の事例が発生した場合は必ず報告するよう周知 ・虐待等の事例を受理した場合の立入調査、医療機関における対応への指導
④当該機関を利用する障害者に対する虐待を防止するため必要な措置	・外部委員を擁する人権擁護委員会の設置 ・病院職員が職場や自分自身の支援内容を振り返る際に活用する自己チェックの実施	・県内全精神科病院への人権擁護委員会の設置要請・自治体が独自に作成した「障がい者対応のガイドブック」を精神科病院に送付、周知

※「障害者虐待防止法に規定する障害者虐待の間接的防止措置に関する研究」（令和２年度障害者総合福祉推進事業一般社団法人日本総合研究所）において実施したアンケート及びヒアリング調査結果から厚生労働省で整理

出典：厚生労働省社会・援護局障害保健福祉部精神・障害保健課「障害者に対する虐待防止措置の取組事例の周知について」（令和３年９月29日事務連絡）

依存症問題は「隣の家の話」ではありません

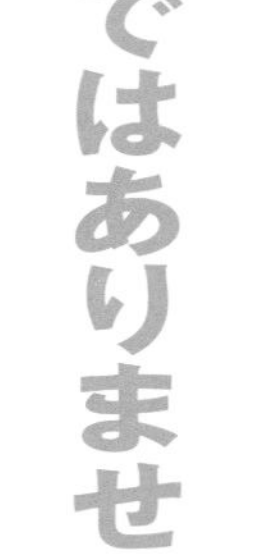

身近な「依存症」

大阪でＩＲ（統合型リゾート事業）が実施されることが決まり、「日本にもカジノができる」と話題になっています。それと同時に取り上げられるのが依存症対策です。ギャンブルは、節度を守って楽しむ範囲で行う分には問題はありませんが、度を越してしまうと、自身のみならず周りの人たちにも影響を与えることとなります。「ＩＲ導入により、ギャンブル依存症者が増加するのではないか」「その対策はどうするのか」といったことが現在考えられています。

「自分はギャンブルをしない」という人も少なくないとは思いますが、依存症はギャンブルに限ったことではありません。アルコールや薬物、近年ではオンラインゲームなど、依存症の原因となるものは、現代社会に数多く存在しています。そして、それらに苦しみ、でも、そのことを口に出せないでいる人も数多くいるのが実情です。

依存症に対する正しい知識を

依存症に対する専門支援機関はまだまだ多いとはいえません。現在、国はアルコール健康障害対策推進基本計画やギャンブル等依存症対策推進基本計画などの計画策定を行い、依存症に対する人材育成や医療、相談体制の整備を進めています。また、ＡＡ（アルコホーリクス・アノニマス）などの自助団体をはじめとした民間支援団体と医療機関との連携を強め、安心して回復していける環境を作る取り組みも進められています。

その一方で、依存症に対する社会の認識には、まだまだ偏見と差別が存在しています。「依存症になったのは本人の責任だ」「だらしがないからだ」「意志の力でやめることができるだろう」――本人のみならず、周りもそのような認識をした結果、適切な治療や支援を受けることができず、状態がより悪化してしまう事態が起きています。

依存症は誰にでも起こりえる問題であることを、社会全体が認識する必要があります。そして、正しい知識を持つことを通して、依存症により孤立し、苦しむ人とつながり、彼らが回復していくための取り組みが、今後より求められていくといえるでしょう。

第2章

精神科の対象とは？

一口に精神疾患といっても、様々なものがあります。

代表的な精神障害を中心に、症状の特徴や患者さんへの関わり方などの基本的な内容を解説します。

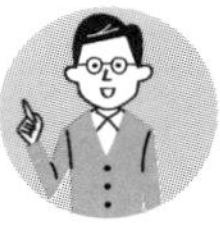

そもそも精神疾患って何？

精神科の対象とは？

近年、精神疾患のために医療機関を受診する患者数は増えていますが、そもそも精神疾患とは何でしょうか。左下図のデータに認知症やてんかんが含まれているように、「精神」には心だけではなく、脳の働きも深く関わっていることを理解しておく必要があるでしょう。

また、「疾」も「患」も患い、苦しみ、悩むという意味がありますが、本人だけが苦しんでいるとは限りません。特に精神疾患は、本人の自覚のないままに症状が持続し、周囲の人が困り果てているケースが多々あります。そういう意味では、精神科は患者さん本人と、患者さんを支える周囲の人を対象としているといえます。

目には見えない「心」の病

精神や心は目に見えませんが、その不調は様々な形をとって現れます。行動面、身体面、心理面に分けて見ていきましょう。

まず、行動面の症状は、浪費、入浴拒否、自傷などの行為によって日常生活に支障が出ている状態を指します。これらの症状については、脳のコントロール機能の低下や、心の負荷によって生じている可能性が考えられます。家族をはじめ周囲の人は、直接的に影響を受けるため、本人以上に困り感を抱いていることも少なくありません。

身体面では、頭痛や動悸、疲労感、めまいなどの症状が生じます。これらは精神疾患と関連している場合も少なくありません。身体面に現れる不調であるため、本人も周囲も身体の病気だと誤解してしまいやすいのです。

心理面では、妄想や幻覚の他に、イライラ、不安や焦燥感、気分の落ち込みなどがあります。行動面に現れる症状と異なり、その感覚や程度がわかるのは本人だけです。そのため、本人も周囲の人もその異変に気づきにくい場合があります。

いずれの症状も、その程度が著しい、長期間持続するなどの場合に「精神疾患」の可能性を疑うことになります。

精神疾患と身体疾患の比較

	精神疾患	身体疾患
対象となる臓器	主に脳のみ	身体中の様々な臓器
診断	・特徴となる症状とその持続期間 ・生活上の支障がどの程度あるか	・臓器の種類や部位 ・原因
原因	基本的には問わない	判明している場合が多い

同じ「うつ病」という診断の患者さんでも、
ストレスと関連している場合もあれば、
身体の病気と関連している場合もあります。
この背景の理解により、
治療方針が変わってくるのも特徴です。

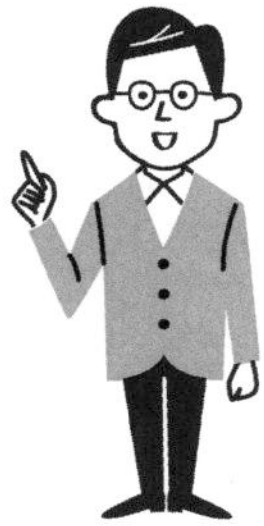

精神疾患を有する総患者数の推移

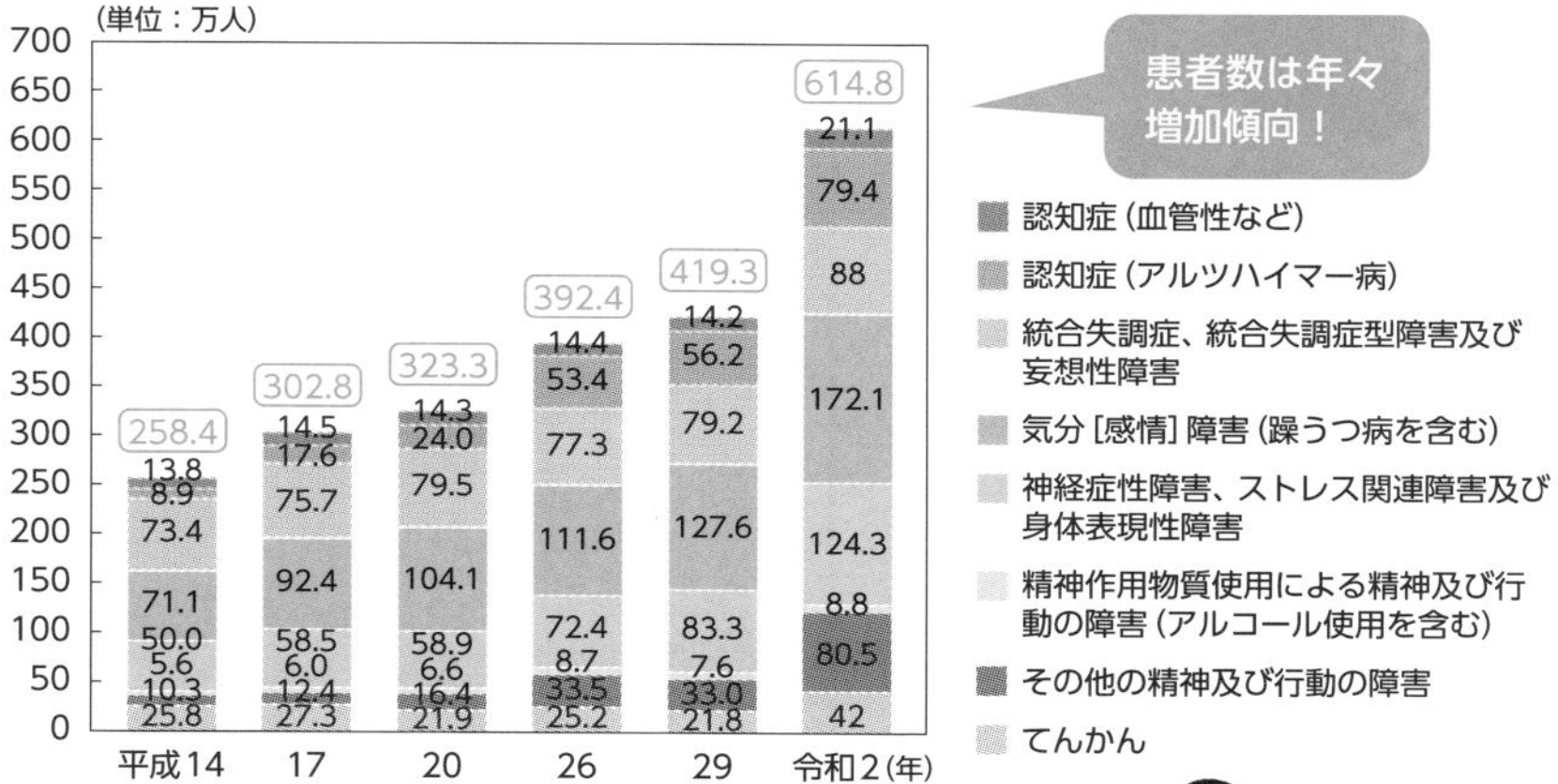

※令和2年から総患者数の推計方法を変更している。具体的には、外来患者数の推計に用いる平均診療間隔の算出において、前回診療日から調査日までの算定対象の上限を変更（平成29年までは31日以上を除外していたが、令和2年からは99日以上を除外して算出）。

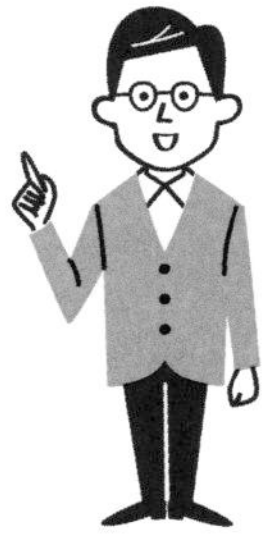

精神疾患の中に、
認知症やてんかんも
含まれています。

出典：厚生労働省「患者調査」

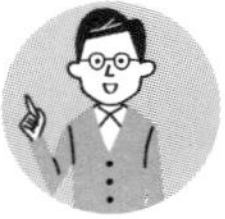

DSMとICDは何が違う？

症状をもとに疾患を捉える

精神医療に携わっていると、DSMとICDのどちらもよく目にします。いずれも疾病の分類がまとめられたもので、診断を行う際に役立てられています。両者は疾患の名称などに違いが見られるものの、基本的には整合するように作成されています。

しかしながら、精神疾患の原因については解明されていない部分が多く、それらをもとに診断することは困難です。そのため、現在では特徴的な症状と、それがどの程度持続し、生活に支障を生じさせているのかといった視点から、診断されるようになっています。

精神科医向けに作られたDSM

DSMは「精神疾患の診断・統計マニュアル」[*1]の略称で、現在はDSM-5が使用されています。アメリカ精神医学会（APA）が米国精神科医向けに作成したものですが、世界的にも広く参照されています。DSM-Ⅲより、操作的診断（関連する症状について、いくつ確認できるかによって判断される方法）が採用されました。複数の症状が確認されるならば、複数の精神疾患の併存を認めることになります。

なお、患者さんの治療につなげるためには、診断名の決定だけでは不十分です。社会的な文脈も踏まえた、包括的な治療計画の作成にも、DSMを役立てることが重要でしょう。

すべての疾患を分類したICD

ICDは「疾病及び関連保健問題の国際統計分類」[*2]の略称で、世界保健機関（WHO）により、国際的に統一された分類です。WHO加盟国ではICDの使用が求められるため、医療分野の診療記録だけではなく、行政においても参照されています。

2018年にWHOによってコード体系が整備され、2022年にICD-11が発効されました。日本ではその適用に向けて和訳等の準備が進められています。なお、精神疾患については第6章「精神、行動又は神経発達の疾患」に記載されています。

＊1：Diagnostic and Statistical Manual of Mental Disorders
＊2：International Statistical Classification of Diseases and Related Health Problems

DSMとICDの比較

	DSM-5	ICD-11（2022年に発効）
機関	アメリカ精神医学会（APA）	世界保健機関（WHO）
現行	2013年	2022年（日本では適用に向けて準備中）
最初の承認	1952年	1900年（日本では1995年から）
使用	・主に医療、臨床現場	・公的統計（患者調査、人口動態統計、死亡統計など） ・診療報酬明細、電子カルテ等
特徴	・精神疾患の分類	すべての疾患を網羅 （精神疾患に関する内容は第6章）

DSM-5とICD-11では、
整合性が図られている。

参考文献：日本精神神経学会監修『DSM-5　精神疾患の分類と診断の手引』（医学書院、2014年）、厚生労働省「疾病、傷害及び死因の統計分類」、ICD-11（https://icd.who.int/en）より著者作成

精神障害者保健福祉手帳用の診断書

（別紙様式２）

診断書（精神障害者保健福祉手帳用）

氏　名	○○ ○子	明治・大正・昭和・平成・令和 ○ 年 △ 月 ○ 日生（ XX 歳）
住　所	○○県○○市○○町 1－2	
① 病名 ICDコードは、右の病名と対応するF00～F99、G40のいずれかを記載）	(1) 主たる精神障害　統合失調症　ICDコード（ F20.1 ） (2) 従たる精神障害　ICDコード（ ） (3) 身体合併症　身体障害者手帳（有・無、種別 級）	
② 初診年月日	主たる精神障害の初診年月日　昭和・平成・令和　年　月　日 診断書作成医療機関の初診年月日　昭和・平成・令和　年　月	
③ 発病から現在までの病歴及び治療の経過、内容（推定発病年月、発病状況、初発症状、治療の経過、治療内容などを記載する）	（推定発病時期　年　月頃） ＊器質性精神障害（認知症を除く）の場合、発症の原因となった疾患 （疾患名	

④ 現在の病状、状態像等（該当する項目を○で囲む）
(1) 抑うつ状態
1 思考・運動抑制　2 易刺激性、興奮　3 憂うつ気分　4 その他（ ）
(2) 躁状態
1 行為心迫　2 多弁　3 感情高揚・易刺激性　4 その他（ ）
(3) 幻覚妄想状態
1 幻覚　2 妄想　3 その他（ ）
(4) 精神運動興奮及び昏迷の状態
1 興奮　2 昏迷　3 拒絶　4 その他（ ）
(5) 統合失調症等残遺状態
1 自閉　2 感情平板化　3 意欲の減退　4 その他（ ）
(6) 情動及び行動の障害

精神保健福祉制度の中ではICDが参照されることが多い。

出典：厚生省保健医療局長通知「精神障害者保健福祉手帳制度実施要領について」（平成７年９月12日健医発第1132号）をもとに著者作成

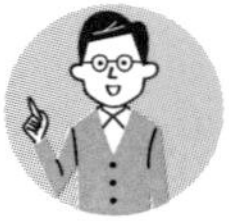

精神科と神経内科、心療内科はどう違う？

「心の病」の症状は様々

心の不調は、行動面、心理面、身体面に現れるため、それぞれの症状に対応する形で診療科目が分かれています。

精神科（精神神経科）はその名の通り「精神」に関わるため、最も門戸の広い診療科だといえます。精神病圏、認知症、うつ病、適応障害など様々な治療に対応しています。

神経内科は、「神経」すなわち脳の機能、脊髄や筋肉の病気に特化しています。精神疾患の中でも、脳の器質的問題に原因のあるてんかんや認知症の治療に関わります。

心療内科は、心に関連する「内科」です。そのため、心理的な要因で身体の症状（胃潰瘍、不眠など）を訴える患者さんを中心に、幅広く診ることが多いようです。

得意とする治療分野は異なりますが、心理的な問題を視野に入れた治療が提供されるという点で共通しているといえます。

受診してもらうことが優先

最近では、駅前で精神科や心療内科を見かけることも多くなりました。しかし過去には、精神科は山奥に開業されることが多く、世間一般の生活から切り離されている側面がありました。こうした風潮が影響して、医療的なケアを希望していても、「精神科」と聞くと身構えてしまう人が多いのも事実です。また、自身の不調について、「心の問題」として受け入れることが難しい患者さんもいます。

こうした場合には、心療内科の受診をすすめることがあります。精神科受診のハードルを下げる狙いもあり、心療内科は1996年に標榜が認められました。心と身体はつながっているため、十分な睡眠やバランスのよい食事なども「心の病」からの回復には重要な目標となります。心療内科を受診した後に、より脳の神経系に詳しい医師の話を聞いてみたい、異なる精神薬を試してみたい、など患者さんのニーズが明確になることもあります。

何よりも、まずは早期に専門的治療につながることが重要なのです。

精神疾患に関する診療科目の比較

	精神科（精神神経科）	神経内科	心療内科
主な治療対象	精神疾患全般 ＜例＞ ・うつ病 ・統合失調症 ・神経症性障害 ・認知症	脳や脊髄、筋肉に関する疾患 ＜例＞ ・パーキンソン病 ・脳梗塞 ・手足の麻痺、震え ・認知症 ・てんかん	心理的要因で生じる身体疾患 ＜例＞ ・過敏性腸症候群 ・潰瘍性大腸炎 ・機能性胃腸炎 ・がん患者の緩和ケア ・慢性疼痛 ・ストレスが関与する症状
標榜の認可	1948（昭和23）年	1975（昭和50）年	1996（平成8）年

一般病院における診療科目別施設数

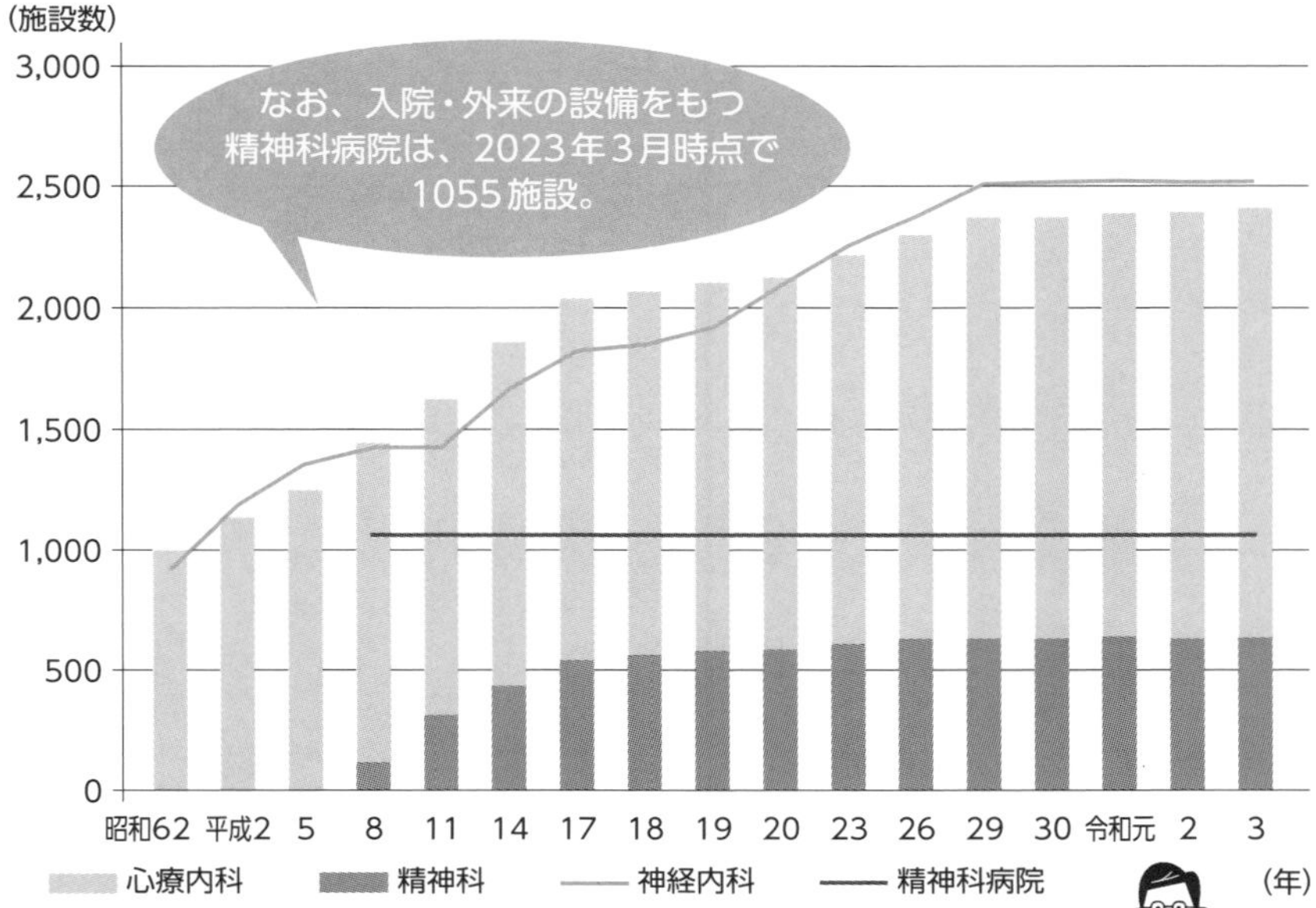

出典：厚生労働省「医療施設調査」

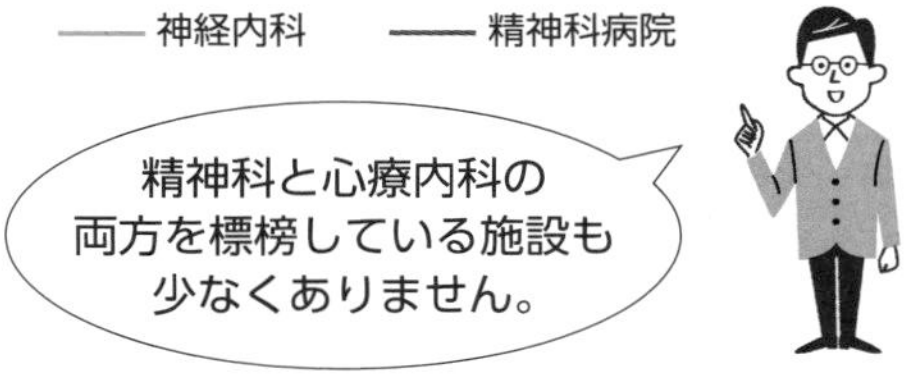

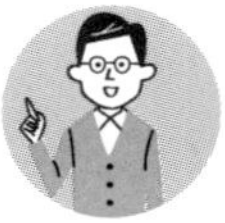

成長過程で見えてくるつまずきの総称

「発達障害」とは？

「発達障害」という正式な診断名はありません。実際には、成長過程で見えてくるつまずきの特徴をもとに、複数の診断名に分かれます。それらをひとくくりにして、発達障害として理解されているのです。知的障害を伴う場合もありますが、区別して理解しておく必要があるでしょう。

同じ発達障害の診断でも、就労困難なレベルから、一般雇用枠で就労可能なレベルまで、非常に幅広い状態が含まれています。ここでは、医療機関で関わることの多い2つを紹介します。

自閉スペクトラム症では、情緒的な関係の持ちづらさと、それに伴うコミュニケーションの障害、興味や行動の偏りから診断されます。抽象的なことや見通しの立たないことが苦手で、強い混乱や不安を示すのが特徴とされます。そのため、対人交流において会話のニュアンスをつかめず、失言をしてしまうなど、トラブルに発展することも多いようです。

注意欠如・多動症（ＡＤＨＤ）は、不注意や衝動性の高さが特徴です。整理整頓が苦手であったり、順番を待てずに割り込んでしまったり、行動面での問題が目立ちます。ただし、大人の場合には、頭の中でせわしなく思考が働き、会話に集中できないなどの問題を抱えている場合もあります。

関わりの基本

発達障害には、脳の働きが関連していると考えられており、薬物療法が用いられることもあります。しかし、患者さんに障害の特性を理解してもらうことや、環境調整も欠かせません。

また、発達障害の特性によって、対人関係や仕事で失敗を繰り返し、強いストレスや傷つきを抱えている患者さんも少なくありません。こうした場合には、心理面の症状に関する薬物療法や、心理療法によるアプローチ（対人交流スキルの学習支援など）も検討されます。必要な支援や対応については、個別に検討していく必要があります。

主な発達障害における関わりの注意点

発達障害（神経発達症）*	関わりの注意点
自閉スペクトラム症（ASD）	・最初にスケジュール（見通し）を伝える ・わかりやすい言葉で伝える（～してください、～しましょう） ・視覚的な情報を用いて伝える ・感覚過敏への配慮・調整を行う
注意欠如・多動症（ADHD）	・注意が散らないように、環境の刺激（色、物、音）を減らす ・短い言葉で伝える ・時間を区切る

＊その他にも、限局性学習症（Specific Learning Disorder）、運動症（チック症、発達性協調運動症、常同運動症）などがある

発達障害専門医療機関ネットワーク構築事業

2017年1月に総務省から「発達障害者支援に関する行政評価・監視結果に基づく勧告」がなされたが、発達障害の専門的医療機関が少ないという指摘があり、専門的医療機関の確保が急務となっている。これを踏まえ、2018年度より発達障害の診療・支援ができる医師の養成を行うための実施研修等を実施し、専門的医療機関の確保を図っている。

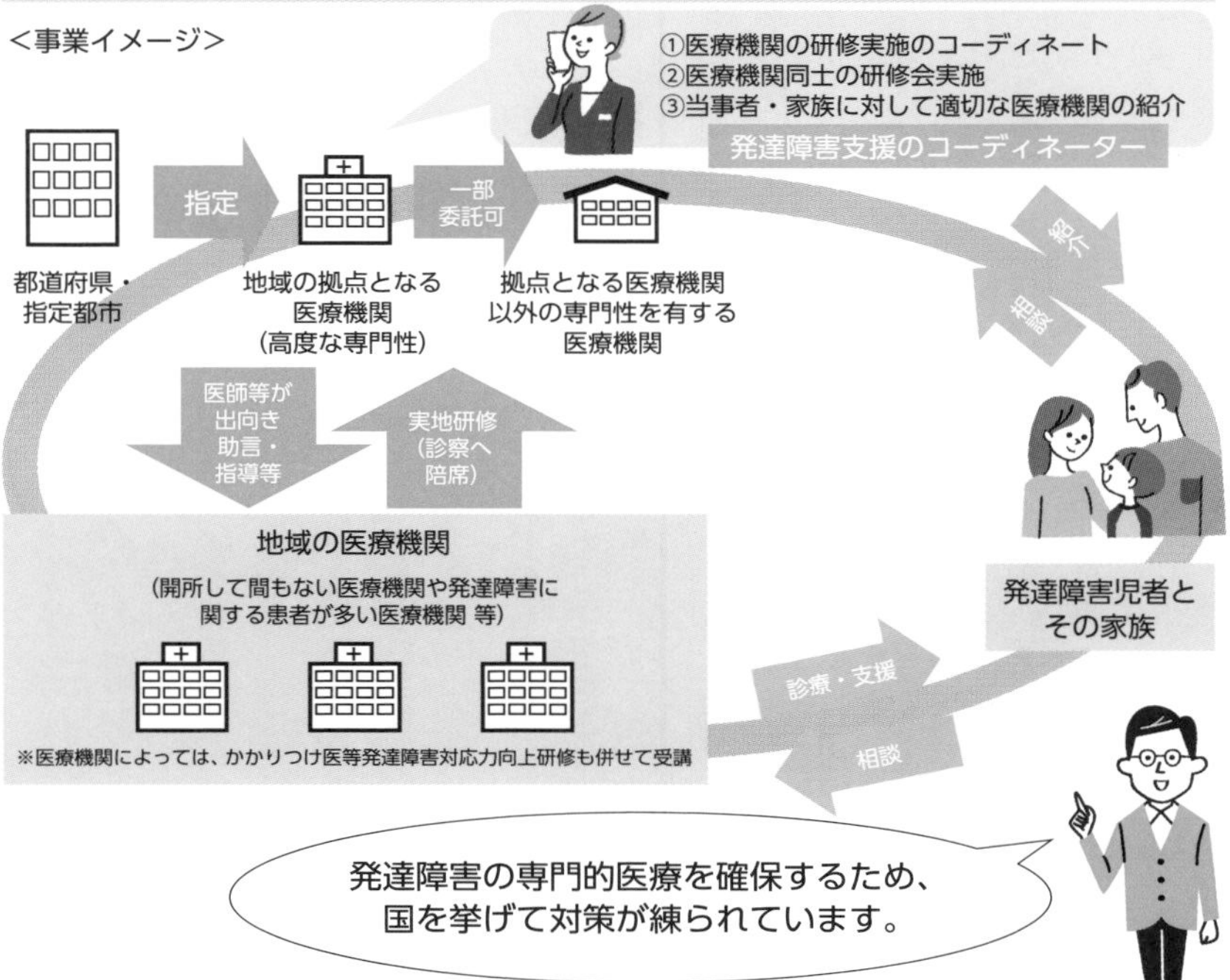

出典：厚生労働省「令和２年版 障害者白書」

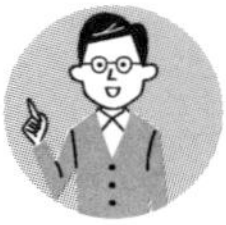

統合失調症は脳と心の統合機能の障害

陽性症状と陰性症状

統合失調症は思考や行動が支離滅裂となり、日常生活にも深刻な影響を及ぼす疾患です。患者さんが病識を持てない場合も多く、慢性化しやすいことから、周りの正しい理解とサポートが欠かせません。

症状は、陽性症状と陰性症状に分けられます。陽性症状は、幻聴（誰かに指示されたり、自分を非難・批判したりする）、妄想（悪の組織が自分を狙っている、電波で思考が抜き取られている）、考えや思考がまとまらない等があります。患者さん本人が脅かされているという内容が中心で、強い恐怖や不安に苦しんでいることが多いのです。

一方で、陰性症状には、注意・集中力の低下、感情の障害（自他の感情を理解できない）、意欲の低下などがあります。陽性症状に比べて、周りからは「怠けている」「社会性に欠ける」などと受け取られやすく、病気によるものと理解されにくいようです。

統合失調症では、陽性症状と陰性症状を繰り返す場合もあれば、主にどちらかの症状を呈する場合もあることを覚えておきましょう。

関わりの基本

統合失調症は、今や不治の病ではありません。治療では、主に抗精神病薬が用いられ、その効果の高さから、社会生活を維持できる患者さんも多くいます。通院での治療も選択できるようになっており、他の慢性疾患と同様に、継続的に服薬を続けることが回復への近道と考えられています。患者さんやその周囲の人に、薬物治療への理解を促す関わりも必要といえるでしょう。

その上で、患者さんの社会復帰を目指した関わり（デイケアや作業所）が求められます。しかし、こうした中に参加していても、病気の影響で過敏になり、ストレスを抱えやすいことが知られています。こちらから強い感情表現（怒り、喜び、焦りなど）を見せる、親しく近寄りすぎることは、患者さんにとってはストレスとなることも理解しておきましょう。

統合失調症の症状と関わり

<table>
<tr><th></th><th>特徴</th><th>関わり</th></tr>
<tr><td>陽性症状</td><td>・幻聴（本人を批判・批評する内容、監視している内容が代表的）
・空笑（幻聴に聞き入ってにやにや笑う）
・独語（幻聴との対話でぶつぶつ話す）
・被害妄想、誇大妄想など
・自分の考えの流出（考想伝播）
・誰かに考えや体を操られる（作為体験）など</td><td rowspan="2"><抗精神病薬の服薬>
・抗精神病作用
（陽性症状を改善）
・鎮静催眠作用
（不安・不眠・興奮・衝動性を軽減）
・精神賦活作用
（陰性症状の改善）

<リハビリテーション>
・精神科デイケア
（対人交流や集団参加）
・作業所
（就労のための準備）
・生活技能訓練
（Social Skills Training：SST）</td></tr>
<tr><td>陰性症状</td><td>・会話のまとまりの障害（話のピントがずれる、話題が飛ぶ、相手の話のポイントをつかめない）
・行動のまとまりの障害（行動の能率が悪い）
・感情の障害（自他の感情の理解困難、感情がわきにくい、表情が硬いなど）
・意欲の障害（勉強、仕事、掃除、入浴、他者との会話など、生活上必要なことへの意欲が低下）→閉じこもった生活になりやすい など</td></tr>
</table>

参考文献：国立研究開発法人国立精神・神経医療研究センター「こころの情報サイト」、DSM-5をもとに筆者作成

再発や再入院を防ぐためにも、服薬を継続することが重要！

統合失調症、統合失調型障害及び妄想性障害の患者数

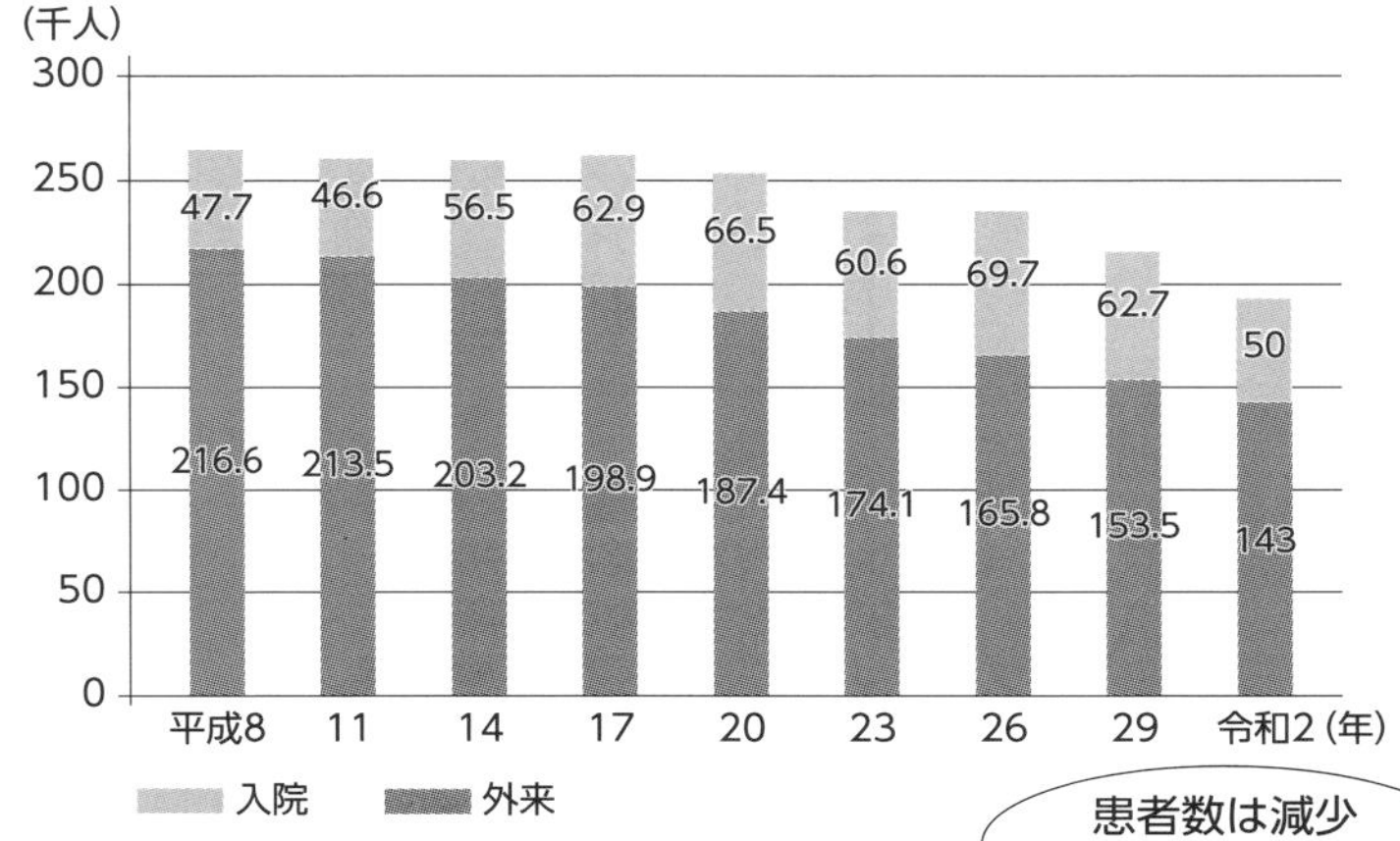

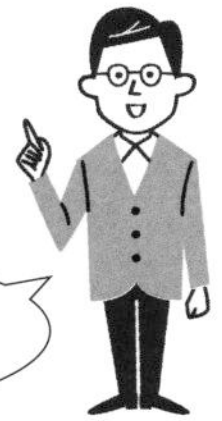

出典：厚生労働省「患者調査の概況（平成8～令和2年）」

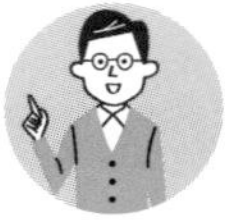

「落ち込む」「やる気が出ない」はうつ病のサイン？

ストレスも原因の一つ

うつ病は、その生涯有病率が約6％であると報告されているように、精神疾患の中でも身近なものと考えられます。うつ病では、一日中気分が落ち込む、動作が遅くなる、表情が乏しくなるなどの症状が続き、自殺念慮が生じることも珍しくありません。

身体症状としては、倦怠感や睡眠障害、食欲低下、性欲低下、頭痛、便秘や下痢、動悸その他自律神経症状があります。身体症状が目立ち、その背後に抑うつ症状が見られる場合（仮面うつ病）には、適切な治療へつながりにくいという問題があります。

うつ病の背景には、病前に几帳面で頑張りすぎる、自分で抱え込みやすいなどの性格傾向があり、そこにストレスが重なり、神経系に異常が生じた結果、発症に至ると考えられてきました。ストレスとして体験されるのは、過労や家庭内の問題などといったマイナス要因のものだけではありません。進学・就職・結婚・昇進など環境の変化も、心的に負荷がかかるのです。なお、DSM-5では、抑うつ障害群に月経前不快気分障害が含まれるなど、身体疾患との関連にも注目されています。

関わりの基本

うつ病治療において最も優先されるのは、患者さんの休養です。身体的には休んでいても、自責感や抑うつ気分が心を占め、本当の意味で休めていない場合も多いのです。そのため、患者さんがストレス要因から離れ、心身ともに休養できるような環境を整えていくことが重要です。

同時に、薬物療法も欠かせません。神経系に働きかける抗うつ薬（SSRI、SNRI、NaSSAなど）が処方され、服薬を継続することで回復及び再発防止が期待できます。

うつ病治療では、自殺リスクにも注意が必要であり、患者さんに絶対に自殺しないことを約束してもらいます。また、精神療法・カウンセリングなどの個別的な支援を通じて、うつ病の悪化や慢性化を防ぐことが重要となります。

うつ病のサイン

体調面	精神面	行動面
睡眠：朝早く目が覚めてしまう(早朝覚醒)。夜中に何度も目が覚めてしまう（中途覚醒）。寝つきが悪い **食欲**：食欲がない、食べてもおいしくない。食欲が急に増えた **体重**：体重増加もしくは体重減少 **疲労感**：朝からぐったりと疲れきっている。疲労感がとれない **その他**：頭が重い、肩・首が重い。下痢や便秘が続く	**憂うつ感**：気分が落ち込む。何事にも悲観的になる。憂うつだ **おっくう感**：何事にも興味が持てない。何をするにもおっくうだ **不安感**：イライラして落ち着きがない。焦燥感	**遅刻欠勤**：会社に遅刻することが増えた。欠勤することが増えた **出社拒否**：会社に行きたがらない **会話**：口数が減る。「自分はダメな人間だ」など否定的な発言が増える **日常生活**：新聞やテレビを見なくなった。人との接触を避けるようになった

これらの状況が10日から2週間以上続く場合は要注意。

参考文献：厚生労働省「こころの耳」ホームページ（https://kokoro.mhlw.go.jp/）

うつ病に関係した様々な要因

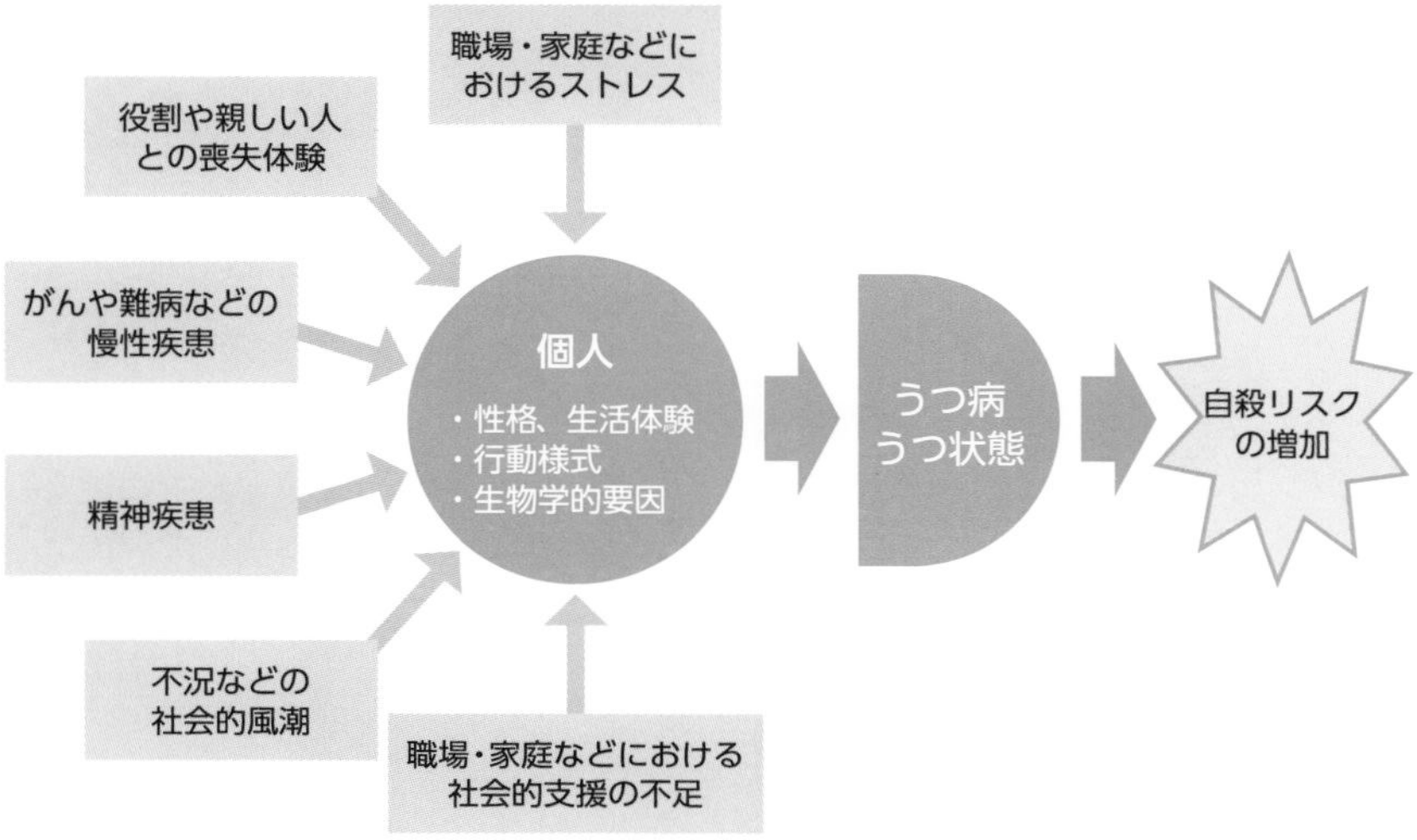

参考資料：厚生労働省「地域におけるうつ対策検討会報告書」

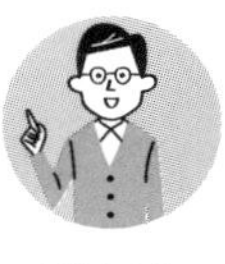

躁とうつの状態を繰り返す双極性障害

うつ病との区別

双極性障害[*3]の特徴として、躁状態とうつ状態の二極を揺れ動くことが挙げられます。うつ状態では、周りのことに興味や楽しみを持てなくなり、自責感や希死念慮などが生じます。患者さん自身も不調を自覚しやすいのですが、うつ病と誤解されることも少なくありません（DSM-5からは、うつ病と別項目に分けられています）。なお、躁とうつのいずれの状態も治まっている期間（病相の間隔）には、健常の状態とほとんど変わらないように見えます。

こうした背景から、双極性障害の診断では、躁状態のエピソードの有無やその程度が重視されます。ほとんど眠らない、入院が必要なほど高揚している状態（躁状態）が認められる場合には、I型に分類されます。一方で、気分の高揚が認められるものの、本人と周囲の人にそれほど支障のない状態（軽躁状態）である場合はII型となります。

関わりの基本

患者さんの気分の波は激しいものです。原因はわかっていませんが、双極性障害には脳など身体的な問題が大きく関わっていると考えられています。そのため、治療においては医師と相談しながら、服薬を継続することが重要となります。

ただし、基本的な治療薬であるリチウムには、副作用が強いという短所があります。さらに、リチウムを使用する場合は、血中濃度や他薬との飲み合わせに注意しなければなりません。こうした点を、患者さんや周囲の人に理解してもらう必要があるでしょう。

患者さんの中には、躁の病相に移行する際、ジェットコースターが上昇する感覚だと表現する人がいます。上がっていく高揚感とともに、その後急降下する不安も抱えていることを想像できるでしょう。コントロールできない大きな波に振り回されることの苦しみを理解し、それとの付き合い方（服薬、環境の調整、心理教育）を探っていくことが支援の基本となります。

＊3：「双極性障害」は「双極症」への名称変更が提案されているが、本書では2023年10月時点で国が発表している名称を使用。

うつ病相がある場合の分類

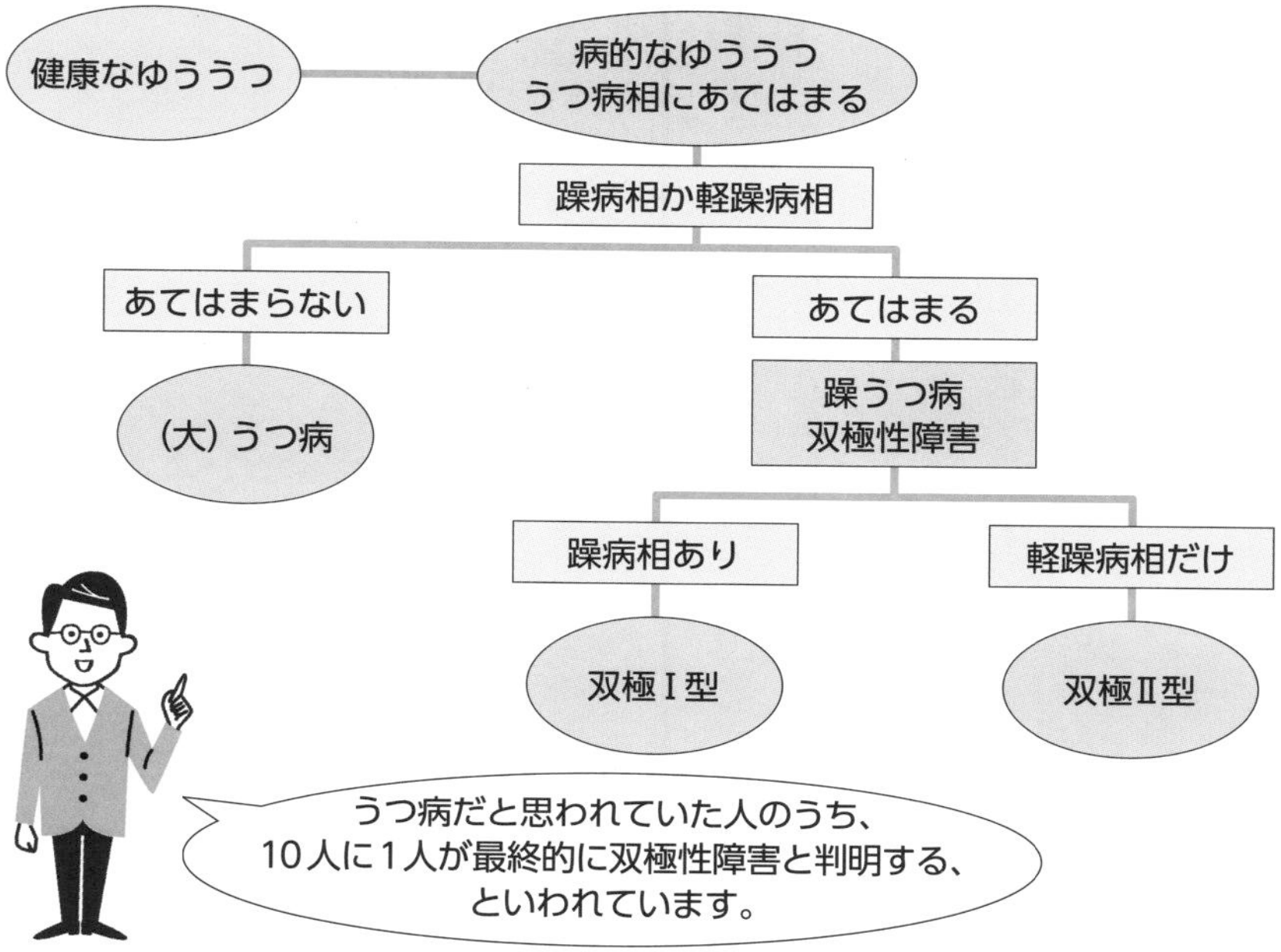

出典：日本うつ病学会双極性障害委員会編『双極性障害（躁うつ病）とつきあうために』2018年

双極性障害の症状

病相	症状の特徴
うつ	・気分の落ち込みが持続 ・すべての物事に興味や喜びを感じられない ・うつ病の症状（早朝覚醒、食欲減退・亢進、疲労感・焦燥感、自責感、希死念慮など）
軽躁	・睡眠時間が少なくなる ・イライラしやすい、怒りっぽい（易怒性） ・仕事や作業、家事などに精力的に取り組む ・周囲の人から「ハイ」になっているように見えるが、調子のよい状態にも受け取られる
躁	・眠ることなく、動き続ける・しゃべり続ける ・仕事や作業、家事などに精力的に取り組むが、集中が続かない ・多額の浪費をして、大きな借金やトラブルを招く ・法的な問題を犯してしまうことがある ・自分は他者より優れている、特別であるなどの自尊心の肥大、誇大化

参考文献：国立研究開発法人国立精神・神経医療研究センター「こころの情報サイト」(https://kokoro.ncnp.go.jp/)、DSM-5をもとに筆者作成

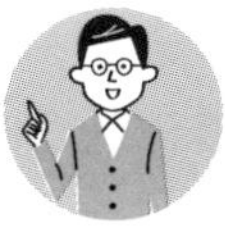

１００人に１人がかかるパニック障害

死を予感するほどの強烈な不安

パニック障害は不安障害に含まれる精神疾患です。１００人に１人程度の割合でかかることから、珍しい疾患ではありません。

原因不明の「パニック発作」に繰り返し苦しむケースが多いといわれ、この発作では、めまい、動悸、呼吸困難と激しい不安（死ぬかもしれないという恐怖）に襲われます。さらに、いつ発作が生じるのかがわからないために、日常生活の中で常に不安を抱えることになります（予期不安）。

例えば、電車など特定の場所でパニック発作を経験すると、その後は同じ場所に足を運べなくなる場合もあります（広場恐怖症の併発）。電車以外の公共交通機関、店、エレベーターなどの閉鎖空間、人混みなどもこうした不安の対象になることがあります。生活する上で避けられない場所も多いため、社会生活に支障をきたすことの多い疾患といえるでしょう。

また、身体的な異常ではないため、内科を受診しても状態が改善することはありません。そのため、患者さんの訴える不安について、周囲の理解を得られにくく、症状が悪化してしまう場合もあります。

関わりの基本

治療では、薬物治療と心理療法が重要と考えられています。薬に関しては、抗うつ薬（ＳＳＲＩ）や抗不安薬（ＢＺＤ）が有効とされ、患者さんの状態に応じ適切な種類・量が決められます。

心理療法では、まず、不安のコントロールに向けて取り組んでいきます。パニック障害では、生命が脅かされるような危機的状態ではないにもかかわらず、身体が過剰に反応してしまうのです。そのため、リラクゼーション法や、徐々に不安の対象に慣れていく暴露法を行う場合があります。

また、症状の背景には家族や職場などの対人関係の問題が潜んでいることもあります。患者さんの自覚していない側面も含めて、多方面からのアプローチが必要といえるでしょう。

パニック障害の受診者数の推移

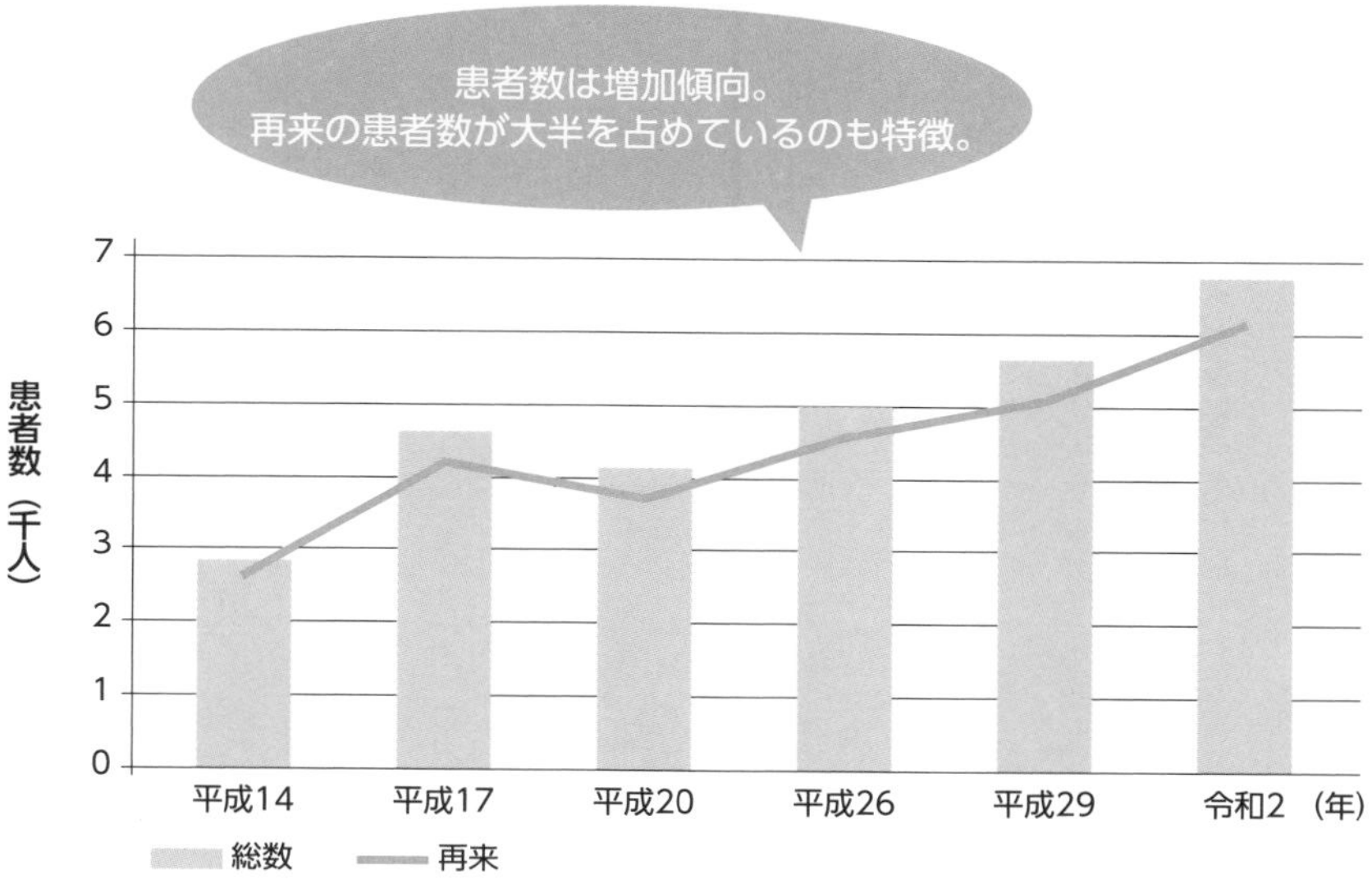

出典：厚生労働省「患者調査の概況」

パニック障害の経過

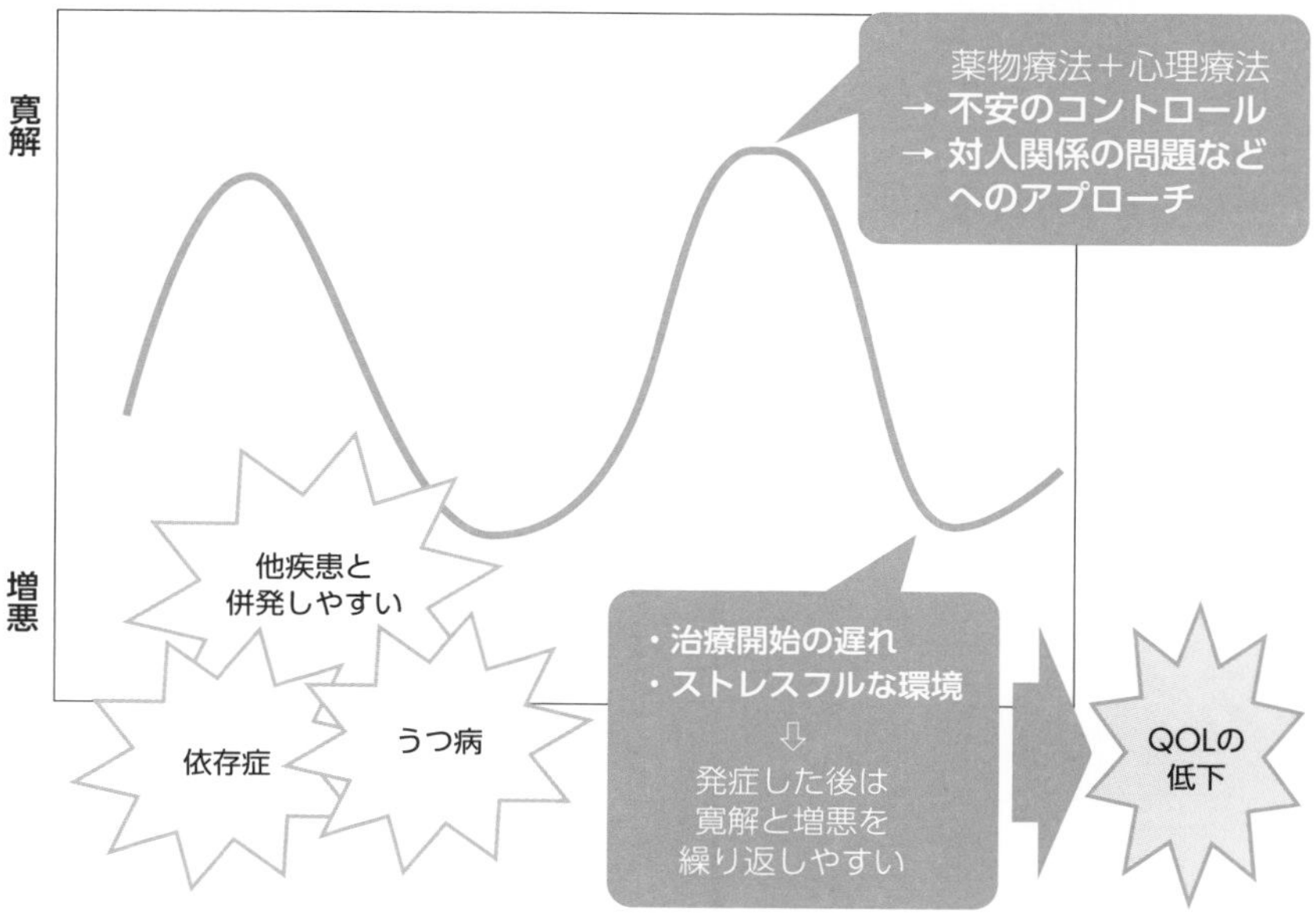

おかしいと思っても止められない強迫性障害

症状の背景に潜む不安

強迫性障害では、不安を掻き立てるような思考やイメージが浮かんだり（強迫観念）、不安を緩和するための行動を繰り返したり（強迫行為）することが特徴です。強迫観念、強迫行為のどちらかのみが生じる場合もあり、その症状は様々です（左表参照）。

例えば、自分の手が汚れているのではないかという考えが頭から離れず、何時間も石鹸で手を洗ってしまう場合があります。「きれい好き」の範ちゅうを越えて、手荒れが悪化していてもやめることはできません。強迫性障害の患者さんは、こうした考えや行動についておかしいと気づきながらも、無視できないのです。そのために、1日に何時間も浪費してしまったり、二次的にうつ病を発症してしまったりするといわれています。こうした状態が持続すれば、患者さんや周囲の人の日常生活（学校や仕事）にも支障が出てしまうのは当然でしょう。

なお、強迫性障害について、生物学的病態との関連が指摘され、DSM-5では不安障害群から独立しました。しかし、症状の背景に、患者さんの心の中の葛藤がうかがわれることも珍しくありません。

関わりの基本

患者さんは、自身の強迫観念、強迫行為について、ばかばかしいと感じているのに、やめられないことの苦しみを強く感じています。こうした症状によって、本当は何が不安なのか見えなくなってしまう側面もあるのです。

治療においては、抗うつ薬を中心とした薬物療法と心理療法を併用することが多いようです。強迫観念が生じても、不安を緩和させる行動を我慢してみる練習（認知行動療法の一種）が有効と考えられています。ただし、行動面の修正だけではなく、症状がどのような場面や刺激によって生じやすいのか、強迫行為によって不安がどう変化するのかなど、患者さん自身が、自分の心の状態を理解できるよう支えていくことも重要といえるでしょう。

強迫性障害のメカニズム

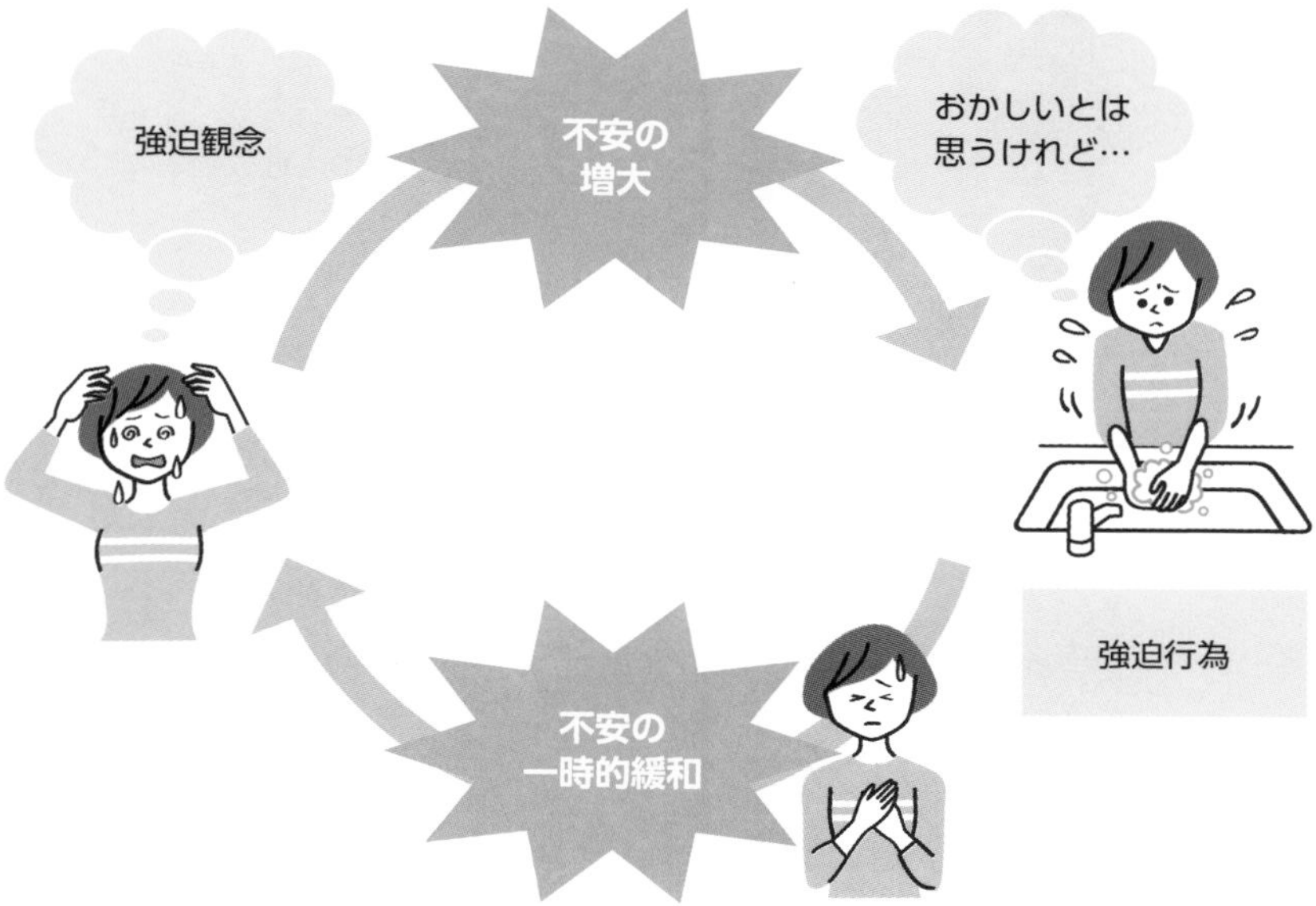

強迫行為の例

汚染・洗浄	・長時間の手洗い、入浴、アルコール消毒 ・長時間の掃除
安全の確認	・ドアの鍵の確認、戸締まりの確認 ・コンロやストーブの消し忘れの確認
数字や順序へのこだわり	・同じ回数での実施 ・決められた順序での行為（衣服を着る順番、歩き始めの足など） ・特定の数字を回避する ・順番通り、同じ種類などの配置にこだわる
攻撃	・自分が他者を傷つけていないか不安になり、引き返す（自動車運転時に人を轢いたかもしれない、歩行中にすれ違った人にケガをさせたかもしれないと考える）

※いずれも、長時間にわたり繰り返される

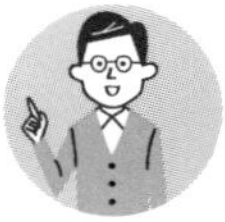

PTSDの苦しみは千差万別

トラウマへの癒えない苦しみ

心的外傷後ストレス障害（Post Traumatic Stress Disorder）とは、死に直面するような体験や性的暴力などの出来事に遭遇した後、1か月以上、様々な精神症状に苦しむ疾患です。[*4] その出来事（トラウマ）を夢に見たり、再度同じ出来事が起こっているように感じたり（フラッシュバック）するため、心理的苦痛を伴います。そもそも、外傷的な体験の後に、こうした反応が生じるのは自然なことです。通常は徐々に回復するところ、持続してしまう点で区別されます。表面上は普段通りの様子に見えても、実際には、自分や周囲への否定的な感情、孤独感に苦しんでいるケースがほとんどです。

子どもの場合には、大人のように体験を言語化することが困難であるため、行動面に現れます。遊びの中でその出来事が表現されたり、過度の警戒心や攻撃性が示されたりするといわれています。

なお、PTSDを発症するのは当事者に限りません。他人に起きたことの目撃、心的外傷になりうる出来事（児童虐待の対応や遺体の収集など）への深い関与によっても、起こりえます。

関わりの基本

PTSDの患者さんは、強い脅威にさらされたことで、心に深い傷を負っている状態といえるでしょう。患者さんにとって、周りの世界は危険であるため、神経を張りつめていなければなりません。治療では、まず心身の安全を保つことが最優先となります。

不安や睡眠障害などの特定の症状を緩和するため、薬物療法が用いられます。継続的な抗うつ薬の服用も、治療効果があると考えられています。心理療法では、患者さんの苦しい気持ちを受け止める関わりが中心となります。最近では、眼球運動をしながら記憶を修正する治療方法（EMDR）も注目されています。

同様の出来事に遭遇していても、その体験は千差万別です。患者さん固有の苦しみに寄り添う姿勢こそが、関わりの基本といえるでしょう。

＊4：1か月未満の場合はASD（急性ストレス障害）と診断される。

PTSDとASDにおける症状例

	PTSD	ASD（急性ストレス障害）
A.心的外傷的出来事への暴露	・直接的な体験（目撃も含む） ・身近な人に生じた内容を聞く ・強い不快感をいだく出来事の細部に繰り返し暴露	
B.侵入症状	・繰り返しトラウマについて想起する、夢に見る ・フラッシュバック ・トラウマを象徴する心理的苦痛、生理学的反応	
C.関連する刺激の回避	・内面（関連する記憶、思考、感情）での回避 ・外面（関連する人、場所、会話、行動、物など）の回避	
D.認知・気分の陰性の変化	・関連する出来事を思い出せない ・自他へのネガティブな感情、認知 ・興味や関心の減退 ・孤立している感覚 ・愛情や幸福などを感じられない	
E.覚醒度と反応性の著しい変化	・攻撃性、警戒心、イライラ ・集中困難 ・睡眠障害	
持続する期間（出来事への暴露後）	1か月以上	3日～1か月以内

参考文献：日本精神神経学会監修『DSM-5　精神疾患の分類と診断の手引』医学書院、2014年

安全・安心・安眠の原則

安全

もう被害に遭うことは
ないという保証

安心

助けになる人がいること

安眠

ゆっくりと眠れる場所の提供
睡眠を促す薬の服薬など

参考文献：厚生労働省e-ヘルスネット「PTSD」（金 吉晴）、外傷ストレス関連障害に関する研究会・編金 吉晴 編『心的トラウマの理解とケア 第２版』じほう、2006年

摂食障害は食行動を通じた心の叫び

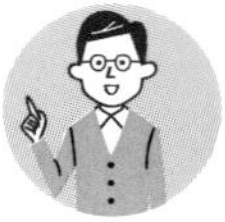

食行動異常以外の症状も

摂食障害は、極端な食事制限（拒食）や、大量の食物摂取（過食）など、食行動の異常を特徴とする精神疾患です。特に拒食の場合には、血中の電解質異常や低栄養などによって、死に至ることがあります。10～20代での発症が多く、女性の割合が高いことがわかっています。

摂食障害の症状は、一時的なストレスによる食欲低下や大食いとは全く異なります。生命の維持が困難なほど体重が減少していても、患者さんは食事制限や過剰な運動をゆるめることができません。また、大量に食べたものをすべて出し切るために、下剤を過剰に使用することもあります。

食行動異常だけではなく、抑うつ感や怒りっぽさなどの情緒面の問題にも目を向けなければなりません。また、万引き、自傷行為、自殺企図、物質への依存など、パーソナリティ障害の特徴と重なる場合も見受けられます。

関わりの基本

摂食障害の背景について様々な要因が指摘されています。中でも、食行動異常に隠れている心の問題に目を向ける必要があります。食行動のみを正そうとしても、それは代理的なものにすぎないからです。ただし、本人は「痩せたい」と訴え、頭の中も食べ物のことでいっぱいの様子であるために、心の問題としてアプローチすることは簡単ではありません。さらに、他の疾患と異なり、患者さんは、痩せを希求する状態を維持しようとするでしょう。

したがって、まずは家族だけでも専門的な機関とつながり、本人の治療に結び付けていくことを目指します。入院治療を含めた身体面のケア（栄養状態の改善や合併症などの治療）と同時に、情緒面のケア（抑うつや自己否定的な感情へのアプローチ）の両輪がうまくかみ合って、治療が前に進んでいくのだといえます。

関わりの中で、患者さんの心には、「自分を大事にしたい」「食事を楽しみたい」という気持ちもあることを忘れてはいけません。

摂食障害の外来診療数（診療科・施設別）

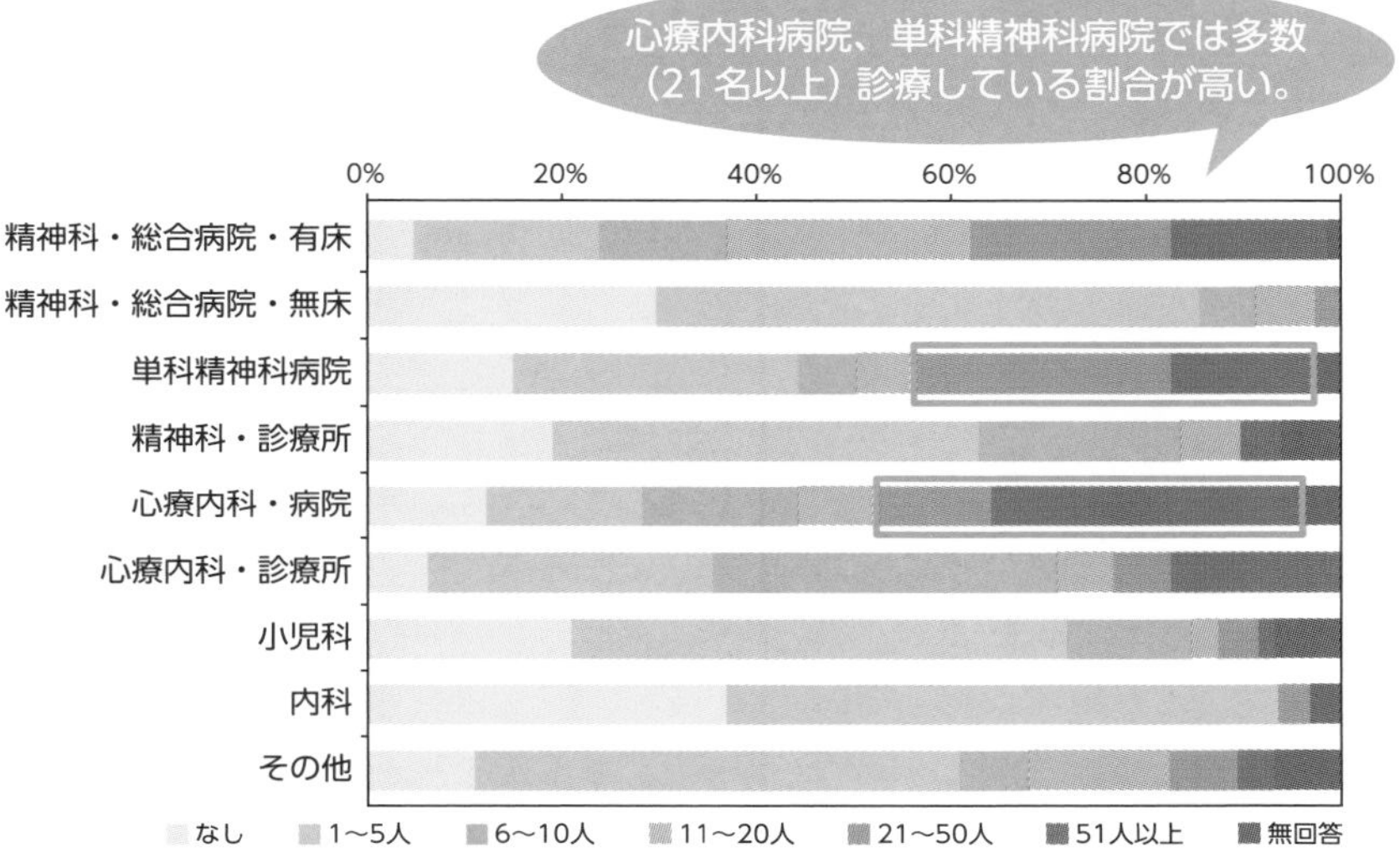

出典：国立精神・神経医療研究センター「令和２年度障害者総合福祉推進事業 摂食障害治療及び支援の実態把握及び好事例の把握に関する検討事業報告書」、2021年

患者の調査時の年齢分布（縦軸：％　横軸：年齢）

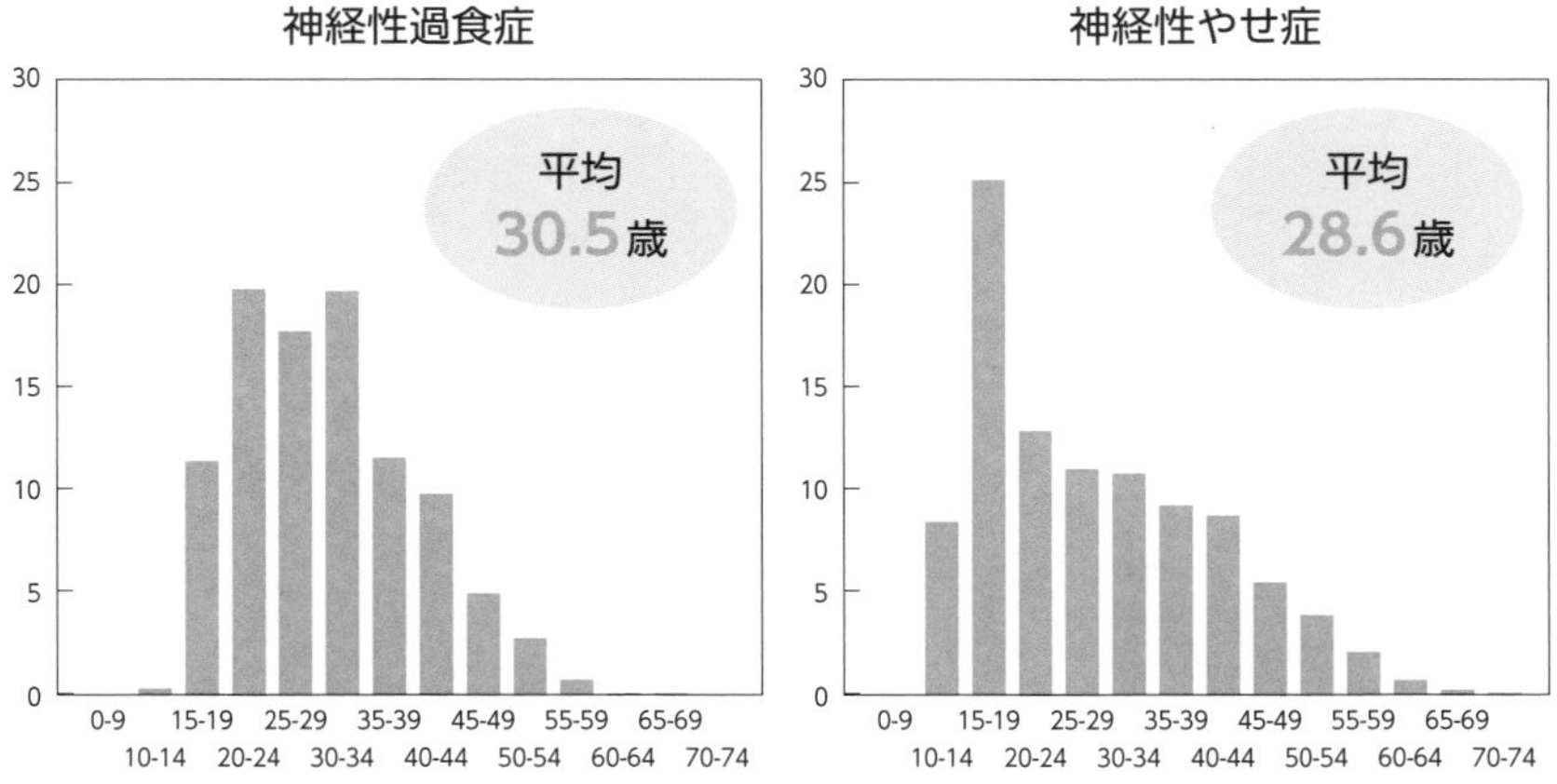

1998年の全国推計と比べて摂食障害好発年齢とされる10、20代の女性が20～30％減少（2014～2015年の1年間）

参考文献：厚生労働科学研究費補助金 障害者対策総合研究事業「摂食障害の診療体制整備に関する研究―摂食障害の全国疫学調査中間報告」（分担研究者　安藤哲也）

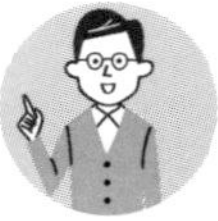

神経系に生じた異常はもとに戻らない

「依存症」の基本

物質の過剰摂取やギャンブル行動によって日常生活に支障が生じる場合に、依存症[*5]と診断されることになります。強烈な快の感覚によって、日常生活に生じている問題が無視されてしまうのです（脳の報酬系の活性化）。ここでは、主な依存症を紹介します。

アルコール依存　成人以降であれば飲酒は身近なものですが、飲酒の量や時間をコントロールできなくなり、常にアルコールを摂取しようとする状態（連続飲酒）は、依存症と判断されます。飲酒への渇望が強く、身体的・社会的に悪化している状況でも、飲酒を制御できなくなってしまうのです（精神依存）。断酒をしても、離脱症状の苦しみが患者さんを襲います。脳の中枢神経に影響が出るため、発汗などの自律神経症状や、一過性の幻覚症状が生じるとされています（身体依存）。

薬物依存　薬物を不適切に使用（乱用）することで、脳の神経系が異常になってしまう状態を指します。法律で使用の認められていない覚せい剤や麻薬だけではなく、睡眠薬や抗不安薬、鎮痛薬などの医薬品も含まれます。薬物への渇望や離脱症状はアルコール依存と同様ですが、違法行為を伴うケースが多く、社会の信用を取り戻すサポートも回復への重要な鍵となります。

ギャンブル依存　パチンコや競馬などへの賭博行為ですが、酒や薬物などの物質使用による依存と同等の症状が生じるといわれています。興奮を得るためにギャンブル行動が繰り返され、中止をすると離脱症状が生じ、日常生活にも深刻な影響が出てしまうのです。なお、躁状態とは異なり、1年以上継続する場合に診断されます。

いずれの依存も、脳の神経系に異常が生じ、もとに戻ることはないと考えられています。治療においては一刻も早く依存対象を断ち、「やめ続ける」ことが目標となります。その際、入院治療だけではなく、自助グループや、患者家族のためのグループへの参加が重要といえるでしょう。

＊5：DSM-5では「使用障害」や「中毒」と表現されている。

精神保健福祉センターにおける相談件数

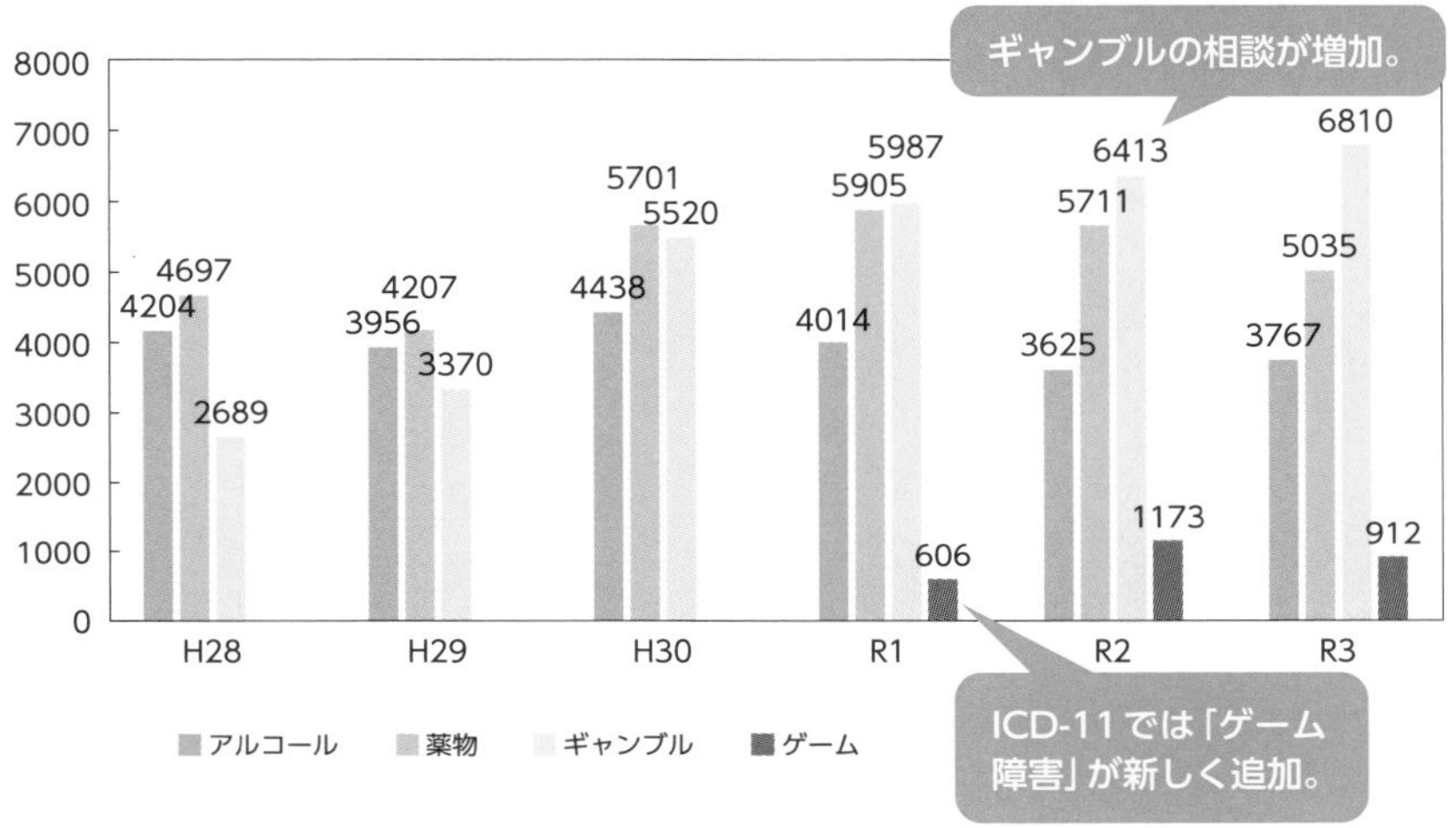

出典：厚生労働省「衛生行政報告例　統計表」をもとに筆者作成

依存症の予防、早期発見、回復には多くの機関による支援や連携が不可欠

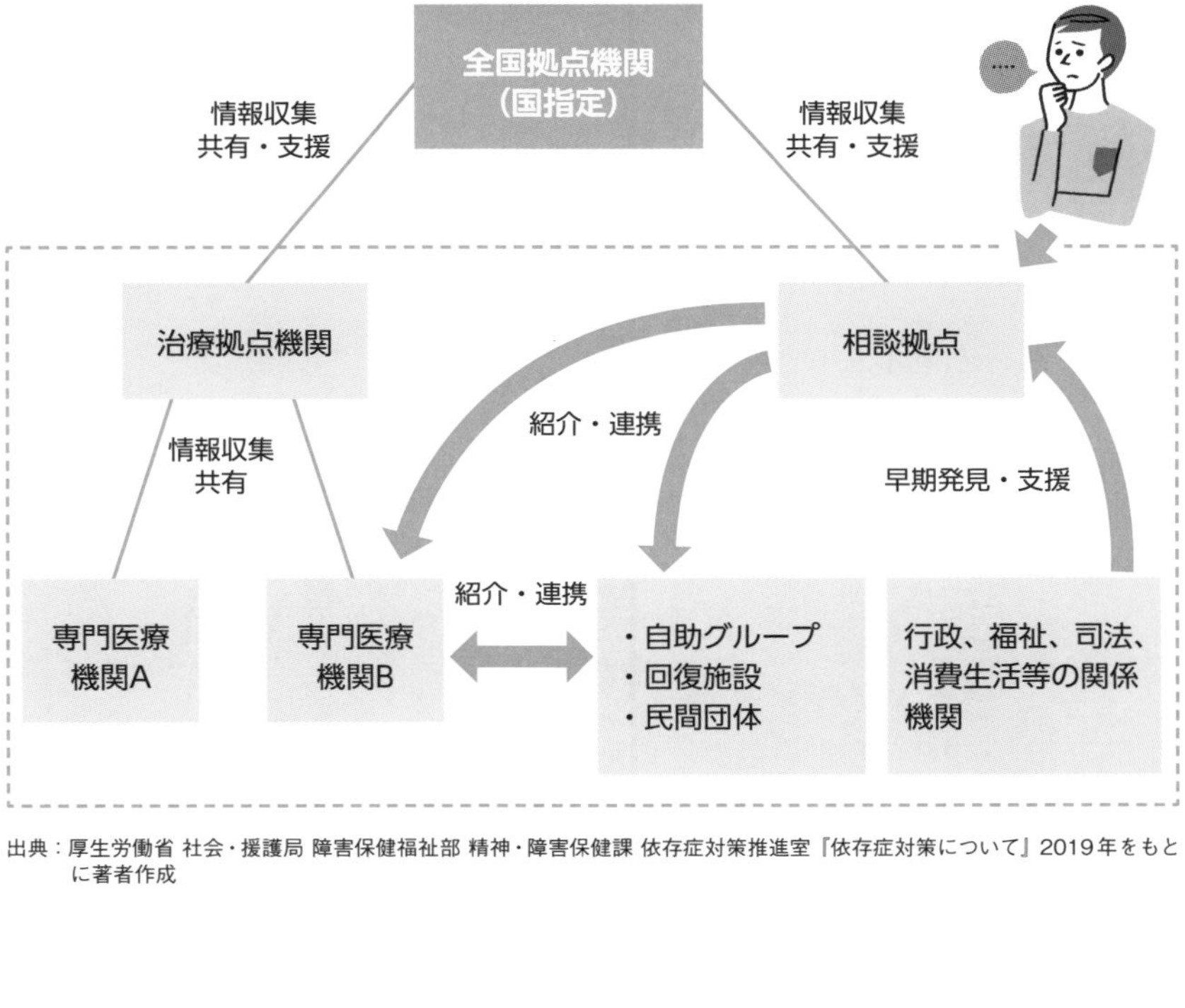

出典：厚生労働省 社会・援護局 障害保健福祉部 精神・障害保健課 依存症対策推進室『依存症対策について』2019年をもとに著者作成

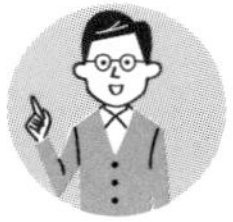

医療領域以外の支援が欠かせない高次脳機能障害

脳の損傷による様々な機能低下

高次脳機能（cognitive function）には、言語や記憶、目的を持った行為、情動などが含まれます。これらの機能を司る脳の部位は異なり、交通事故や脳血管障害などによって脳に損傷を受けた場合、その関連する機能が障害されます。

記憶障害では、新しい出来事を覚えられなくなり（前向健忘）、重度になると、過去の思い出を喪失してしまうこともあります（逆向健忘）。また、日常生活の中でボーっとしてミスが増えたり、注意散漫で会話についていけなくなったりします（注意障害）。さらに、目的に応じた行動を計画する、目的達成に向けて行動をコントロールすることが困難になります（遂行機能障害）。

意欲低下で動けなくなったり、感情を制御できずにイライラしやすくなったりと、精神的な症状も生じます。わかりにくいかもしれませんが、これらも高次脳機能障害の症状の一つです。こうした症状により、仕事や家庭生活に支障が出るのは想像に難くありません。

関わりの基本

高次脳機能障害では、同じ診断名の患者さんでも、その症状や必要なアプローチが全く異なる可能性があります。例えば、失語症の場合、側頭葉の障害では言葉の意味を理解できませんが（ウェルニッケ失語）、前頭葉の障害では言葉の意味はわかっていてもうまく話せなくなります（ブローカ失語）。MRIなどの検査で器質的な病変を確認できますが、患者さんの行動観察も重要な手がかりとなります。

若年層では機能回復が見込まれることもありますが、基本的には損傷部位がもとに戻ることは期待できません。そのため、医療においては回復ではなく、日常生活に適応できるようなアプローチが求められます。具体的には、患者さん自身のリハビリテーションに加えて、必要な行政サービスを享受できるよう、障害者手帳の交付申請のサポートといった支援も必要となります。

受傷・発症から社会参加までに関連するサービス

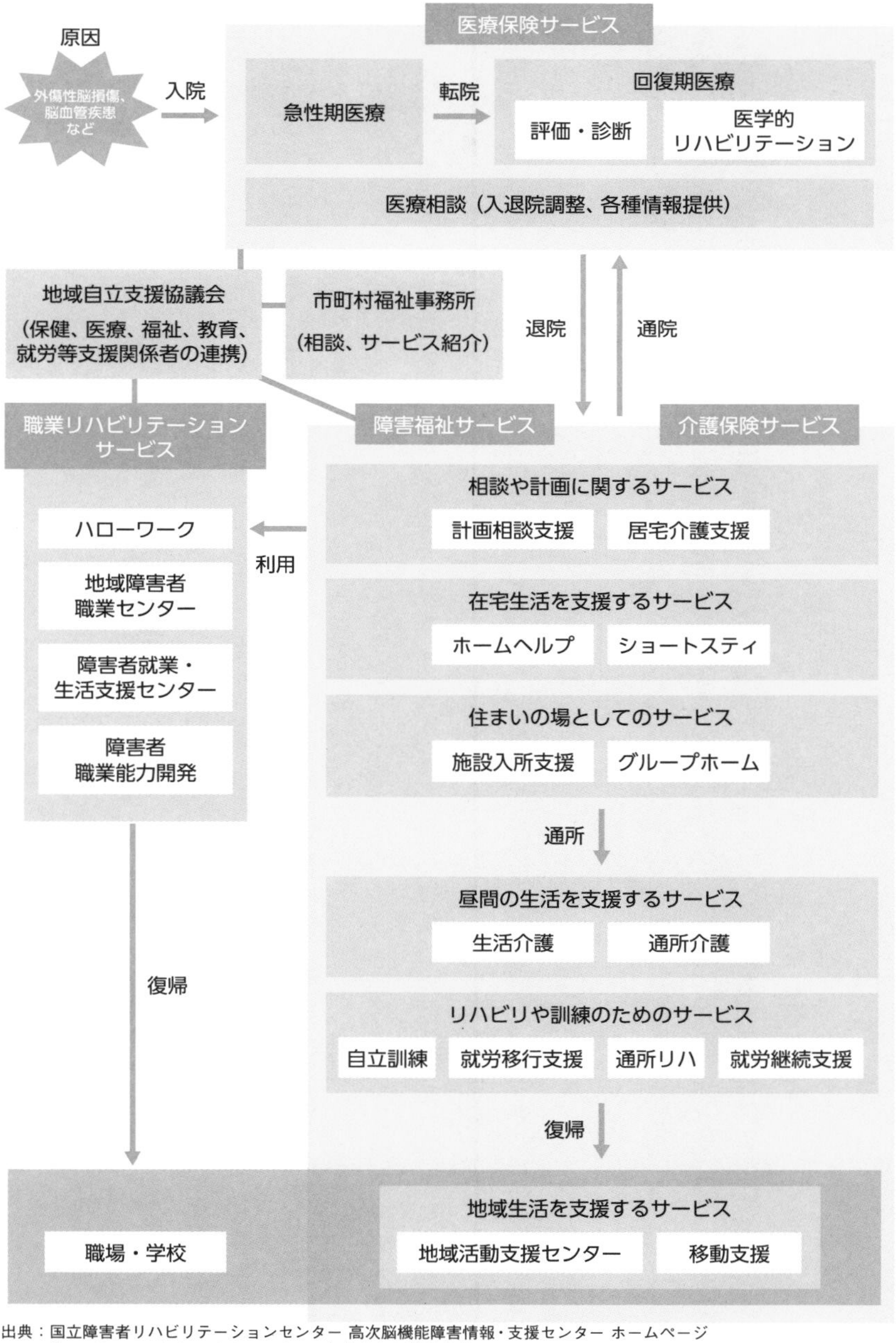

出典：国立障害者リハビリテーションセンター 高次脳機能障害情報・支援センター ホームページ
（http://www.rehab.go.jp/brain_fukyu/）をもとに著者作成

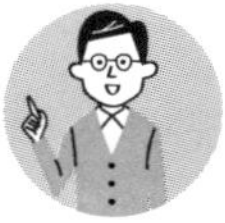

認知症のタイプや進行度により症状は異なる

「認知症」は大きなくくり

認知症とは、記憶力や思考力などの認知機能が低下し、生活を送る上で様々な困難が生じている状態を指します。なお、診断の前提として、せん妄（意識障害）や他の精神疾患では説明できないことが定められています。

具体的な症状としては、記憶障害、時間・場所の感覚が薄れる見当識障害、理解・判断力の低下、実行機能障害など多岐にわたります。また、周囲の環境や心身の状態が、精神症状・行動異常に影響を及ぼすことも知られています。

認知症には複数のタイプがあり、最も患者数が多いのはアルツハイマー病です。これは、脳の細胞が徐々に死んでしまう変性疾患にあたり、他に前頭側頭型認知症、レビー小体型認知症があります。脳梗塞などが原因となる場合は、脳血管性認知症と呼ばれます。各タイプやその進行度によって、特徴とされる症状が異なります。

近年では、認知症の早期発見・早期治療を目的として、ＭＣＩ（Mild Cognitive Impairment）の診断が注目されています。これは「認知症とはいえないが、健常ともいえない」状態を指し、近いうちに認知症に移行する可能性が高いと考えられています。

関わりの基本

アルツハイマー病やレビー小体型認知症に有効な治療薬も報告されています。しかしながら、現代医療によって認知症の進行を止める、遅らせることはできても、根治は望めません。

たとえ認知機能が低下していても、自分が自分であるという感覚は残されています。認知症の進行とともに、「今までの自分ではなくなる」感覚が大きくなり、不安や悲しさが募っていくことも多いのです。患者さんの言動の裏側にある心に目を向け、残されていること（過去の思い出、身体の動作、コミュニケーションの力など）を刺激し、支える関わりが重要となります。

箱庭療法を導入した事例も報告されるなど、非言語的な心理的アプローチにも期待が寄せられています。

認知症の症状

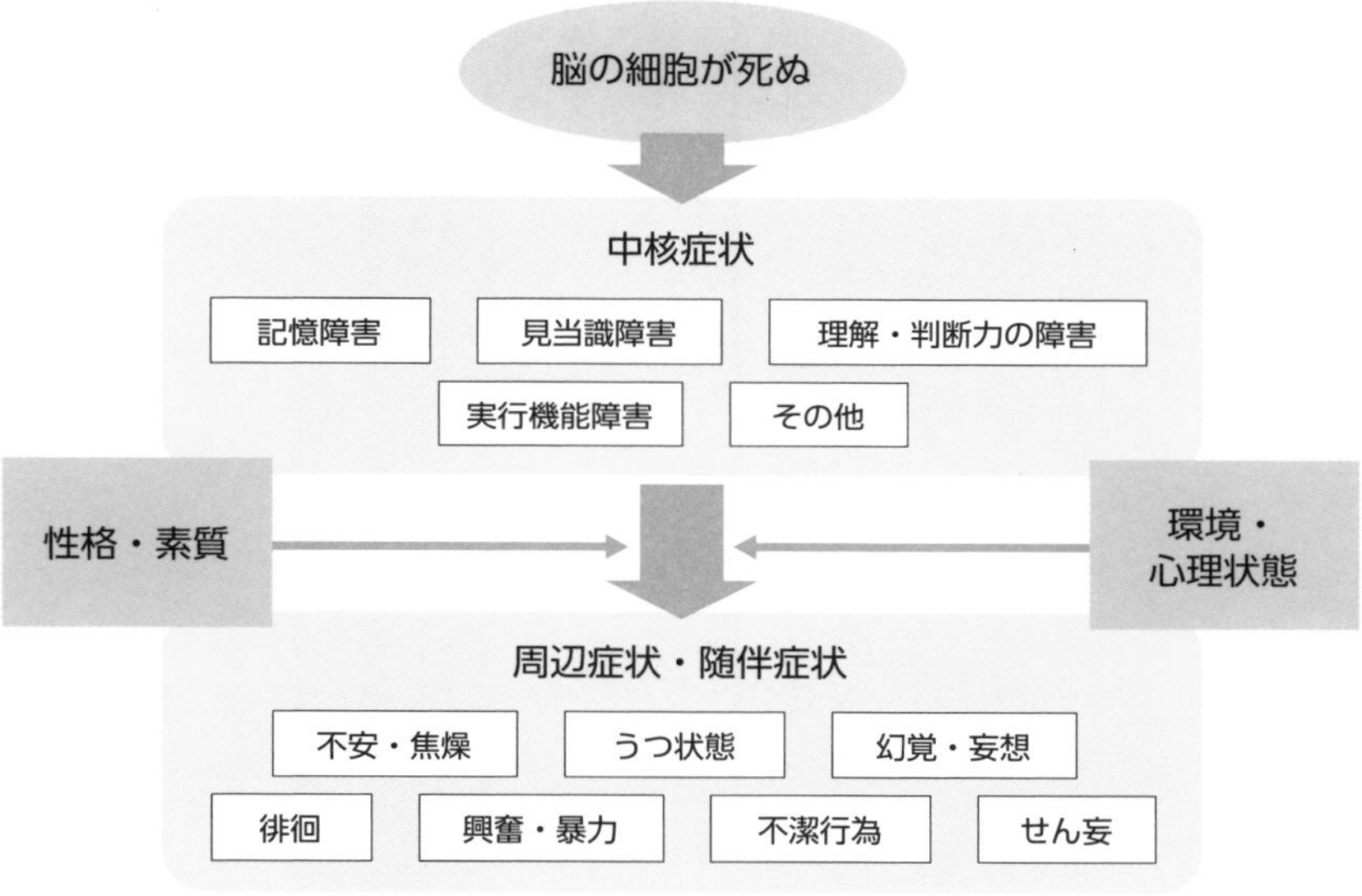

参考文献：厚生労働省ホームページ「政策レポート（認知症を理解する）」

認知症の診断（DSM-5）と関わり

診断基準（DSM-5）	関わり
A. 記憶や実行機能などの認知領域において、以前よりも能力低下が見られる	＜具体的なアプローチ＞ ・回想法 ・リアリティ・オリエンテーション ・音楽療法（カラオケなども含む） ・レクリエーション
B. 日常生活で自立できなくなっている（生活費の支払い、服薬管理等）	
C. せん妄の状態ではない	＜関わりの基本＞ ・認知機能の低下に伴う不安や悲しみ、怒りなどの感情を抱いていることへの理解 ・誤った認識を無理やり訂正しない ・客観的に正確な情報を押し付けない
D. 他の精神疾患では説明できない	

参考文献：日本精神神経学会監修『DSM-5　精神疾患の分類と診断の手引』医学書院、2014年

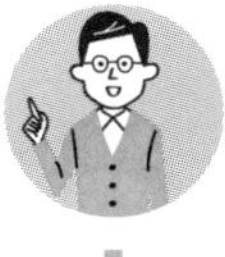

人との関わりで問題を抱えやすいパーソナリティ障害

本人と周囲との体験のズレ

パーソナリティとは、その人の感情や認知などの内的体験、対人関係の持ち方などを指します。それが著しく偏っている場合に、パーソナリティ障害として理解されています。

パーソナリティ障害を抱えた人は、激しい行動や訴えによって、職場の人や友人・恋人を振り回してしまいます。本人としては当然の振る舞いであり、それが病理的なものとは理解されにくいようです。そのため、本人が周囲の人と衝突を繰り返し、孤独や生きづらさを感じて、初めて精神科受診に至るケースが多いのです。

なお、パーソナリティ障害は、その表現形から大きく3群に分けられています（左表）。あくまでも表面に現れている特徴によって分類されている点に注意が必要です。

関わりの基本

パーソナリティ障害の治療では、患者さんとの安定した信頼関係を築くことが重要です。青年期・成人期早期から症状が持続し、固定化しているために、治療関係を維持すること自体が困難な場合も少なくありません。治療者に対する強い不信感や、情緒的な不安定さが示されることもあるでしょう。

治療では、その都度、具体的な出来事について話し合いを重ね、周囲に対する捉え方や、感情体験について理解を促していきます。その際、抑うつ症状や思考の問題に対して薬物療法が用いられる場合もあります。

不適応行為を修正・緩和するアプローチは、患者さん及びその周囲の人にとって重要です。さらに、その行為の背景、つまり心の部分にも目を向ける必要があります。パーソナリティ障害の患者さんの多くは、過去の人との関わりの中で傷つきを抱えており、そのために過剰に抑うつ的になったり、相手から見捨てられるのではないかと不安に感じたりします。自分自身を傷つけ、苦しめてしまう行為を繰り返す病理的な部分に患者さんが気づき、そこから解放されるよう、時間をかけて治療を継続していくしかありません。

パーソナリティ障害の3群

A群（奇妙で風変わり）		B群（演技的、情緒的）		C群（不安、恐怖）	
妄想性	・他者の動機への不信 ・猜疑心	反社会性	・他者の権利を無視、侵害	回避性	・社会的抑制 ・不全感 ・否定的評価に対する過敏性
スキゾイド	・社会的関係からの離脱 ・情動表現の範囲の限定	境界性	・情緒、自己像、対人関係の不安定 ・著しい衝動性（浪費や過食など自己を傷つけるもの）	依存性	・従属的でしがみつく行動 ・分離に対する強い不安
統合失調型	・親密な関係での不快感 ・認知的または知覚的歪曲 ・風変わりな行動	演技性	・過度な情動性 ・過度に人の注意を引こうとする	強迫性	・秩序やルールに過度にとらわれる ・完璧主義（娯楽や友人関係、効率性などが犠牲にされる）
		自己愛性	・誇大性 ・賛美されたい欲求 ・共感の欠如		

パーソナリティ障害における心の状態の例

パーソナリティ障害では、同じ人に対して…

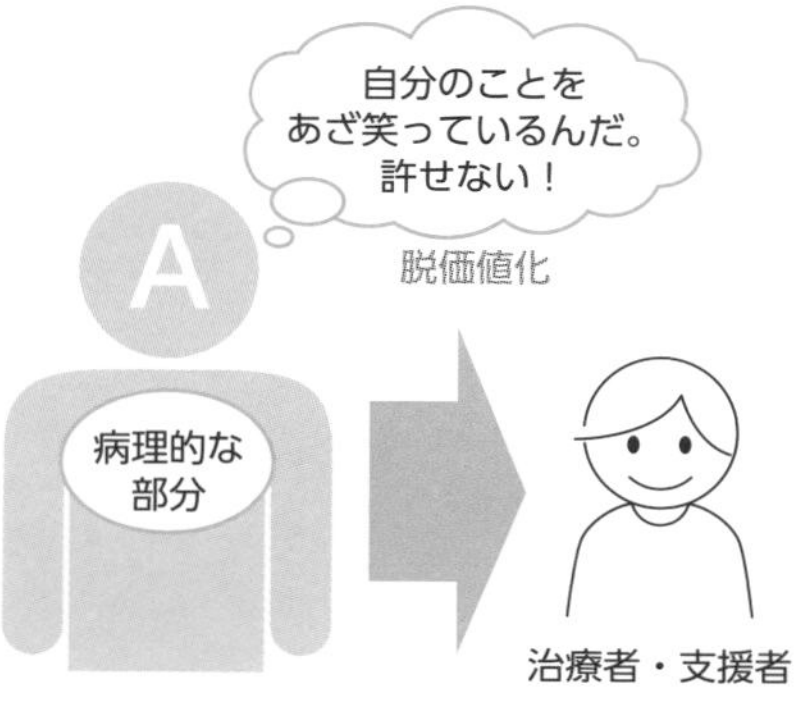
自分のことを
あざ笑っているんだ。
許せない！
A
脱価値化
病理的な
部分
治療者・支援者

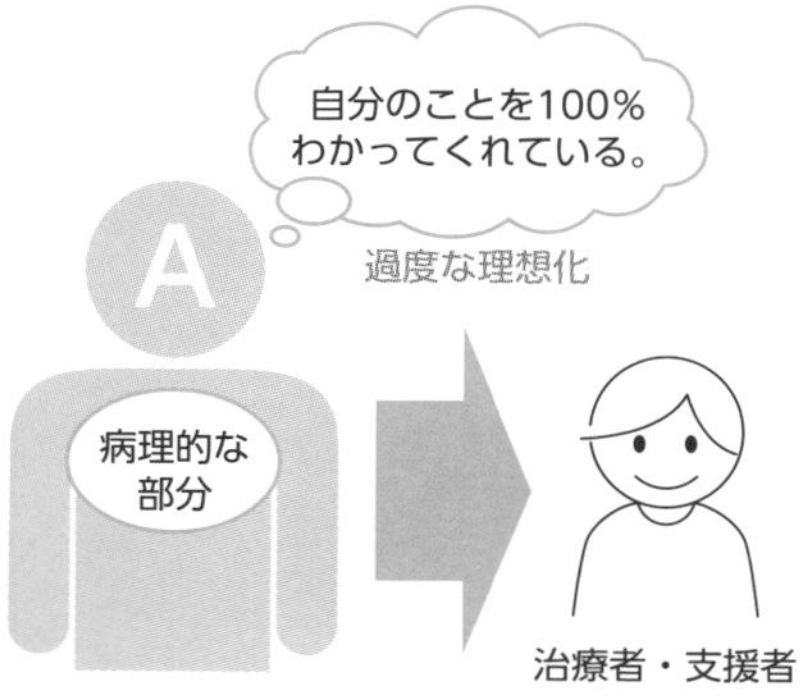
自分のことを100%
わかってくれている。
A
過度な理想化
病理的な
部分
治療者・支援者

行動で表現

・治療を中断する
・支援者を激しく責める
・大量服薬、自殺企図等の行動　など

病理的な部分では、物事をよい方にも悪い方にも極端に捉えてしまいます。健康な部分では、相手のよいところも悪いところも含めて捉えることができます。

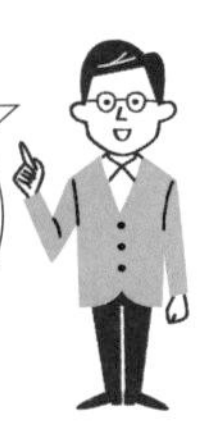

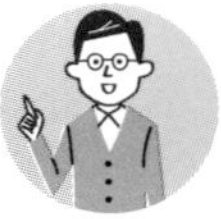

「疾患」ではないが、付随する不調には医療が必要

「障害」という言葉の除外

性別違和は、指定されたジェンダーと、個人が体験または表出するジェンダーとの間の著しい不一致によるものと定義されています（DSM-5）。以前は「性同一性障害」と明記されていましたが、性のあり方の多様性を鑑み、性別違和へ改められました。ICD-11においても、「精神障害」の分類から除外されることが決定しています。なお、LGBTQ[*6]のTに該当する「トランスジェンダー」も性別違和に関連する言葉として知られています。

2003年に「性同一性障害者の性別の取扱いの特例に関する法律」が制定されました。本人が希望すれば、法律上の性別を変更することができるというものです。しかし、申請にあたっては、性同一性障害の診断書の提出だけではなく、差別的とも受け取られかねない条件が定められているのが現状です。また、最近では、履歴書の性別欄を廃止する動きも見られます。現代は、性に対する社会の姿勢が刻々と変化している過渡期といえるでしょう。

性別違和と医療

現代の理解において、性別違和は疾患ではありません。しかし、当人がホルモン療法や性別適合手術など、医学的な処置を求める場合には、医療機関を受診することになります。これらの治療について保険適用を求める動きもあり、医療分野においても大きく揺れ動いているようです。

また、性別違和について、家庭、学校、就職、職場など、日常生活の中で周囲の理解が得られず、心に深い傷を負うことも珍しくありません。特に、第二次性徴を迎える青年期に、身体面の劇的な変化が生じ、性別違和に苦しむケースが多いといわれています。

DSM-5では、「臨床的に意味のある苦痛」を感じている、あるいは「仕事や家庭生活等の社会生活で機能障害」を抱えていることが明示されています。精神科においては、性別違和そのものではなく、それに付随して心の不調を抱えている患者さんを対象としているのだといえるでしょう。

＊6：Lesbian, Gay, Bisexual, Transgender, Queer or Questioning

「あなたの自認する性別は次のうちどれですか」への回答

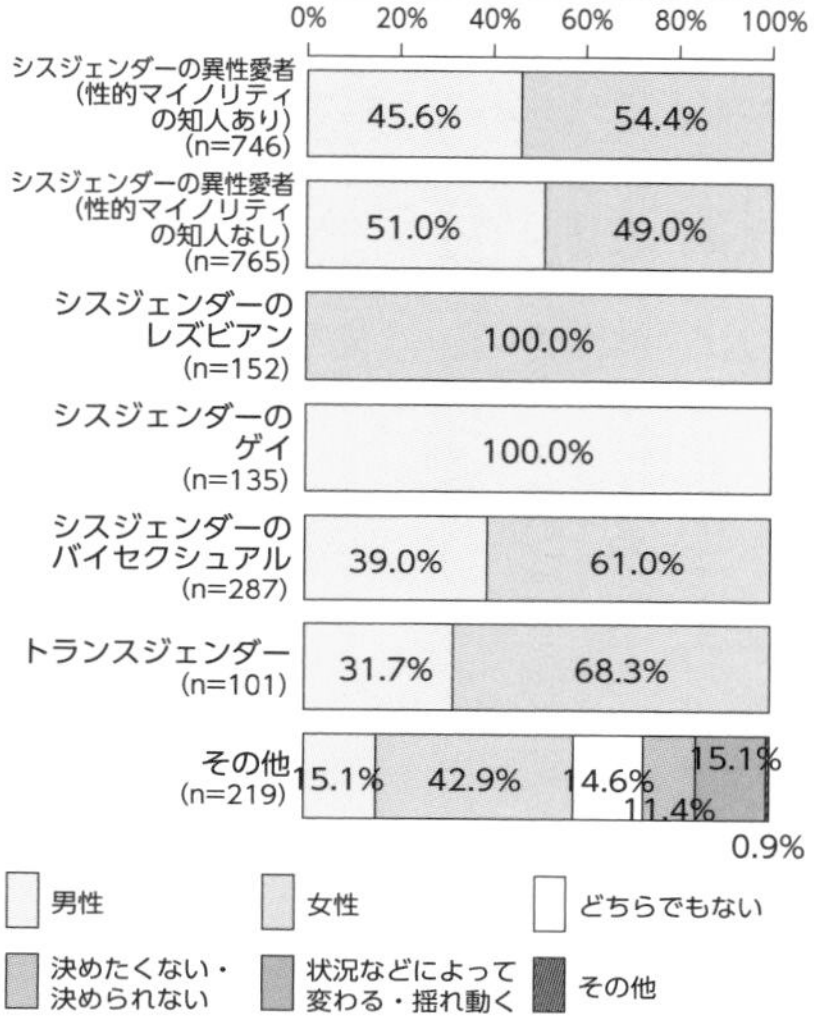

シスジェンダー…自分の性別に違和感のない状態のこと

「トランスジェンダー」に区分される回答者の性別移行の状況

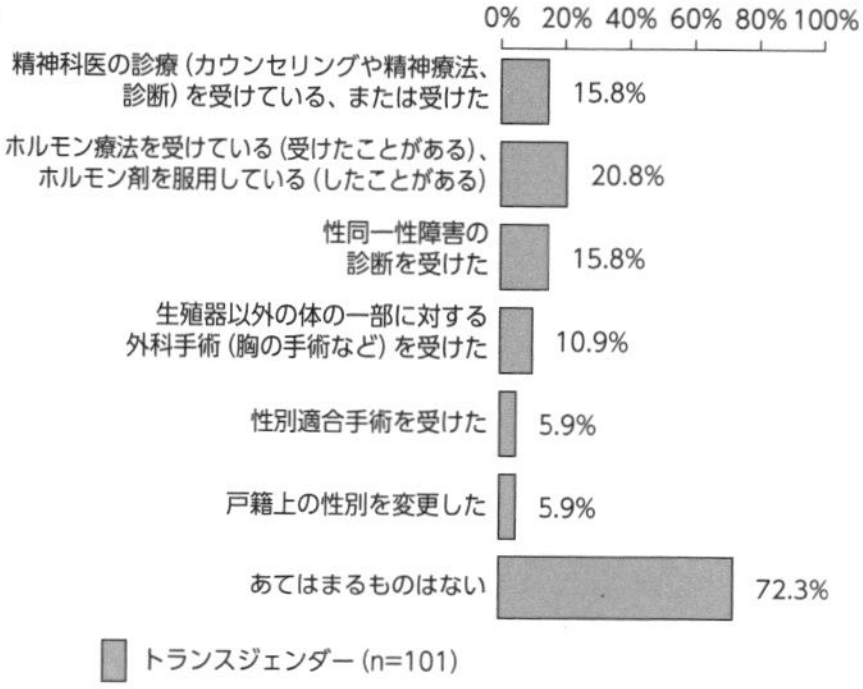

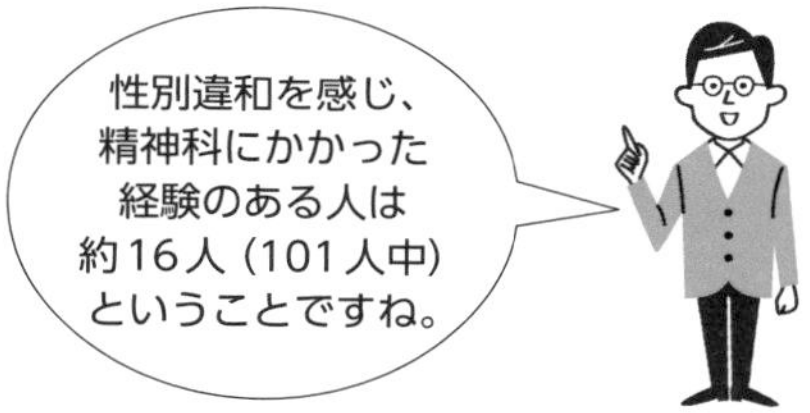

会社内で性的マイノリティに関する取り組みの実施予定がない理由

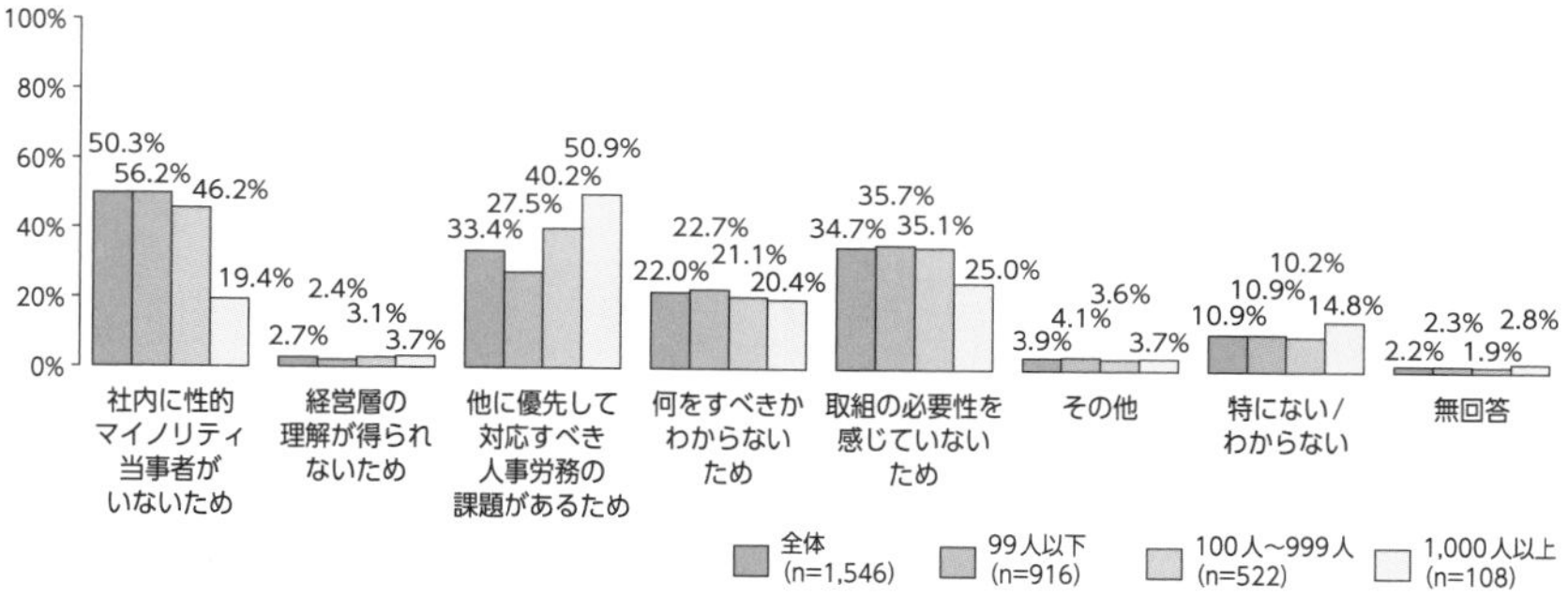

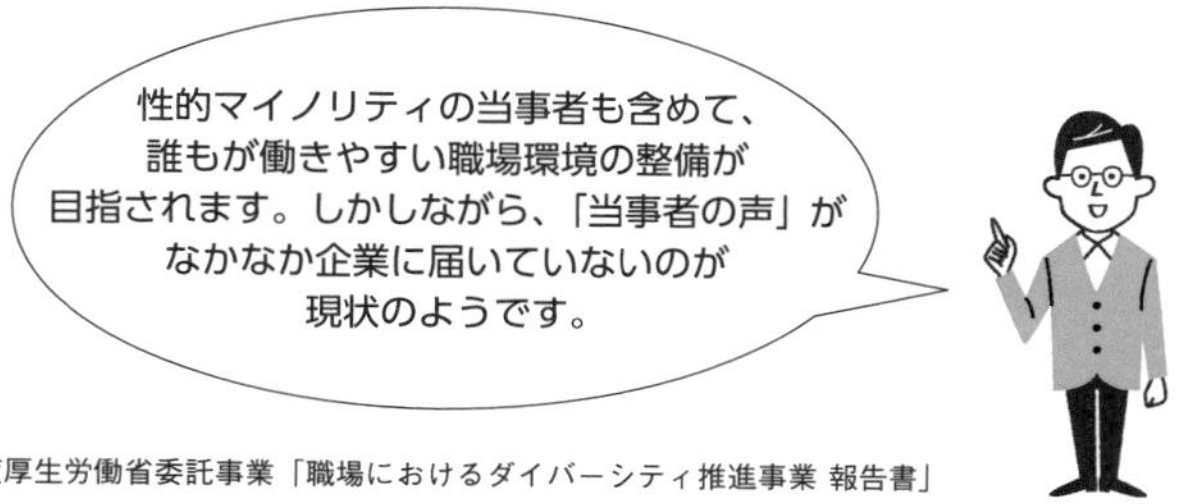

出典：上記図表すべて、平成元年度厚生労働省委託事業「職場におけるダイバーシティ推進事業 報告書」

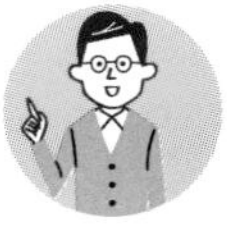

いつ生じるかわからない発作との付き合い方が重要

てんかんの正確な診断は難しい

てんかんは、脳内に異常な電気信号が走り、様々な発作が生じる障害です。専門医でも正確な診断は難しいといわれるほど、複雑な状態を示す場合があります。

脳の障害から生じる症候性と、原因不明の突発性に区別されます。さらに、てんかん発作は脳の一部で生じる部分発作と全般発作に分けられ、意識障害の有無や症状によっても細かく分類されます。例えば、突然意識を喪失し身体をこわばらせて倒れてしまう強直発作、手足がガクガクとけいれんする間代発作、意識を喪失する欠神発作、一部の筋肉がピクッと収縮するミオクロニー発作などがあり、一見して発作とわかりにくいものなど、多様な状態像が含まれます。数秒~数十秒で収まる場合がほとんどですが、数時間継続することもあります(てんかん重積状態)。

てんかんとうまく付き合うためには、発作の前兆や特徴を把握すること、抗てんかん薬を内服することが中心となります。

関わりの基本

100人に1人程度の割合で発症し、推計100万人の患者がいるとされています。地域における専門的な医療体制の整備が進められ、全国28都道府県に「てんかん支援拠点病院」が設置されています。そこでは、てんかんを診察する医療機関の連携や知識の集積、専門のコーディネーターによるてんかん患者及び家族を対象とした相談事業が展開されています。また、精神障害者保健福祉手帳の取得により、税金等の減免や就労支援サービスの利用が可能となります。医療と福祉の両面でのサポートが必要ですが、支援体制が十分整備されているとはいえません。

てんかんの患者さんは、いつ生じるかわからない発作に不安や緊張を抱えながら、日々の生活を送っています。そうした心理的な状態にも配慮しつつ、発作が発生した際にケガをしないような環境作り(周囲の人への理解の促し、設備面での工夫)も必要となるでしょう。

てんかん患者数の経時変化

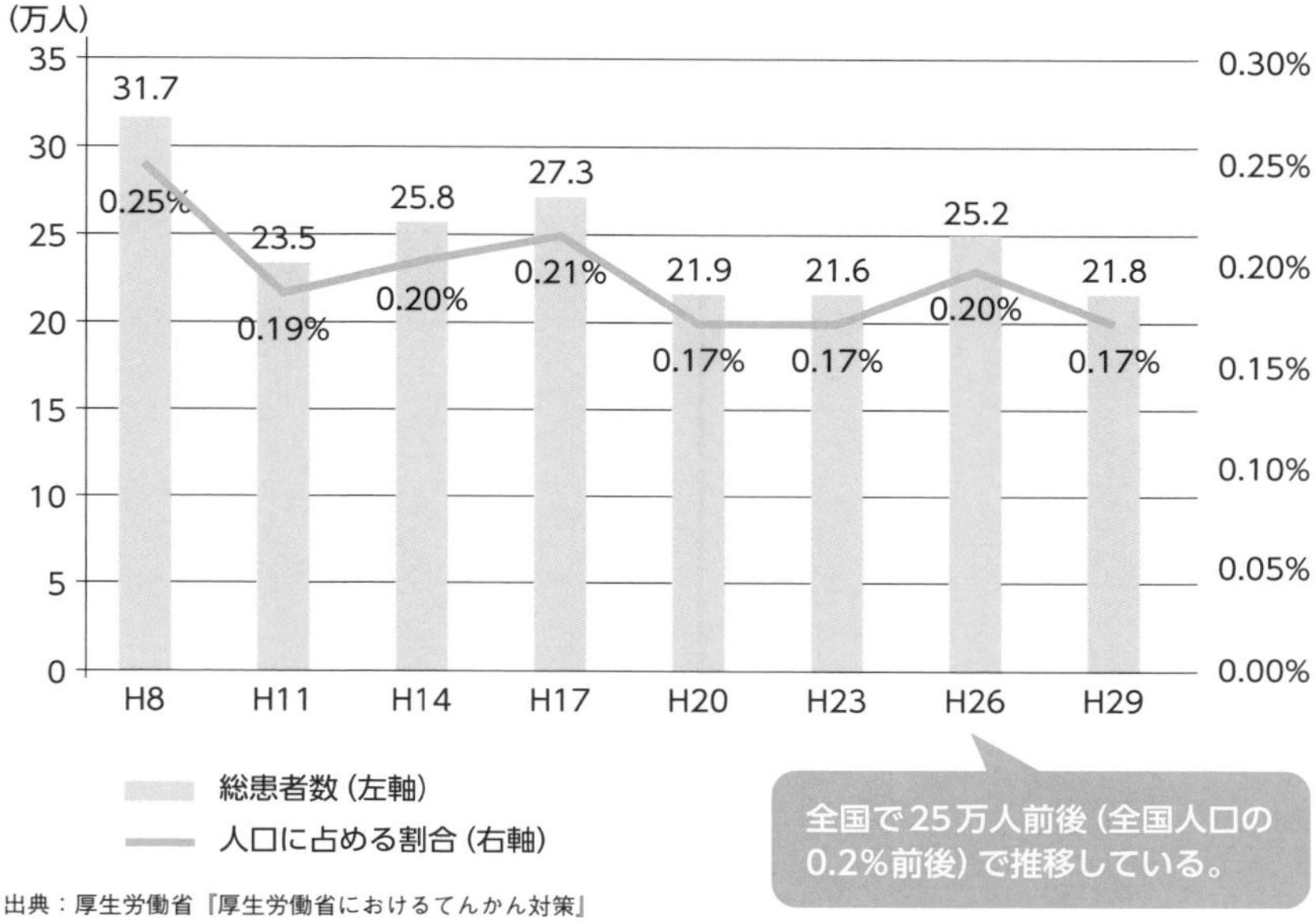

出典：厚生労働省『厚生労働省におけるてんかん対策』

厚生労働省の示す今後のてんかん対策

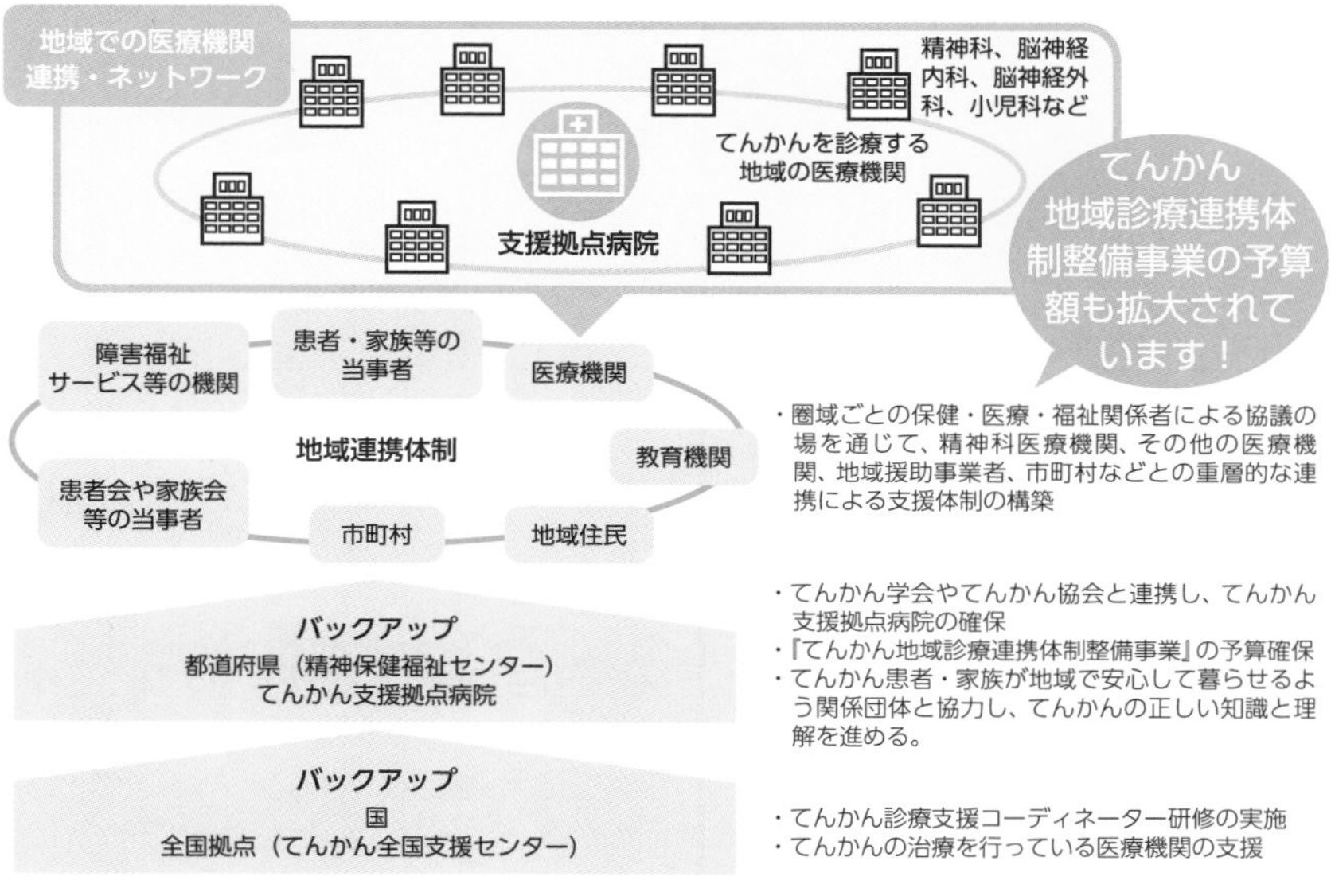

出典：厚生労働省『厚生労働省におけるてんかん対策』をもとに著者作成

医療事務スタッフとの連携は欠かせない

医療事務スタッフとは？

病院の中で、患者さんが最初に出会うのは誰でしょうか。多くの場合、患者さんは受付にいる医療事務スタッフに声をかけるでしょう。

ここでは、外来診療の最前線で、患者さんに対応している医療事務スタッフについて紹介します。

受付デスクの裏で、医師等の指示に従って電子カルテに入力し、患者さんの会計を行い、レセプト（診療報酬の請求業務）と呼ばれる作業にあたっています。このように、PCに向かっていることの多い医療事務スタッフですが、同時に患者さんの様子も観察しているのです。心理士・師である筆者が「今日診察予定の○○さん、どんな様子でしたか？」と医療事務の方に尋ねると、こんな格好で、こんな香りがして、こんな表情で、こんなことを話していた……というように、非常に細やかに教えてもらえることも少なくありません。

医療事務スタッフと話すこと

本書の執筆を機に、周りの専門職スタッフに話を聞く中で、「医療事務との連携も重要である」との意見を何度も耳にしました。

医療事務スタッフは、専門的な業務に従事しているスタッフと異なり、病院全体を見渡している存在であるといえます。そのため、先述したような待合室での様子はもちろん、患者家族とのやり取り、電話で直接話をした時の印象、他スタッフが患者さんにどのように関わっているのか、など多くの情報を共有してもらうことができます。

また、医療事務スタッフに対して、各分野の専門用語に頼らない形で説明する機会もあり、これも非常に勉強になるでしょう。医療事務スタッフに説明できないことは、患者さん本人にも伝えられないからです。特に、心理士・師の場合には、心理検査所見を記述する際にも意識しなければならないポイントといえます。

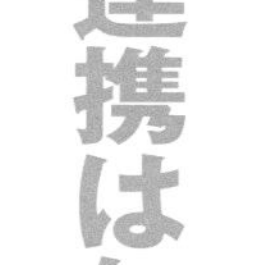

初めて精神科・心療内科で働く人は、医療事務スタッフと話す機会を大事にしてみてください。

第3章

精神科に関わる専門職

他の専門職がどのような仕事をして、どのように患者さんと関わっているか知っているでしょうか。多職種で連携して患者さんを支えるためにも、職種ごとの特徴や専門性を理解しておくことが大切です。

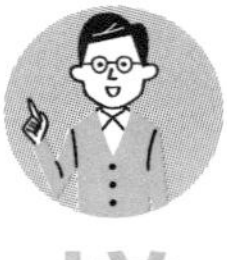

様々な専門職と連携して治療にあたる司令塔

精神保健指定医と精神科専門医

精神科医とは、精神疾患などの診断・治療を専門的に行う医師のことを指します。医師資格それ自体が厚生労働省によって認定されている国家資格であり、患者さんの治療を目的として、様々な権限が認められています。

例えば、患者さんの意思によらない入院（措置入院・医療保護入院など）や行動制限を行使するかどうかの判定を行います。これは1987年の精神保健法で制定された「精神保健指定医」が有する権限です。措置入院等は患者さん本人と周辺の人を保護すると同時に、患者さんの人権に踏み込む側面もあります。精神保健指定医は非常に責任の重い立場であり、2019年にはその指定制度が厳しく見直されました。

似た制度として、日本精神神経学会によって認定される「精神科専門医」があります。精神科医療に関する学識・経験を有する医師が対象です。

精神科医の主な業務

精神科医の主な業務は、精神疾患を抱える患者さんを診察し、診断や治療を行うことです。精神科や心療内科を受診する患者さんの増加に伴い、精神科医は、他の専門スタッフと連携しながら治療にあたるようになってきました。例えば、薬物治療では、患者さんが安心して服薬できるようなサポートを薬剤師に求めるでしょう。注射や検査などの治療行為は看護師に、個別的な心理療法や心理検査の実施は心理士・師に依頼することになります。

特に外来診療を行っている医師の場合には、患者さんの生活状況が見えません。そのため、精神保健福祉士と連携しながら、行政の制度利用を検討することになります。最近では、休職・復職の際にも、医師の診断書・意見書などが求められ、職場の上司や産業医と連携する機会も増えてきました。

このように、精神科医は、眼前の患者さんの治療はもちろん、生活の支援、地域社会の精神保健の向上にも寄与しているといえるでしょう。

行動制限を判断するための3つの要素

1. 切迫性

本人（または他者）の生命または身体が危険にさらされる可能性が著しく高い場合

2. 非代替性

隔離・身体拘束以外に代替する手段がないこと

3. 一時性

隔離・身体的拘束が一時的なものであること

行動制限の基準の「基本的考え方」には、これらの要素が含まれている。

出典：厚生労働省「精神保健及び精神障害者福祉に関する法律と精神保健福祉行政の現状について」（令和５年度精神保健指定医研修会）

精神保健指定医の業務実態

指定医業務の頻度（5年間）

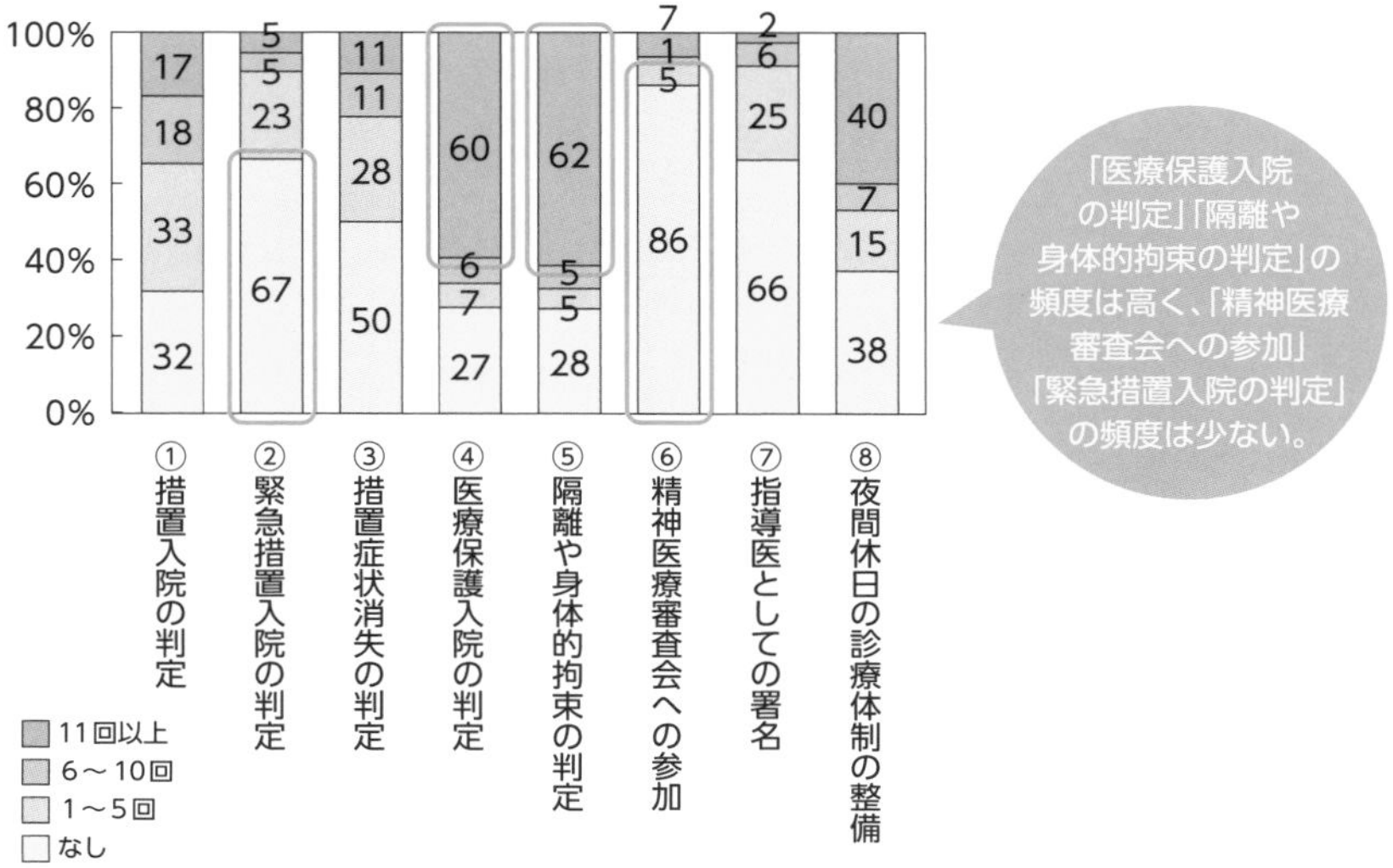

出典：厚生労働省「中央社会保険医療協議会 総会（第364回）資料」

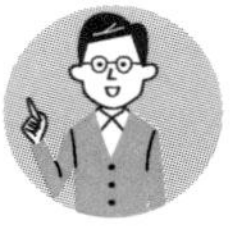

患者さんの心に寄り添う精神科看護師

精神科における看護師

看護師は、保健師助産師看護師法（1948年）で定められた国家資格で、医療の中でも歴史の長い専門職です。採血・注射・点滴などの医療行為だけではなく、患者の観察によって、医師の判断を助ける役割も担っています。また、療養中の患者さんの食事、入浴、排せつなどの世話から、本人とその家族の心理的サポートまで、仕事は多岐にわたります。

2020年には就業看護師が128万人を超えており、精神科に勤務する看護師の数も少なくありません。日本精神科看護協会認定の「精神科認定看護師」や、日本看護協会認定の「精神看護専門看護師」など、その専門性の向上が図られています。

人の心を「看る」仕事

一般的に、看護師には身体面での治療行為やサポートを求められることが多いかもしれません。精神科には精神疾患を抱えた人だけではなく、患者家族、ストレスに苦しむ人など、様々な人が出入りします。援助の求め方やその程度はそれぞれ異なるため、その心を「看る」姿勢も重要です。例えば、血圧や酸素飽和度などの異常は生物学的な検査を通じて気づくことができます。一方で、いつもよりソワソワしている、表情が硬いなどの精神疾患に関連する症状は、患者さんの様子を注意深く観察しなければ気づくことができません。そのため、普段の状態を把握した上で、生理的な指標も含めて患者さんの変化を捉えていく力が求められます。

なお、看護師の働き方は、配置される場によって大きく異なります。入院病棟では入退院の対応や、担当患者さんへの個別的な援助を行います。外来診療では、限られた時間内で患者さんの身体面、生活面での不安に対応することになります。訪問看護の場合には、直接患者さんの自宅に赴いて服薬や生活の支援を行うこともあります。

精神科の看護師は、患者さんとのコミュニケーションを通じて、その変化や関わりのポイントをつかむ重要な役割を担っているといえるでしょう。

就業看護師の年齢階級別年次推移

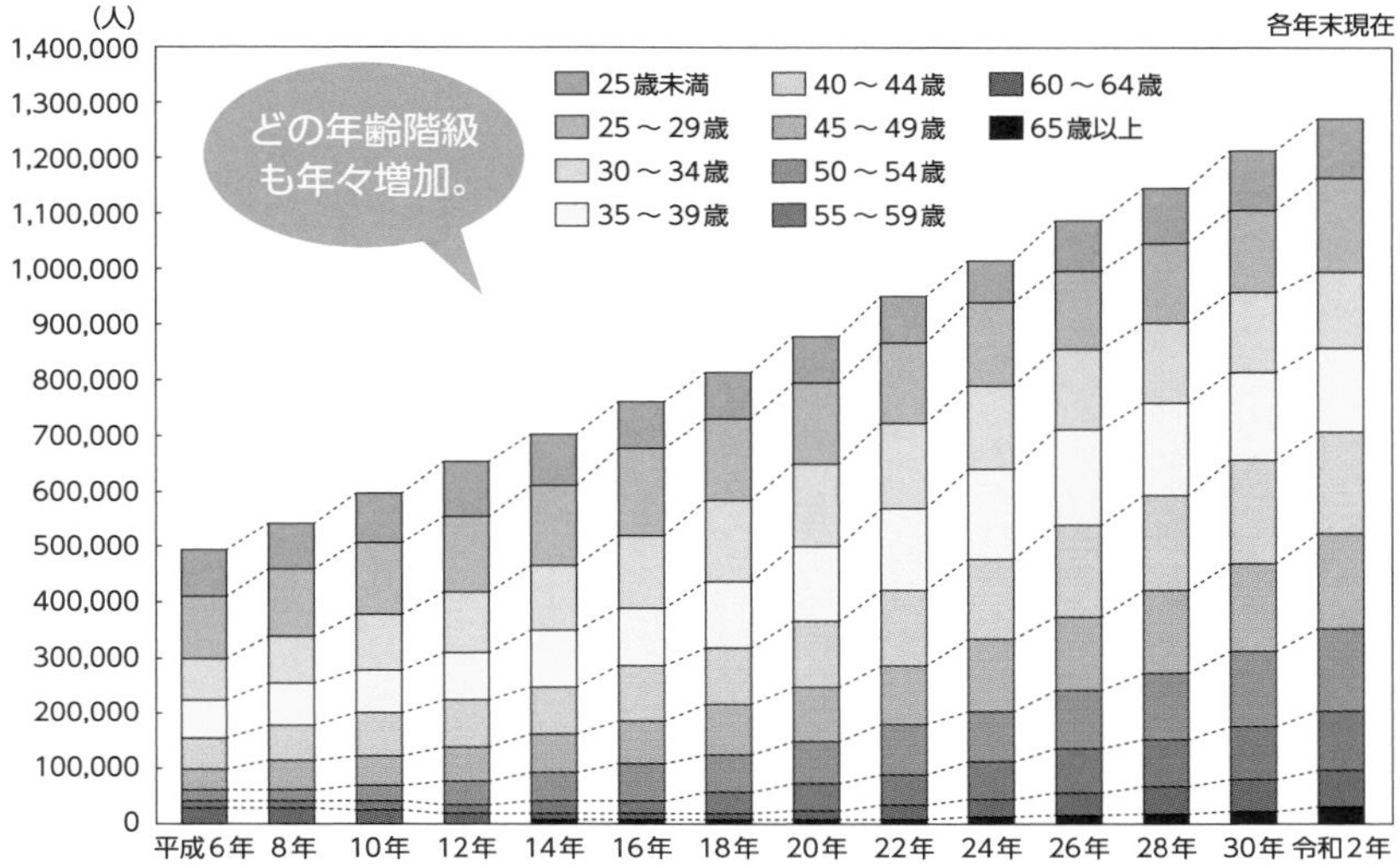

注：1 平成12年以前は「看護婦（士）」の数である。
　　2 平成6年～12年の60～64歳には65歳以上を含む。

出典：厚生労働省「令和2年衛生行政報告例（就業医療関係者）の概況」

精神看護専門看護師数（計411名）

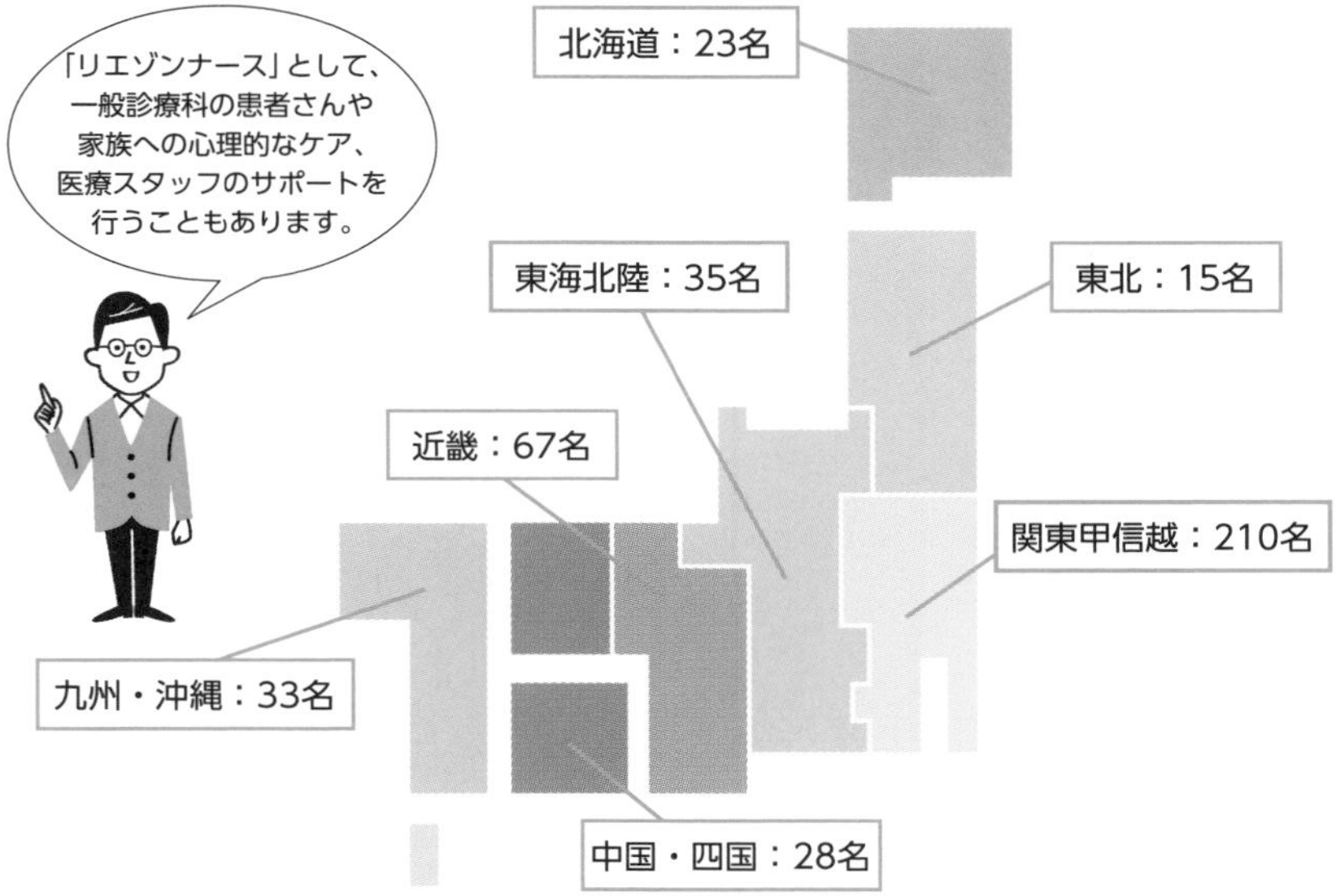

参考文献：日本看護協会「分野別都道府県別登録者数一覧」2022年12月現在

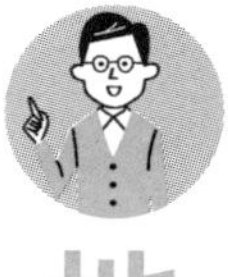

地域生活をサポートし、疾病・再発の予防にも尽力

地域住民の健康を守る

看護師と同じく、保健師助産師看護師法（1948年）で定められた国家資格です。看護師国家試験合格者のみが保健師国家試験を受験できます。保健師は患者への対応だけではなく、地域で生活する住民の心身の健康を守るための指導を行う役割も担っています。

保健所など行政機関で就業する保健師は4万人超、保健師全体の約7割に上ります（令和2年末時点）。精神保健福祉活動については、都道府県に設置されている精神保健福祉センターや各地域の保健所が担ってきました。近年は、メンタルヘルス対策の拡充のため、各市町村における精神保健に関する相談支援体制の整備が求められています。

また、学校保健師として教育現場で、産業保健師として企業で、というように各現場でメンタルヘルス対策に取り組む場合もあります。

患者さんの地域生活に寄り添う

ここでは主に行政における精神保健福祉活動について紹介します。保健師は精神科医、精神保健福祉士、公認心理師等と連携を図りながら、精神障害者及びその家族の相談支援や訪問支援にあたります。ひきこもり、依存症（薬物、アルコール等）などの問題を抱える人に対応することも多く、精神疾患に関する情報や治療の必要性について患者さんと家族に説明し、適切な医療につなげていきます。患者さんと継続的に面談の機会を持ち、症状をめぐる苦しみや就労・就学の不安などに寄り添うこともあるでしょう。同時に、自殺を未然に防ぐための知識の普及啓発、危機介入、万が一自殺が発生した場合の事後対応など幅広い業務を担います。

また、保健師は警察や地域市民からの通報を受けて、入院の対応にあたることもあります。家族や周囲の人から情報を得つつ、措置診察の要否を決定し、指定医の調整等を行います。退院した患者さんがスムーズに地域社会での生活に戻れるように、入院早期からの訪問開始など丁寧な支援を行っているのです。

自治体の保健師数の動向と関連施策の変遷

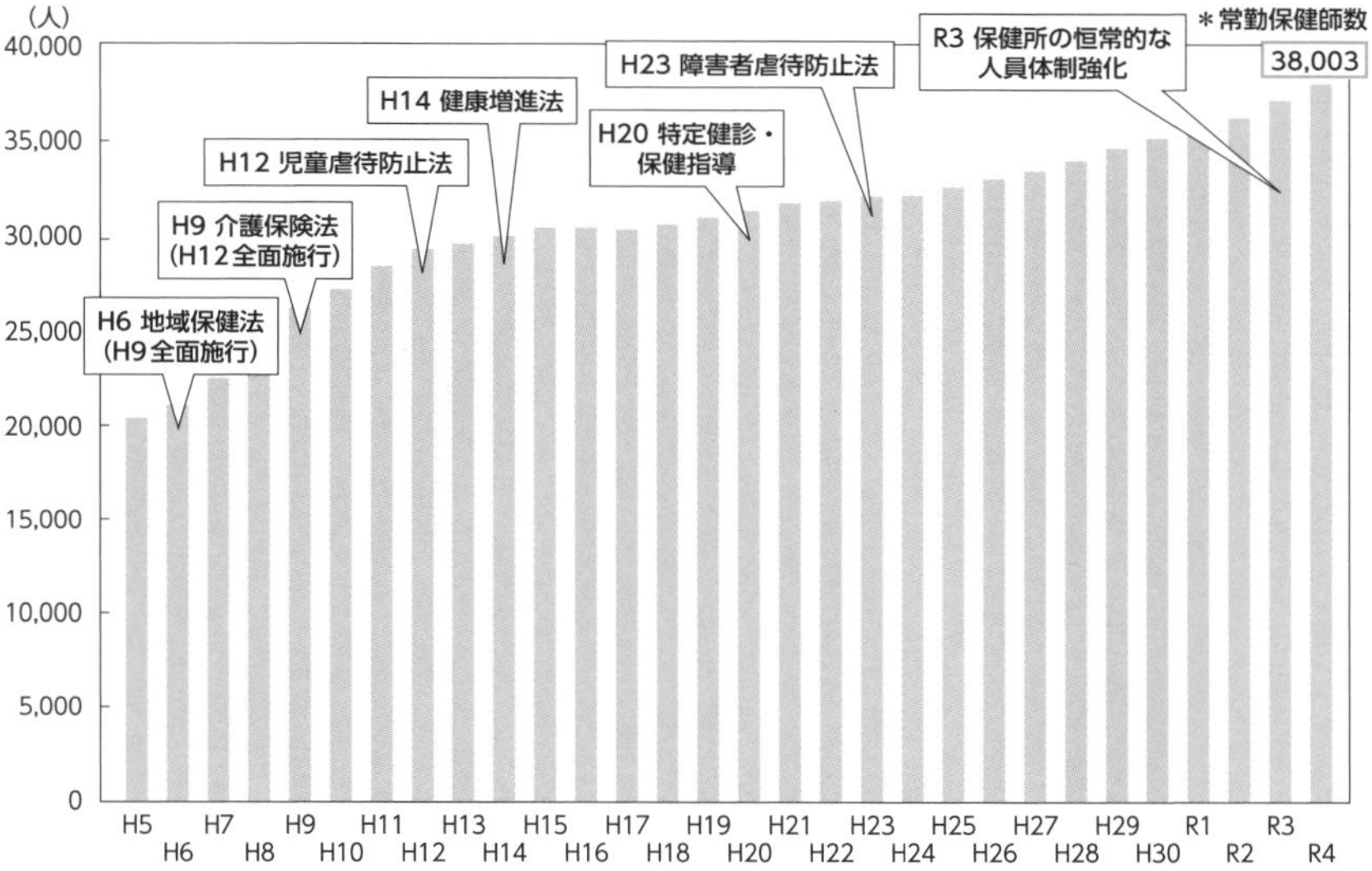

出典：平成７年まで「保健婦設置状況調査」、平成８年は「保健所運営報告」、平成10年は「全国保健師長会調査」、平成９年、平成11-20年は「保健師等活動領域調査」、平成21年以降は「保健師活動領域調査」

包括的支援マネジメントによる連携構築のイメージと業務の特徴

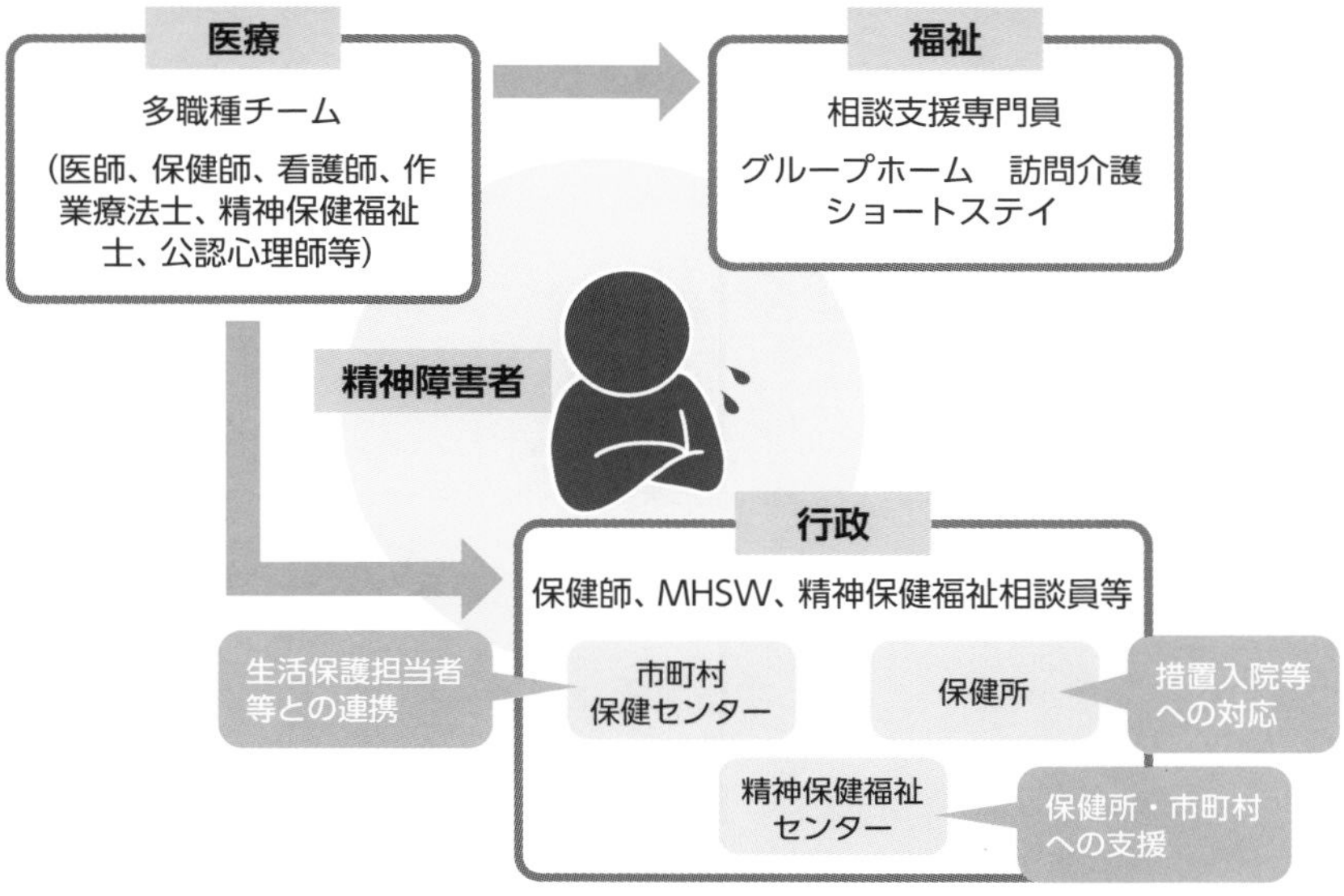

参考文献：平成29年度厚生労働行政推進調査事業補助金「精神障害者の地域生活支援を推進する政策研究」をもとに著者作成

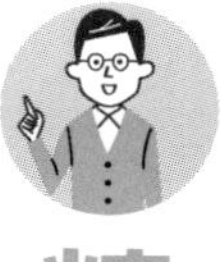

精神科医療と社会のパイプ役

幅広い専門知識

精神保健福祉士（ＭＨＳＷ）は、精神保健福祉士法（１９９７年）により定められた国家資格であり、その名の通り、精神保健及び福祉に関して専門的に関わるのが主な仕事です。具体的にいえば、ＭＨＳＷは患者さんが精神障害の医療を受け、社会復帰することをサポートする役割を担っています。

同法の制定以前から、精神科病院では患者さんの退院とその後の生活に関する相談業務を担う「精神科ソーシャルワーカー」が活躍していました。精神保健をめぐる社会の変化に伴い、生物・心理・社会に関する専門的知識を修めた人材が求められるようになったといえます。さらに、養成カリキュラムの見直しが行われるなど、資格取得後の継続的な人材育成について検討が重ねられています。

医療と日々の生活をつなぐ

患者さんが安心して生活を送るためには専門的治療が欠かせません。しかし、精神疾患の患者さんの中には、治療からドロップアウトしてしまう人も珍しくないのです。

例えば、医療費や生活費など経済的な問題を抱えている場合には、障害年金や自立支援などの公的支援制度を紹介することになります。また、外出に抵抗のある患者さんの場合には、ＭＨＳＷが自宅を訪問して様子をうかがったり、近所を一緒に出歩いたりすることもあります。なお、これは治療行為ではなく、治療につなげるための大切なきっかけ作りといえます。

患者さんの多くは、精神障害の治療を受けながら、就労など社会復帰を目指します。ＭＨＳＷは、患者さんの状態に応じて、人との交流を持つ場や、仕事上のスキルを身につける場につないでいきます。

特に、精神科のＭＨＳＷには、患者さん本人や家族、就労移行支援、就労継続支援機関などから、様々な相談が寄せられます。医療機関の外の声を聞き、患者さん目線で生活や入院、公的支援制度を調整する重要な役割を担っているのだといえるでしょう。

精神保健福祉士の配置状況

医療 11,530人	病院 9,822人	精神科病院：6,892人（1施設あたり6.9人） 一般病院：2,930人（1施設あたり0.4人）
	一般診療所　1,708人	
福祉 13,475人	障害福祉サービス等事業所 12,330人	療養介護事業：57人　生活介護事業：623人 短期入所事業：743人　共同生活援助事業：1,547人 自立訓練事業：642人　就労移行支援事業：884人 就労継続支援事業：2,430人　その他：5,404人
	障害者支援施設等 879人	障害者支援施設：45人　地域活動支援センター：832人 福祉ホーム：2人
	その他の社会福祉施設等　266人	
保健等 1,511人	精神保健福祉センター　180人	
	保健所　606人	
	市町村　518人	
	保護観察所（社会復帰調整官）　207人	

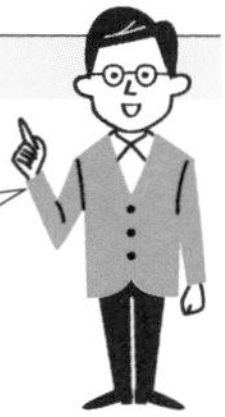

2023年5月末現在で103,678人の資格者が登録。これら以外に司法、教育、産業・雇用などの分野にも配置されています。

参考文献：厚生労働省「精神保健福祉士資格取得後の継続教育や人材育成の在り方について」2020年3月6日、精神保健福祉士の養成の在り方等に関する検討会

医療機関における精神保健福祉士の役割

- ○受療・受診相談
- ○危機介入
- ○心理社会的アセスメント
- ○入院中の相談支援
- ○外来通院中のフォロー
- ○退院支援
- ○集団支援（デイケア、集団療法等）
- ○居住支援
- ○経済的問題支援
- ○家族問題支援
- ○就労・就学支援（復職・復学含）
- ○日常生活支援
- ○家族教室・家族心理教育
- ○社会参加と活動への支援
- ○患者と家族の支援と権利擁護
- ○他科の受診受療相談

チーム医療に福祉的支援の立場から参画

機関内多職種ケアチームへの参画

- ○人権擁護の観点から精神保健福祉法等遵守のための情報提供
- ○行動制限最小化委員会への参加
- ○社会資源（制度・人・サービス等）に関する情報提供
- ○看護師等と協働した訪問支援
- ○地域移行推進チームのコーディネート
- ○カンファレンスへの参加
- ○治療計画・退院計画への参画

地域内多分野多職種支援チームへの参画

- ○ケア会議への出席
- ○地域自立支援協議会への参加
- ○関係機関・関係者との連携・協働による患者支援
- ○地域の社会資源の創出等への協力
- ○ボランティアの育成支援
- ○障害福祉計画策定等への参画
- ○精神医療審査会、障害程度区分認定審査会等への参加

出典：厚生労働省 第2回精神保健福祉士の養成の在り方等に関する検討会「精神保健福祉士に求められる役割について」公益社団法人日本精神保健福祉士協会 柏木一惠、2019年

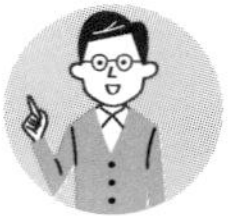

心の安定を支える専門性の高い心理資格

「心の専門家」としては同じ？

心の専門家を表す名称は複数ありますが、精神科医療では主に臨床心理士と公認心理師が活躍しています。

臨床心理士は、公益財団法人日本臨床心理士資格認定協会によって認定され、１９８８年以来最も専門性の高い心理職資格と見なされてきました。２０２３年4月時点で4万人以上が臨床心理士として認定されています。

一方、公認心理師は日本初の心理職の国家資格であり、２０１５年の法律成立により誕生しました。２０２３年4月時点で登録者は約7万人であり、今後も増加が見込まれます。なお、両方の資格を取得している専門家も多いようです。資格取得までの歩みは異なるものの、「心の専門家」としては大きく変わらないからかもしれません。

ただし、両資格では対象者の範囲に少し違いがあります。臨床心理士は目の前の患者を中心にアプローチしますが、公認心理師は国家資格として、地域社会への貢献が求められます。そうした意味で、同じ目的を持つ医師との連携が重視されており、公認心理師は関連する主治医の指示を受けなければならないと法律で定められています。

「心の安定を支える」ために

心理検査を用いて患者さんの心の状態を理解したり、心理面接を通じて自己理解を促したりすることが業務の中心です。1対1でじっくりと関わり、個別的な理解を重視しているところが特徴といえるでしょう。

こうした姿勢は集団を対象とする場合にも欠かせません。例えば、心理士・師は、デイケアに参加し、患者さん同士の交流をサポートすることがあります。同じ病名の患者さんでも、そこで抱える不安やニーズは異なるため、心の状態を適切に理解する必要があります（心理アセスメント）。個々の身体、環境面にも視野を広げ、多職種と連携しながら情報収集を行っていきます。

患者さんの心の安定のために、丁寧な理解が求められるのです。

公認心理師と臨床心理士の比較

	公認心理師	臨床心理士
登録・認定開始	2019（平成31）年	1988（昭和63）年
登録機関	文部科学大臣・厚生労働大臣	公益財団法人 日本臨床心理士資格認定協会
登録者数 （2023年9月時点）	71,648人	40,749人
業務	・心理状態の観察・結果の分析 ・心理に関する相談・助言・指導・その他の援助 ・関係者を対象とした心理に関する相談・助言・指導・その他の援助 ・心の健康に関する教育・情報の提供	・臨床心理査定（心理検査や対象者の観察） ・臨床心理面接（心理療法を通じた心理支援） ・臨床心理的地域援助（学校や職場における心理的情報の提供・コンサルテーション） ・上記３点に関する調査・研究

参考文献：厚生労働省、日本臨床心理士資格認定協会、日本心理研修センターホームページ

心理士・師による患者さんへの関わり方

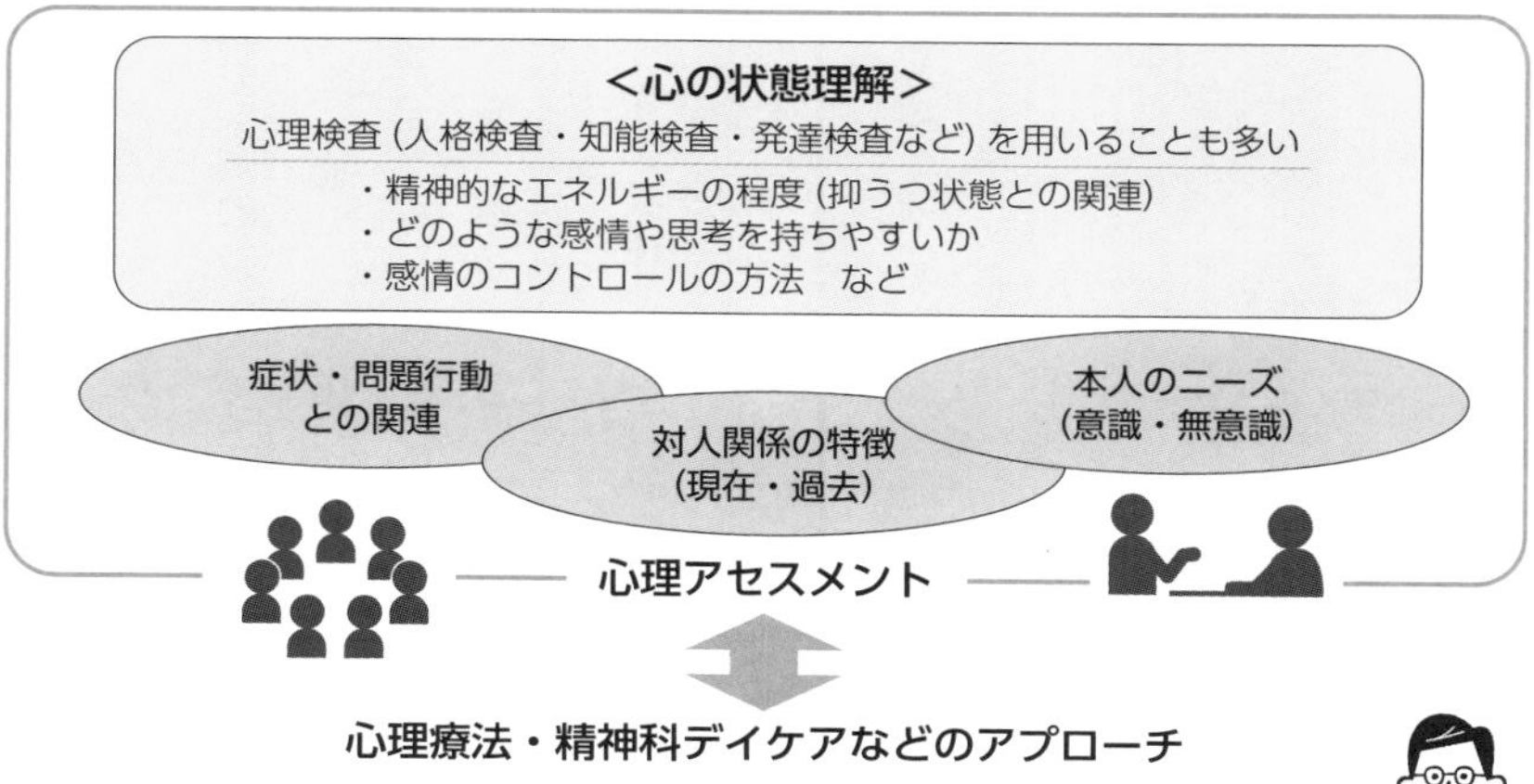

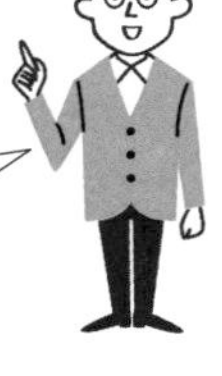

心理士・師のよって立つ理論に応じて、
心理アセスメントで着目する視点（行動／思考や認知／感情／対人関係）や
心理的援助のアプローチ方法は大きく異なります。患者さんが自分に合った
ものを選択できるという利点ともいえるでしょう。

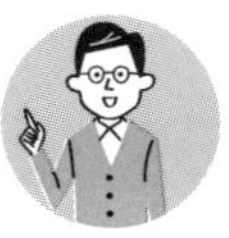

心と身体のリハビリテーションで患者さんをサポート

生活に戻るためのサポート

作業療法士（OT）[*1]は、理学療法士及び作業療法士法（1965年）に基づく国家資格です。現在、資格取得者は9万人を超え、その半数以上が病院やクリニックなどの医療分野で活躍しています。OTによる精神科作業療法が診療報酬の対象となっていることも影響しているかもしれません。

ここでいう「作業」とは、生活における動作を指します。食事や入浴といった日常生活に直結するものから、スポーツ・芸術など様々です。例えば、交通事故などの外傷によって、以前と同じように歩けなくなった患者さんにリハビリを行うこともOTの仕事です。

精神科医療においては、うつ病や統合失調症、自閉スペクトラム症、認知症などの患者さんを対象とします。精神疾患の多くは慢性的なものです。患者さんがこれらの障害と折り合いをつけながら、その人らしい生活を送れるよう、作業を通じたアプローチがなされます。

作業は自分を知るための「手段」

一般病院では、歩く、手を動かすなどの運動機能の回復を目的に作業療法に取り組む患者さんが多いでしょう。

一方で、精神科の患者さんは、「できるようになりたい」と思っていても、実際の行動に移せない場合があります。その背景には、外出や対人交流に対する不安が影響していることも多いようです。そこで、今できる活動を媒介としながら、少しずつ作業の範囲を広げていくような関わりが求められます。例えば、個室でOTと1対1でのゲームから慣れていき、OT以外の人とゲームを行う、集団の場への移行……と進んでいくようなイメージです。

そもそも、自分が何をしたいのかわからないという患者さんも珍しくありません。作業をやってみることで、「自分はこんなことができるのか」と気づいたり、他の人の様子を見ることも、重要な刺激となります。

作業療法を通じて、患者さんが「自分らしさ」を見つけ、日常生活を取り戻せるようサポートしているのです。

＊1：「Occupational Therapist Registered／OTR」と表記されるケースもある。

(一社)日本作業療法士協会員の精神科医療に係る配置状況

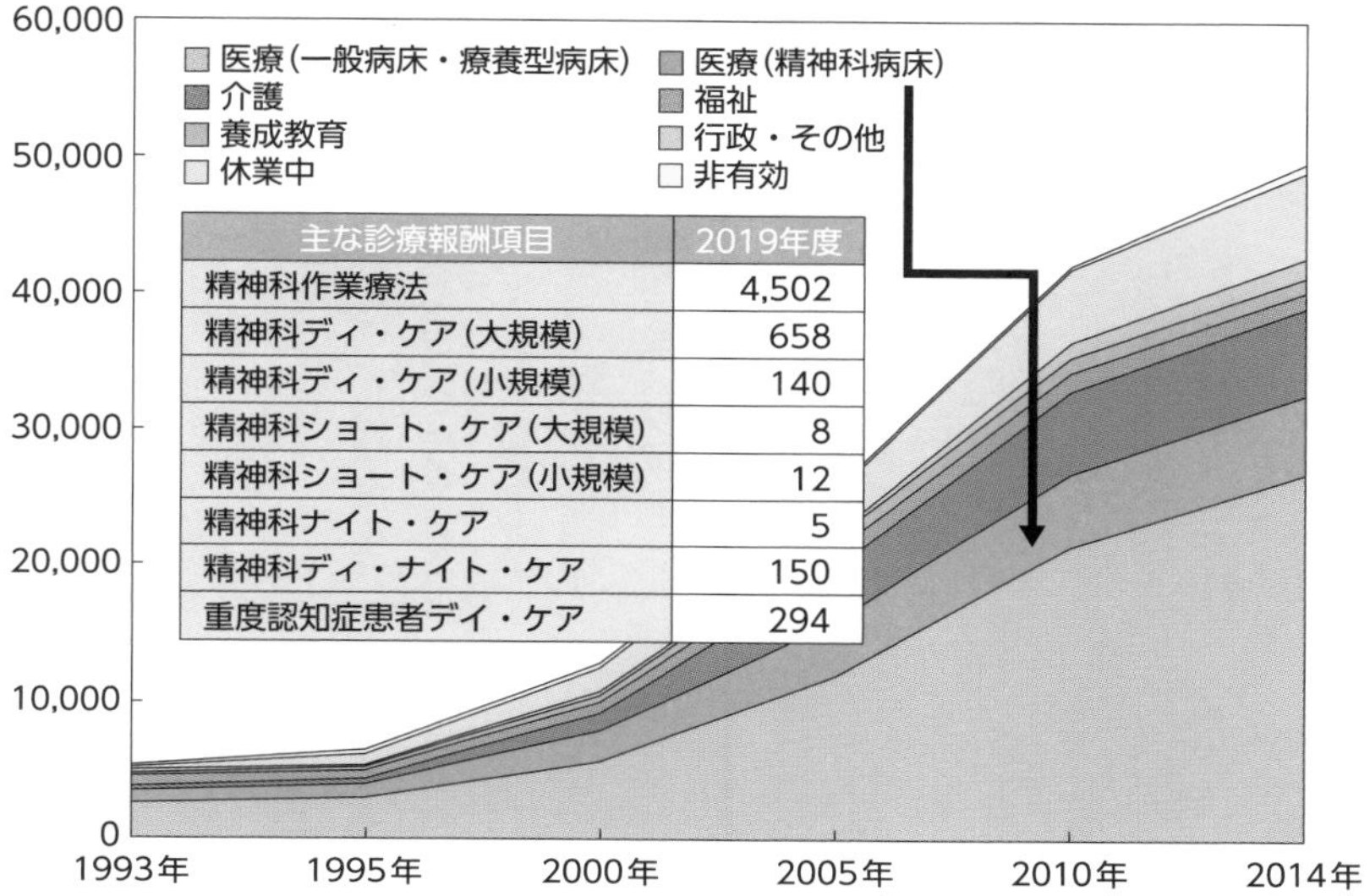

主な診療報酬項目	2019年度
精神科作業療法	4,502
精神科デイ・ケア(大規模)	658
精神科デイ・ケア(小規模)	140
精神科ショート・ケア(大規模)	8
精神科ショート・ケア(小規模)	12
精神科ナイト・ケア	5
精神科デイ・ナイト・ケア	150
重度認知症患者デイ・ケア	294

出典:厚生労働省「第3回 これからの精神保健医療福祉のあり方に関する検討会」資料3(一般社団法人日本作業療法士協会提出資料)をもとに著者作成。図中の表の数値は「2019年度一般社団法人日本作業療法士協会会員統計資料」による

作業療法の評価のイメージ

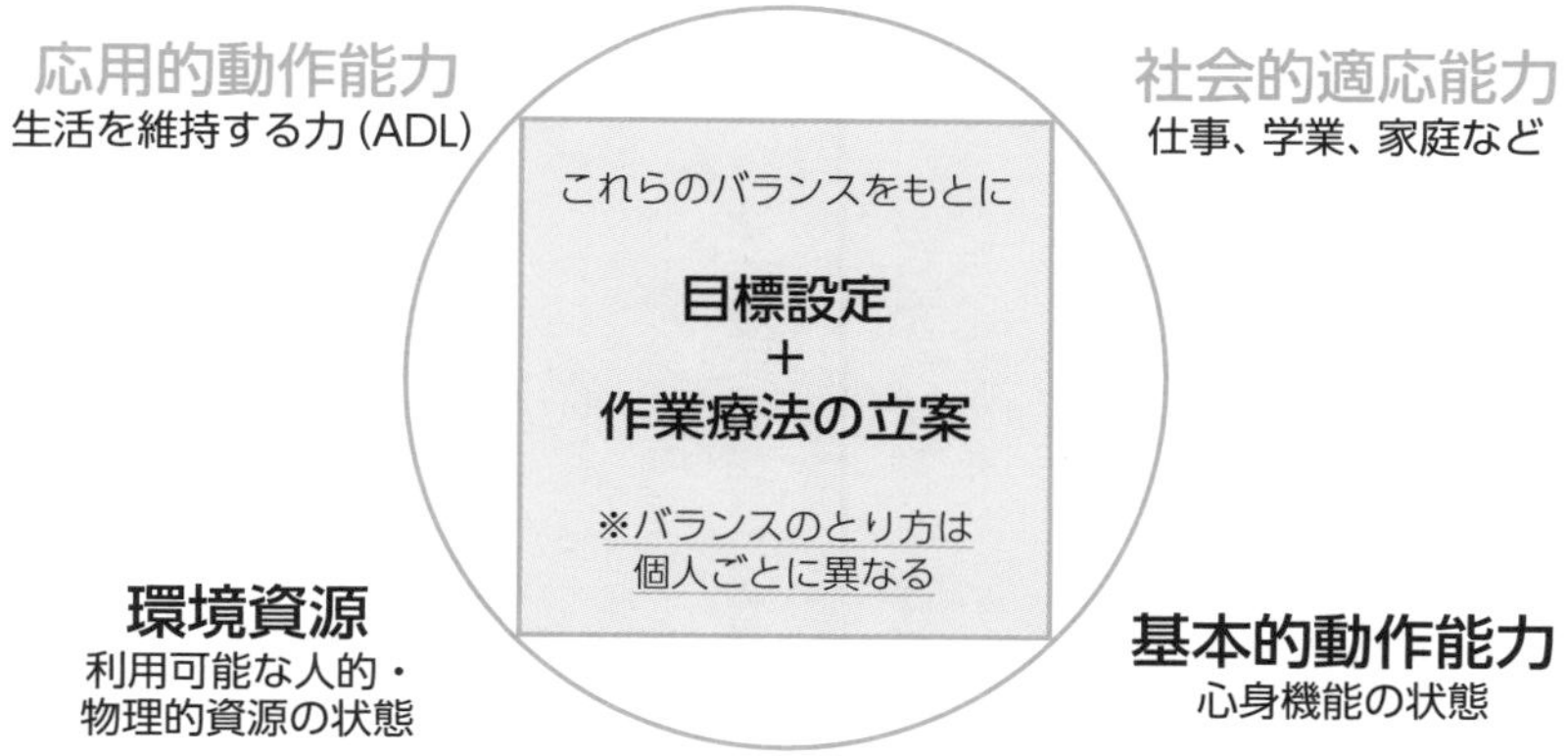
応用的動作能力
生活を維持する力(ADL)
社会的適応能力
仕事、学業、家庭など
これらのバランスをもとに
目標設定
+
作業療法の立案
※バランスのとり方は
個人ごとに異なる
環境資源
利用可能な人的・
物理的資源の状態
基本的動作能力
心身機能の状態

参考文献:厚生労働省「第3回 これからの精神保健医療福祉のあり方に関する検討会」資料3(一般社団法人日本作業療法士協会提出資料)、日本作業療法士協会ホームページ(https://www.jaot.or.jp/ot_job/)より著者作成

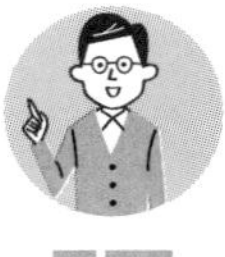

服薬指導で患者や家族をサポートする薬物治療の要

精神科に関わる薬剤師とは？

薬剤師は、薬剤師法（1960年）で定められた国家資格。薬剤の管理、医師の処方箋に基づく調剤、服薬指導、薬剤に関する情報提供、医薬品に関する相談対応などが主な業務です。

2008年には日本病院薬剤師会による「精神科薬物療法認定薬剤師」や、「精神科専門薬剤師」の認定制度が開始されました。多くの患者さんが薬物治療を受ける精神科において、薬剤師は重要な役割を担っているといえるでしょう。処方については医師が診察を通じて決定していますが、薬剤師は副作用を含めた患者さんの状態変化を把握しておく必要があります。

精神科の患者さんは、精神症状による影響から生活習慣が乱れ、合併症を併発することも少なくありません。例えば、統合失調症の患者さんが糖尿病にも罹患する場合があり、各症状に対して薬物治療が行われます。薬剤師は、精神症状と血糖値の両方をにらみながら薬剤の種類や量を検討し、医師に情報提供を行います。処方の選択を誤れば、患者さんの命を危険にさらすことにもなりかねません。多剤・重複投薬を防ぐという意味でも、専門的立場からの提案は欠かせないでしょう。

患者さんとの関わりの重要性

精神疾患は慢性的なものであるために、正しく服薬を継続すること（アドヒアランス）が治療上きわめて重要です。しかし、病識の曖昧な患者さんや、薬物治療への不安を抱きやすい患者さんは服薬を中断してしまうことも少なくありません。そこで、薬剤師は、医師と相談しながら、患者さんや家族に処方薬の効用・副作用について、誤解のないよう慎重に伝えます（服薬指導）。さらに、その際に得られた情報について、他専門職スタッフと共有し、より適切な関わりを模索していきます。

薬物療法の効果については、治験などのデータだけではわかりません。目の前の患者さんの様子を注意深く観察し、日々の報告を丁寧に聞き取り、処方が適切かどうかを検討していくことが重要です。

精神科薬物療法認定薬剤師の認定者

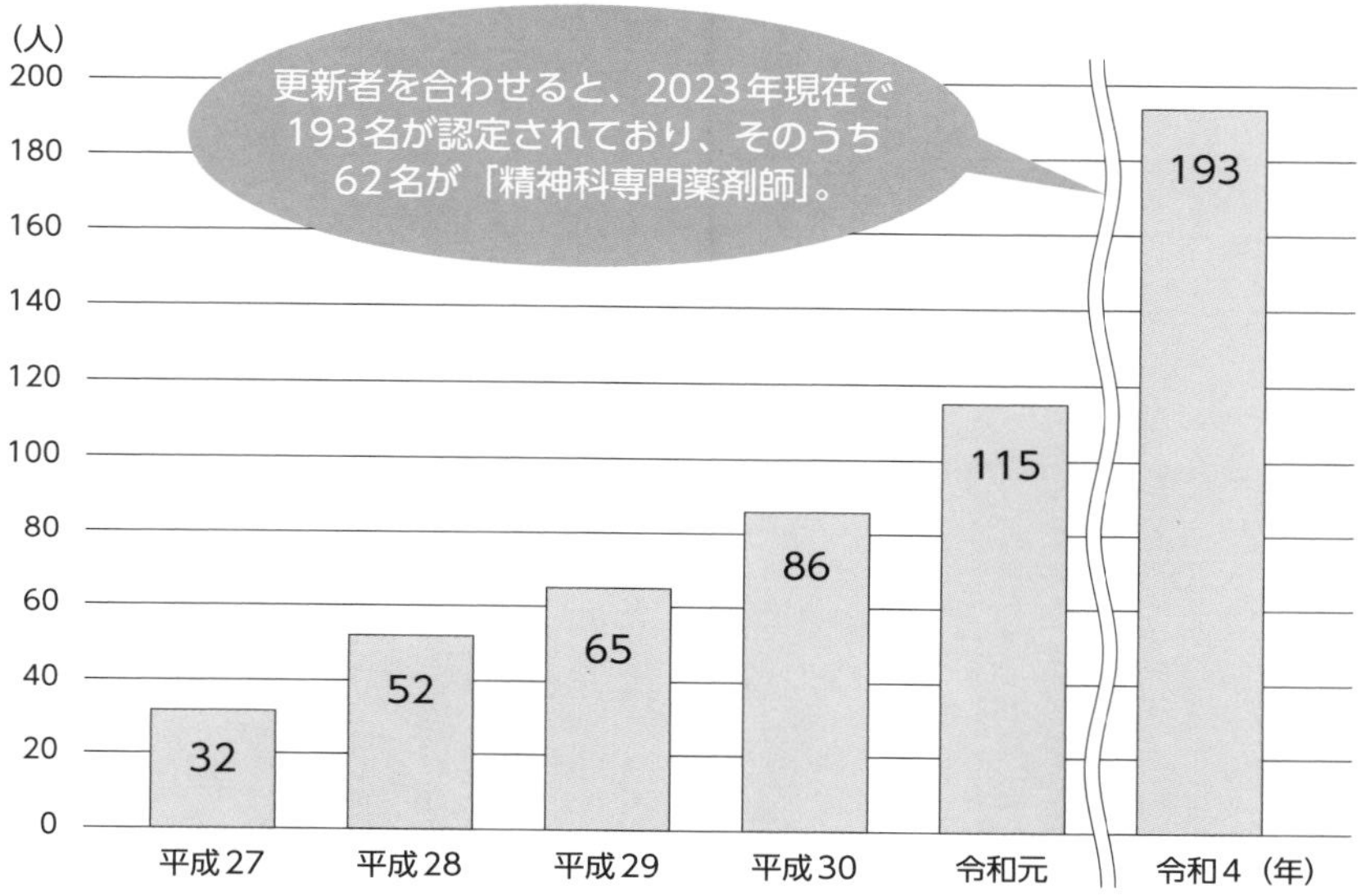

参考文献：日本病院薬剤師会「精神科薬物療法認定薬剤師認定者の公表について」「精神科専門薬剤師認定者の公表について」

薬局・医療施設に従事する薬剤師（精神科以外も含む）

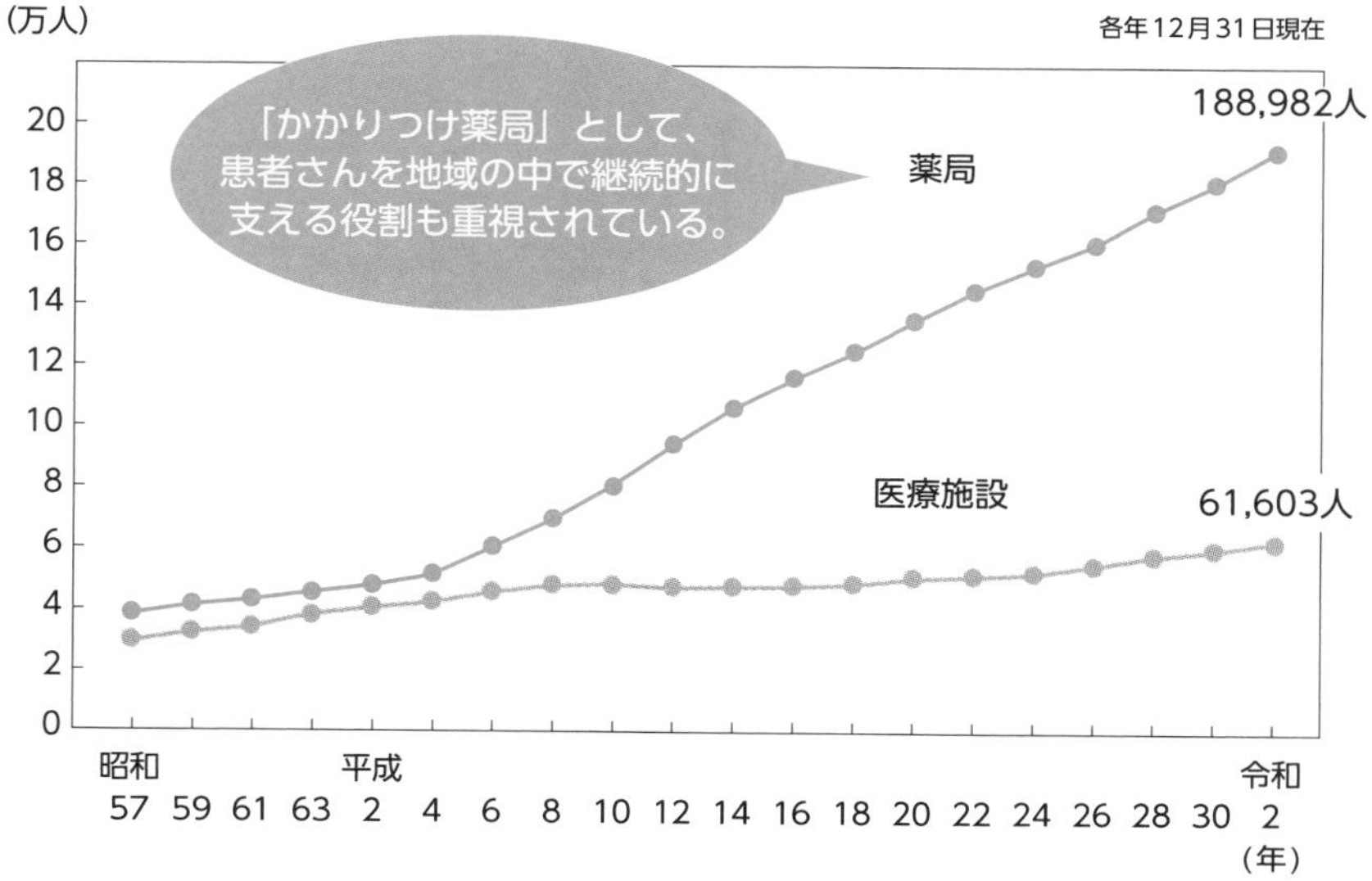

参考文献：厚生労働省「令和２年医師・歯科医師・薬剤師統計の概況」

第3章 精神科に関わる専門職

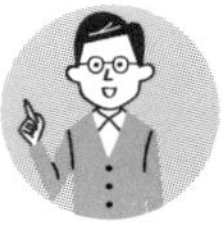

食事を通じて患者さんの心身をケア

様々な施設で栄養食事指導

管理栄養士は、栄養士法（1947年）で定められた国家資格です。病院に勤務する管理栄養士の場合は、コメディカルスタッフとして患者さんへの栄養食事指導を行います。2019年度には登録者数が24万人を超え、そのうち3万人弱が病院・診療所で勤務していると報告されています。

また、「栄養士」は都道府県知事の免許を受ける資格です。学校での給食、栄養管理など、主に健康な人を対象としていますが、医療機関で勤務している場合もあります。

食事を通じた患者さんとの関わり

精神疾患を抱える患者さんは、食事面で問題を抱えている場合も少なくありません。例えば、摂食障害の拒食症状を抱える患者さんは、カロリー摂取を徹底的に回避するため、生命の危機に陥ることもあります。それ以外にも、うつ病の症状として食欲減退、抗精神病薬の副作用として摂食・嚥下障害などが現れます。管理栄養士は患者さんの訴えを聞きつつ、主治医や看護師と連携しながら、栄養学的観点からアプローチしていきます。

また、超高齢社会の日本では、認知症ケアへの関心が高まっています。認知症高齢者は、嚥下障害や食事摂取の困難を抱えやすく、各症状に対応した献立作成、食事提供の工夫が求められます。

なお、患者さんに必要な栄養を摂取してもらうだけではありません。食事を通して季節や旬を感じ、楽しんでもらうといった精神的な関わりも重要なのです。

管理栄養士は、退院後や外来通院の患者さんにも栄養食事指導を行います。2020年度には遠隔通信機器を用いた栄養指導についても、診療報酬の算定対象となりました。地域で患者さんを支える医療体制において、管理栄養士は今後ますます重要な役割を担っていくといえるでしょう。

管理栄養士・栄養士免許交付数の推移

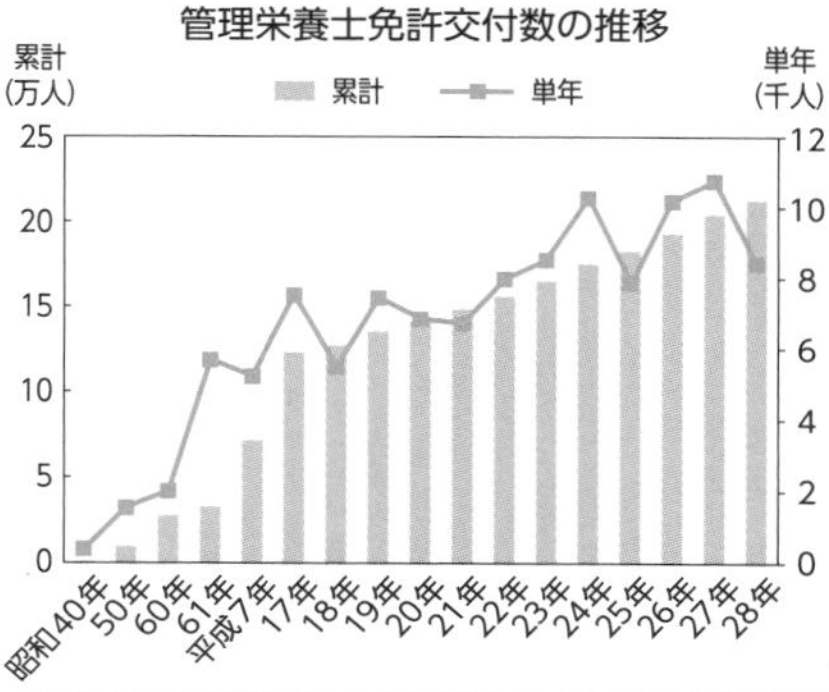

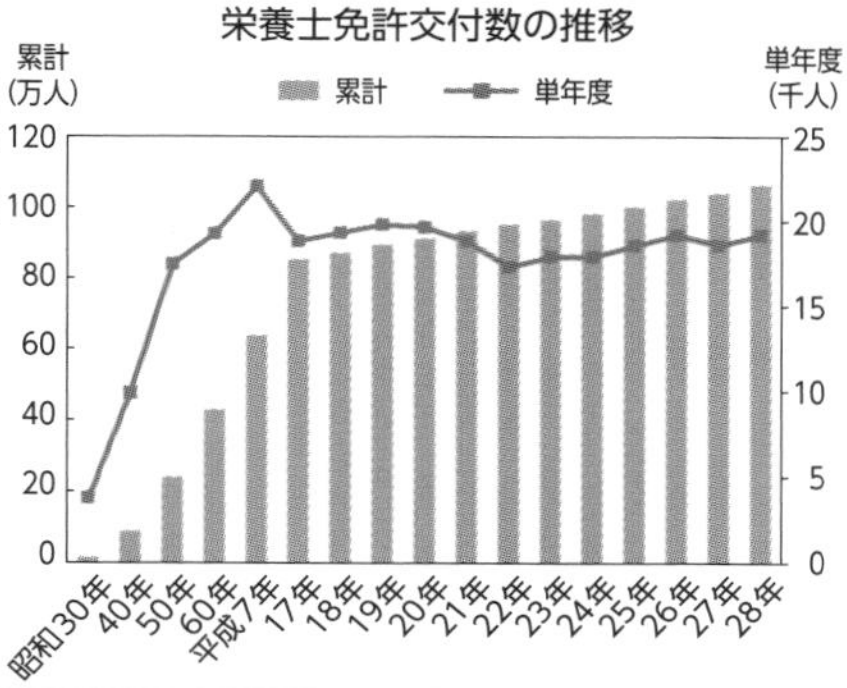

・管理栄養士免許交付数（累計）約21万（平成28年 12月現在） 毎年：約1万
・栄養士免許交付数（累計）約106万（平成28年度現在） 毎年：約2万（管理栄養士含む）

（資料：厚生労働省健康局健康課調べ） （資料：厚生労働省衛生行政報告例）

出典：厚生労働省 第1回平成30年度管理栄養士国家試験出題基準（ガイドライン）改定検討会資料3「管理栄養士・栄養士を取り巻く状況と管理栄養士国家試験出題基準（ガイドライン）改定の歩み」

在宅褥瘡対策チームによる実施体制（イメージ）

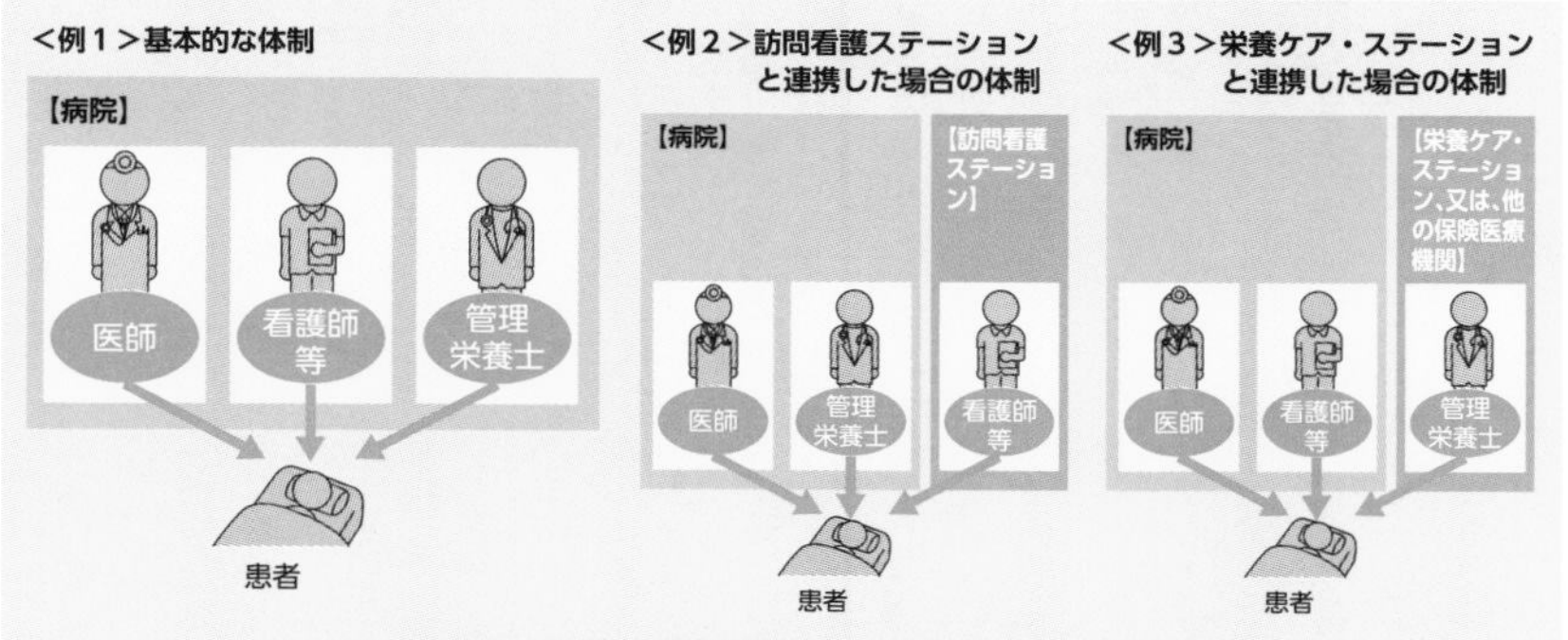

<在宅褥瘡対策チームの構成員>

- 常勤医師
- 保健師、助産師、看護師または准看護師
- 管理栄養士

褥瘡は「床ずれ」とも呼ばれ、寝たきりの場合に血管が圧迫されることで生じる皮膚の炎症。

地域で患者さんを支える体制を整える上で、管理栄養士の活躍に期待が寄せられています。

参考文献：厚生労働省保険局医療課「令和2年度診療報酬改定の概要（在宅医療・訪問看護）」令和2年3月5日版をもとに著者作成

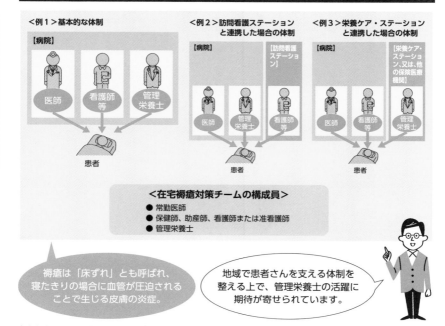

COLUMN

心理士・師は実際にどんな風に対応しているの？

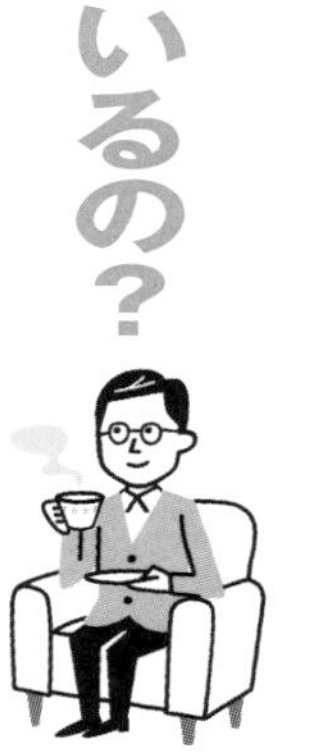

精神科の対象は幅広いものです。ここでは、心理士・師として、日々の業務でどのように患者さんやその周囲の人と関わっているのか、簡単にご紹介したいと思います。

個別に出会う患者さん

心理検査場面を考えてみましょう。心理検査の種類が数多くあるように、検査対象となるのは乳幼児から高齢者まで様々です。例えば、乳幼児の場合には言葉で聴取することができませんから、その行動や様子を観察する眼が重要になります。また、不注意傾向のある子どもの場合には、検査室の環境整備や検査導入時の教示の伝え方など、他の患者さんとは異なる工夫が必要かもしれません。

認知症の精査を目的として、高齢者に検査を実施することもあります。聴覚能力が低下している患者さんには、状況に応じて耳もとで伝えたり、筆談に切り替えたりといった臨機応変の対応が求められます。

集団の中で出会う患者さん

社会生活の訓練の場である精神科デイケアには、複数の患者さんが参加しています。心理士・師は、患者さんのニーズや特性をアセスメントしながら接することになります。

集団の中で注目されやすい人、目立ちにくい人を観察し、各自に合わせた関わりをします。また、患者さん同士のトラブルが生じた場合には、その背景や予防策について、心理士・師が患者さんに一方的に教えるのではなく、一緒に考えていくような姿勢が求められます。

患者さん以外とも話す

精神科・心療内科で働くにあたり、患者さん以外と話をする機会があることも覚えておくとよいでしょう。

例えば、MSPAやPARSなど発達障害に関連する検査では、患者さんの家族から話を聞く必要があります。就労移行支援を利用している患者さんの場合には、支援者に検査結果を説明することもあります。なお、患者さんの中には、恋人や兄弟姉妹と一緒に検査結果を聞きたいなど、様々な要望を示される方がいます。守秘義務の観点だけではなく、「一人で検査結果を聞くことへの不安」も理解した上で、対応を検討していくことが大切です。

第4章

精神疾患の治療法

精神疾患と診断された場合に、どのような治療が行われるのか。薬物療法、精神科デイケアから、代表的な心理療法まで、それらの概略をまとめます。

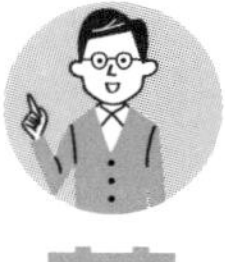

薬物療法は精神疾患で最初に行われる治療法

向精神薬での治療

精神疾患と診断された際の最初の治療法は薬物療法です。「精神疾患に薬が必要なのか」と思われがちですが、精神疾患での治療では、まず、薬を用いて、身体と心の調子を整え、その後、カウンセリング等の治療を行います。

精神疾患の治療には、向精神薬を使用します。向精神薬には、抗精神病薬、抗うつ薬、気分安定薬、抗不安薬、睡眠薬、抗てんかん薬、抗認知症薬があります。各薬の詳細は左表の通りです。

これらの薬は、特定の症状だけに使用されるわけではありません。例えば、認知症の場合、抗認知症薬以外に抗うつ薬が同時に処方されることもあります。「この診断名だから、この薬が処方される」というわけではないことに注意しましょう。もし、処方された薬に疑問が生じたら、医師に確認することが重要です。

服薬について

服薬にはいくつかの注意事項がありますが、ここでは基本的なもののみを確認します。

まず、薬は決められた量を決められたタイミングで飲むことが大切です。症状が重いからと勝手に飲む量を増やしたり、最近は症状がないからと勝手に中断したりすると、症状が悪化することがあります。

薬によってはすぐに効果が見られないものもあります。効果が見られないからと自己判断で中断せず、医師に相談し、処方を見直すことが大切です。

また、薬には副作用もあります。最近の薬は副作用も少なくなってきていますので、服用したら必ず副作用が出るというわけではありません。それでも、「副作用かな？」と思う症状があれば、医師と相談し、処方を見直すことが必要です。

薬は服用してみないと、合うかどうかがわからないところがあります。そのため、薬物療法では、医師に相談することが重要です。医師への相談を重ねることで、その人に合った処方となっていきます。

参考文献：姫井昭男著『精神科の薬がわかる本　第2版』医学書院、2011年

向精神薬の主な種類

抗精神病薬	幻覚や妄想、せん妄、興奮などの治療に使用。主に統合失調症に用いられるが、双極性障害、強い不安に使われることもある
抗うつ薬	SSRI（選択的セロトニン再取り込み阻害薬）やSNRI（セロトニン・ノルアドレナリン再取り込み阻害薬）、三環系抗うつ薬などがある。うつの治療だけでなく、不安障害や強迫性障害といった幅広い治療に使用される
気分安定薬	双極性障害においてうつと躁の両方にアプローチし、気分変動を抑える
抗不安薬	不安や緊張を軽減するため、不安障害に適用することが多い
睡眠薬	眠りに関する問題を改善するために使用
抗てんかん薬	主にてんかんの治療に用いられるが、双極性障害の治療にも用いられる
抗認知症薬	認知症の進行を遅らせることを目的に使用する

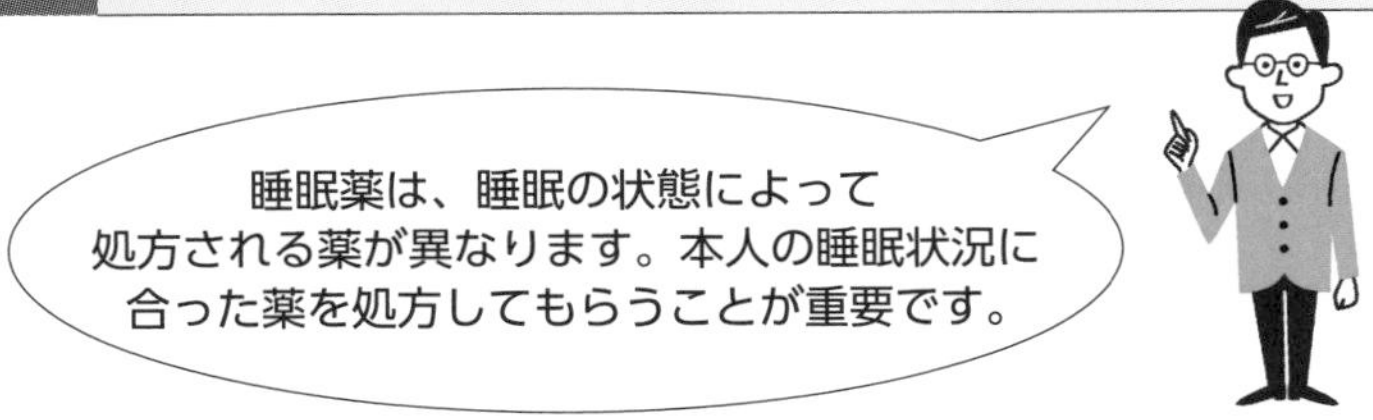
睡眠薬は、睡眠の状態によって
処方される薬が異なります。本人の睡眠状況に
合った薬を処方してもらうことが重要です。

服薬の際の注意事項

勝手に飲む量を増やさない

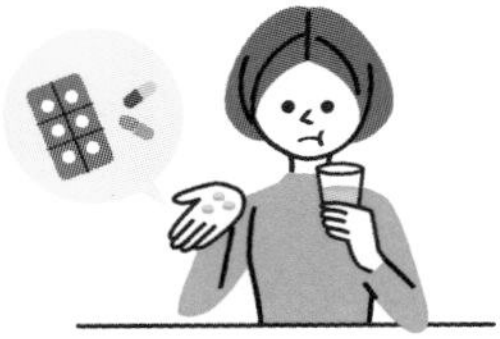

薬の飲み方は守る

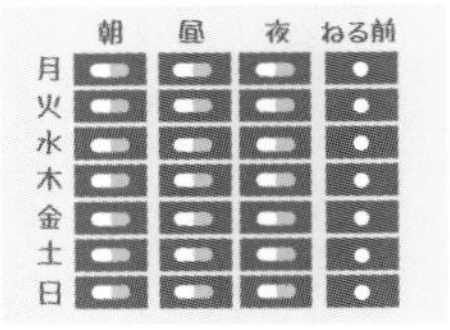
朝
昼
夜
ねる前
月
火
水
木
金
土
日

副作用は相談する

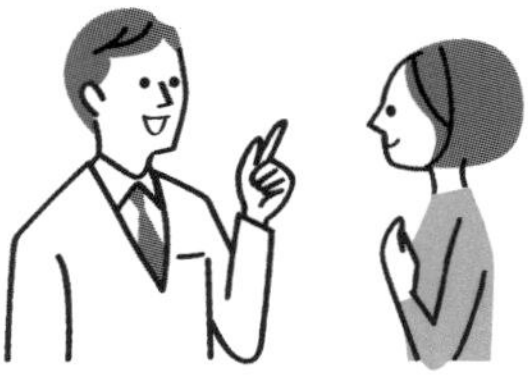

勝手に中断しない

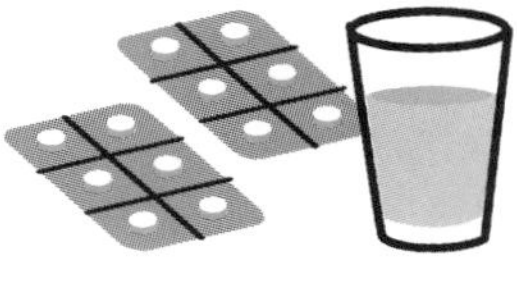

社会生活機能の訓練を行う精神科デイケア

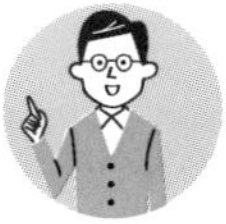

精神科デイケアとは？

精神科デイケアは、精神科で提供される日帰りのリハビリテーションです。ここでは、様々な活動を通して、精神疾患の人が社会活動に参加できるようになることを支援していきます。精神科デイケアには、デイケア、ナイトケア、デイナイトケア、ショートケアの4種類があり、いずれも社会生活機能の回復が目的であることに変わりはありませんが、左表のように実施の時間帯や実施時間が異なります。

精神科デイケアの主な対象は、精神疾患や発達障害があり、精神科に通院しているが比較的症状が落ち着いている人です。また、通院中でなくても社会参加をしたい人を受け入れている施設もあります。

精神科デイケアの利用には、各種健康保険と自立支援医療を使用することができます。自立支援医療（精神通院医療）を使う場合は1割負担となり、負担額の上限額が所得状況に応じて異なります（詳しくは、利用する精神科デイケアの病院窓口で確認）。

精神科デイケアでは何をする？

精神科デイケアでは社会生活機能の回復を目的とし、主に創作活動や運動、ヨガ、園芸、陶芸、音楽活動、書道、料理といった活動がなされます。これらに加えて、心理教育やリラクゼーション、認知行動療法、ソーシャルスキル・トレーニング（SST）などの心理療法についての活動も行われます。

創作活動や運動、ヨガなどの活動は、作業療法士や外部講師が担当することが多く、心理療法についての活動は看護師や公認心理師、臨床心理士が担当することが多くなっています。

通うメリットとは？

精神科デイケアは、授業の時間割のように、プログラムが決まっています。そのため、生活のリズムが作りやすくなります。また、グループでの活動を通して対人関係スキルを磨いたり、心理療法を通して自身の特徴を知ったり、ストレスマネジメントの方法を学習したりすることができます。

精神科デイケアの種類

デイケア	1日6時間。多くの場合、9時から昼食を挟んで、16時頃まで実施
ショートケア	1日3時間。多くの場合、9時頃から始まり12時までの実施
ナイトケア	1日4時間。多くの場合、16時から間食を挟んで20時までの実施
デイナイトケア	デイケアとナイトケアを合わせたもので、実施時間は標準10時間

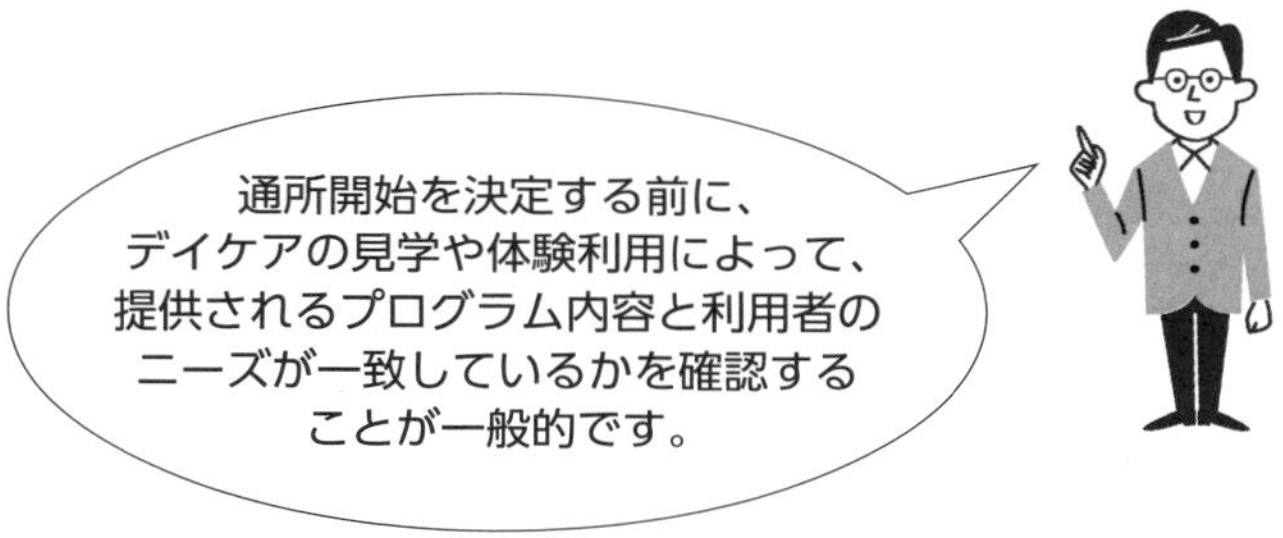
通所開始を決定する前に、
デイケアの見学や体験利用によって、
提供されるプログラム内容と利用者の
ニーズが一致しているかを確認する
ことが一般的です。

精神科デイケアの1週間の予定の例

	月曜	火曜	水曜	木曜	金曜
午前の部	1週間の計画立案	書道	音楽	陶芸	心理教育
	創作活動	フラワーアレンジメント	物作り	映画	リラクゼーション
昼食					
午後の部	認知行動療法	料理	園芸	スポーツ	SST
	ヨガ	就労サポート	ビジネスマナー講座	語り合い	茶話会

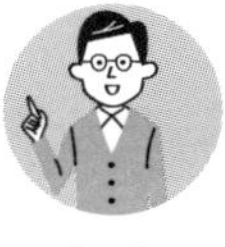

社会生活で必要なスキルを獲得するトレーニング

対人関係に関する幅広いスキルを扱う

ソーシャルスキル・トレーニング（SST）は、社会生活で必要なスキルを獲得するためのトレーニングであり、主に対人関係についてのスキルを訓練します。精神科デイケアなどの医療機関や就労支援施設、学校などで受けることが可能で、SSTの講師は医師や公認心理師、臨床心理士、精神保健福祉士といった専門家がなることが多くなっています。

SSTでは、対人関係に関する幅広いスキルを扱います。例えば、挨拶の仕方や、人に頼み事をする方法、頼み事を断る方法、質問する方法、自分の意見を言う方法などがあります。

対象年齢はなく、SSTを受ける人が現在獲得しているスキルをアセスメントした上で、どのようなSSTを実施するかを決定します。

大人のSST

大人に対するSSTの一つに、アサーショントレーニングがあります。アサーションとは、話し手の本音を率直に伝える自己表現のことを指し、適切に自己主張することを訓練します。

アサーションでは、コミュニケーションのタイプを3つに分類します。1つ目が非主張的、2つ目が攻撃的、3つ目がアサーティブです。それぞれのコミュニケーションの具体例を挙げると、左図のようになります。

非主張的だと、自分の主張を我慢することで周囲との関係は保てますが、後で本人が苦しくなります。一方、攻撃的だと、自己主張はできますが、周囲との関係は悪くなります。これらに対してアサーティブは、自己主張をしつつも、周囲との関係を保つことができます。

アサーションのトレーニングでは、自分のコミュニケーションがどのタイプなのかを知り、アサーティブにコミュニケーションするにはどうするかを、グループワークやロールプレイを通して学びます。最終的には、日常場面でのアサーティブなコミュニケーションを練習していきます。

参考文献：平木典子著『改訂版 アサーション・トレーニング―さわやかな＜自己表現＞のために』日本・精神技術研究所、2012年

アサーションにおける3つのタイプの例

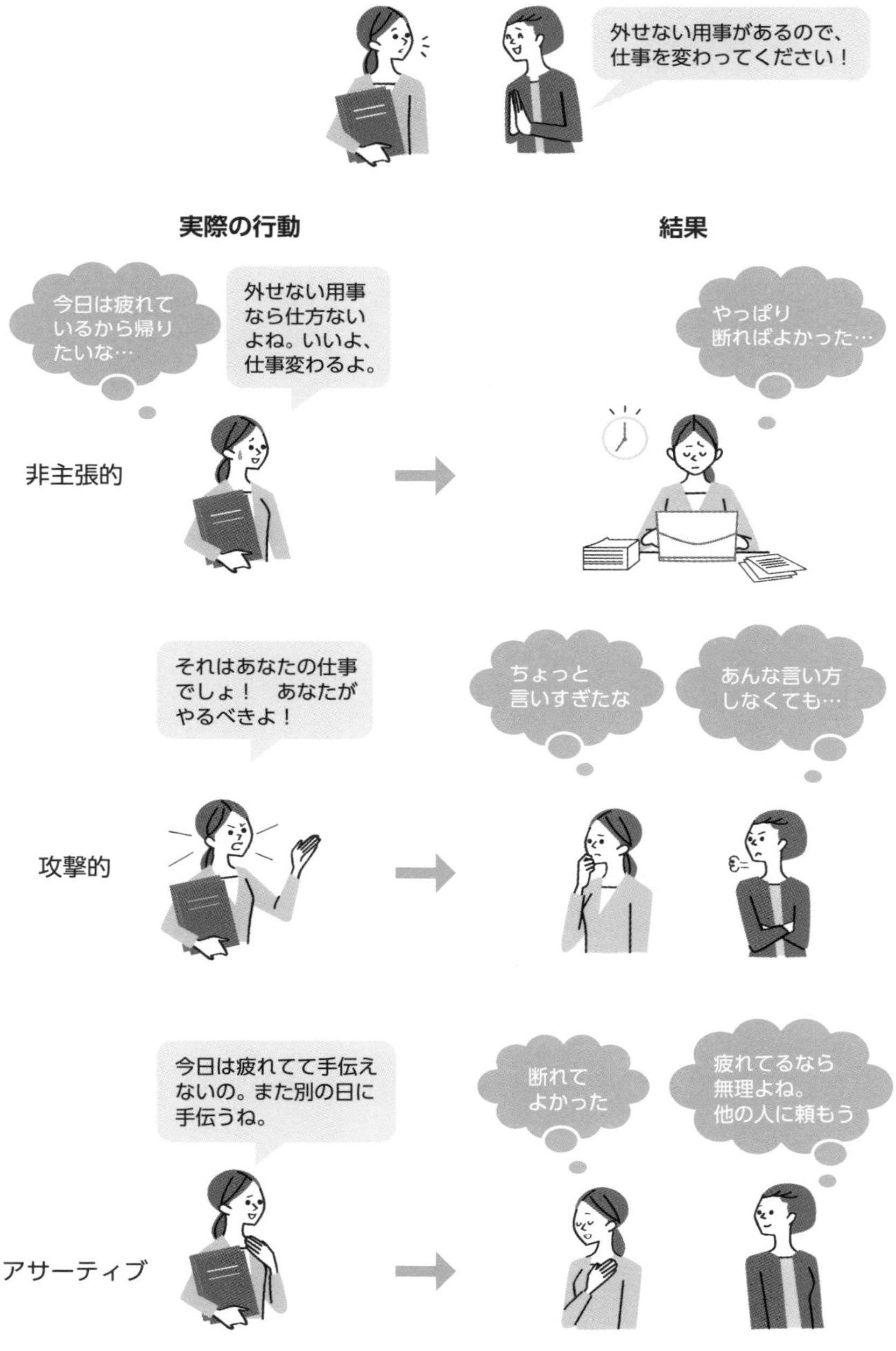
外せない用事があるので、仕事を変わってください！
実際の行動
結果
非主張的
今日は疲れているから帰りたいな…
外せない用事なら仕方ないよね。いいよ、仕事変わるよ。
やっぱり断ればよかった…
攻撃的
それはあなたの仕事でしょ！　あなたがやるべきよ！
ちょっと言いすぎたな
あんな言い方しなくても…
アサーティブ
今日は疲れてて手伝えないの。また別の日に手伝うね。
断れてよかった
疲れてるなら無理よね。他の人に頼もう

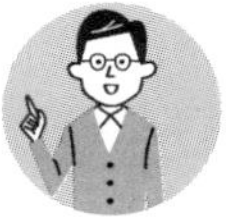

無意識に着目し治療を進める心理療法

人間の意識とは？

精神分析は深層心理に着目し、治療を進める心理療法です。精神分析には、多くの理論がありますが、ここでは意識と防衛機制について説明します。

精神分析の創始者であるフロイトは、人間の意識は、意識、前意識、無意識の3つに区分されると考えました。意識とは、人が知覚可能な意識のことをいいます。無意識は知覚できない意識のことであり、前意識は必要に応じて意識の世界に引き出すことができる意識のことです。

また、意識には、超自我、自我、エスの構造があると論じられています。意識と自我の構造を合わせて考えると、左上図のようになります。エスは無意識の中にある基本的な欲求で、自我は現実に即して行動できるようにエスを調整します。超自我は、規範や道徳性などの良心の働きでエスをコントロールします。

防衛機制と不適応

本能的欲求は、時として満たされません。本能的欲求が満たされない時に、その欲求から自身を守る方法が防衛機制です。防衛機制には、昇華、抑圧、否認、投影、反動形成など多くの種類があり、適応的なものもあれば、不適応的なものもあります。

適応的な防衛機制の例としては、左下図のように恋人ができない辛さから、勉強に熱心になるという昇華があります。また、不適応な例としては、本当は好きな子に近づきたいが、嫌われることが怖いのでそっけない態度をとる、という反動形成があります。

精神分析での治療

精神分析の治療では、セラピストとの対話を通して、クライエント自身がどのような防衛機制を働かせているかに気がつくことを促します。そして、防衛機制のパターンに気づくことで、徐々に防衛をゆるめ、無意識の内容に近づいていけるようになります。無意識に近づいていくことで、適応的な行動や、症状の改善が見られるようになっていきます。

参考文献：中西公一郎『防衛機制の概念と測定』心理学評論42巻3号、p.261-271、1999年

意識の区分と意識の構造

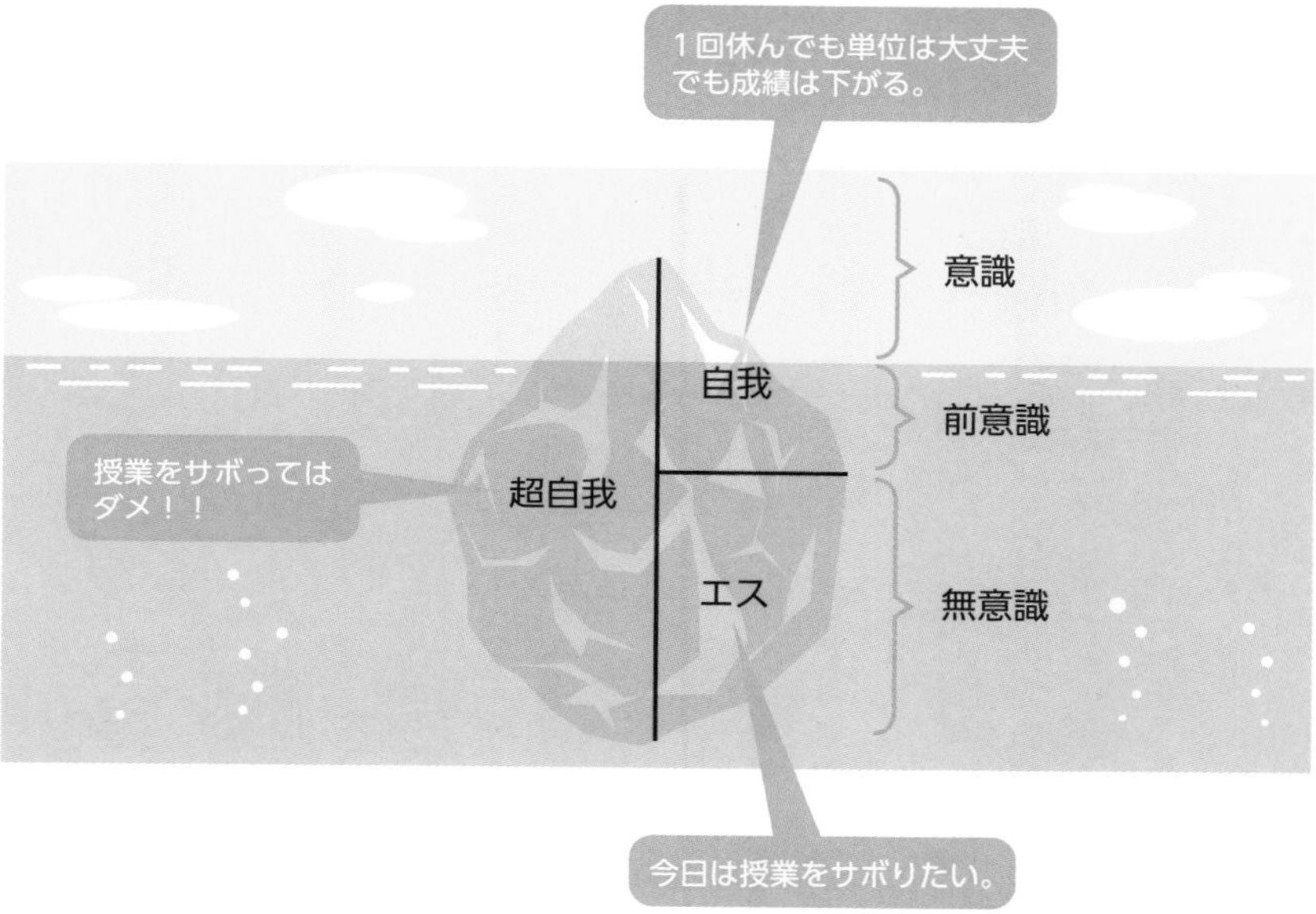

防衛機制の例と、防衛機制のパターンに気づく例

昇華の例

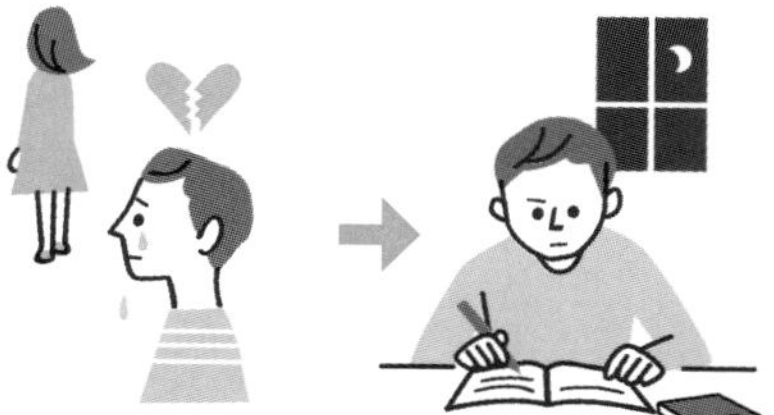

反動形成の例

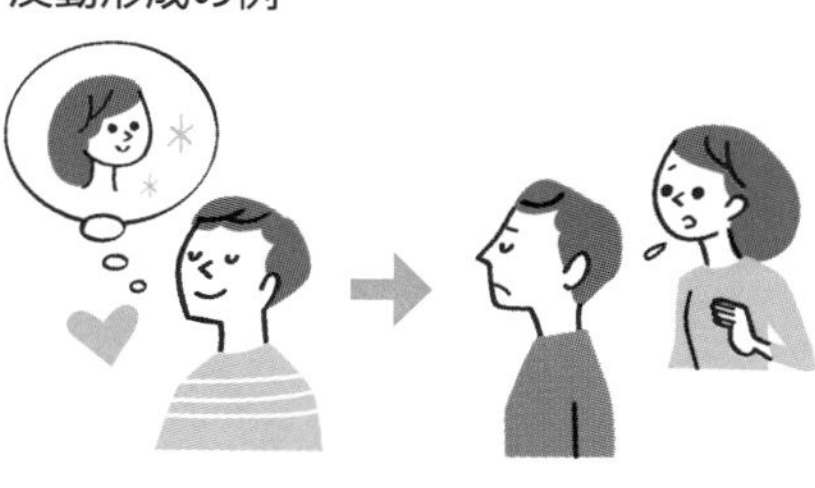

パターンに気づく例

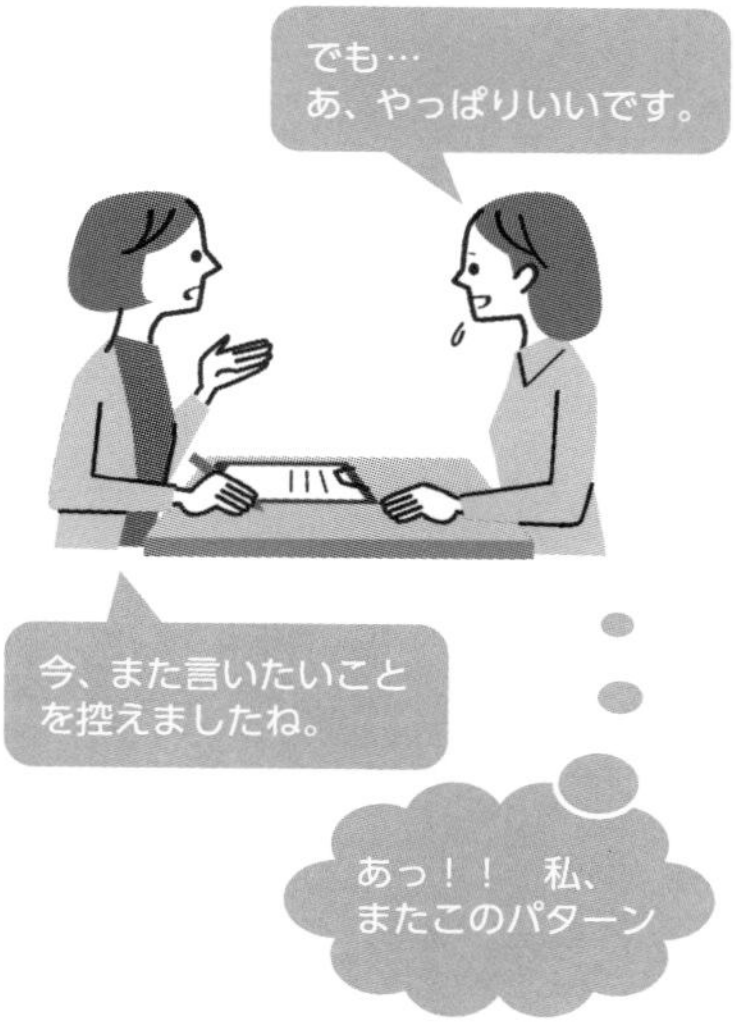
でも…
あ、やっぱりいいです。
今、また言いたいこと
を控えましたね。
あっ！！　私、
またこのパターン

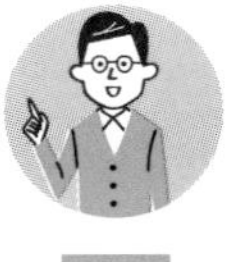

思考を受け入れ自分らしい人生を送るために

認知行動療法での治療

認知行動療法は、自身の思考や感情と付き合いつつ、自分の送りたい人生を送ることを支援する心理療法です。認知行動療法は、行動療法から始まり、認知療法や応用行動分析を経て、マインドフルネスを取り入れたものが現在の形になります。ここでは、代表的な行動療法と第3世代の認知行動療法について紹介します。

代表的な行動療法として、主にパニック障害の治療に用いられるエクスポージャーと、強迫性障害の治療に用いられる暴露反応妨害法があります。どちらも恐怖の対象である刺激に触れさせ続けるという介入法で、とても治療効果が高い方法です。エクスポージャーについて簡単に紹介しましょう。まず、左表のように恐怖刺激と恐怖の程度を明確にする不安階層表を作成します。そして、恐怖の程度が弱い刺激から挑戦していき、一つずつ克服します。

第3世代の認知行動療法にはいくつか種類がありますが、今回はアクセプタンス&コミットメント・セラピー（ACT）について紹介します。ACTは、変えられない思考や感情は受け入れて、人生で大事にしたいと考えていることを大事にできるよう行動していくことを支援します。人生で大事にしたいことをする際には、恐怖などの思考や感情が出現します。それらの思考や感情を避けることを体験の回避と呼び、ACTではこれを問題とします。ACTの介入では、体験の回避を引き起こす思考を、思考のまま受け入れる練習をします。そして、クライエントが人生で大切にしたいことを明確化し、それに向けて行動することを促します。

健康保険適用の心理療法

認知行動療法の最大の特徴は、国内で唯一、健康保険が適用される心理療法であるという点です。通常、心理療法は50分1万円前後の料金がかかります。しかし、保険適用となれば、3割負担なら3000円程度、自立支援医療（精神通院医療）を使う場合は1割負担となり、1000円程度で受けることができます。

参考文献：三田村仰著『はじめてまなぶ行動療法』金剛出版、2017年

エクスポージャーにおける不安階層表の例

恐怖刺激	恐怖の程度（SUD）
会議の場で自分の企画を発表する	100
上司に仕事内容を報告する	80
同僚と話をする	40
近所のコンビニの店員と話をする	20
家族と話をする	10

クライエントと
話しながら、
何がどの程度
怖いのかを
決めていく。

ACTの体験の回避と大事なことに向かう行動の例

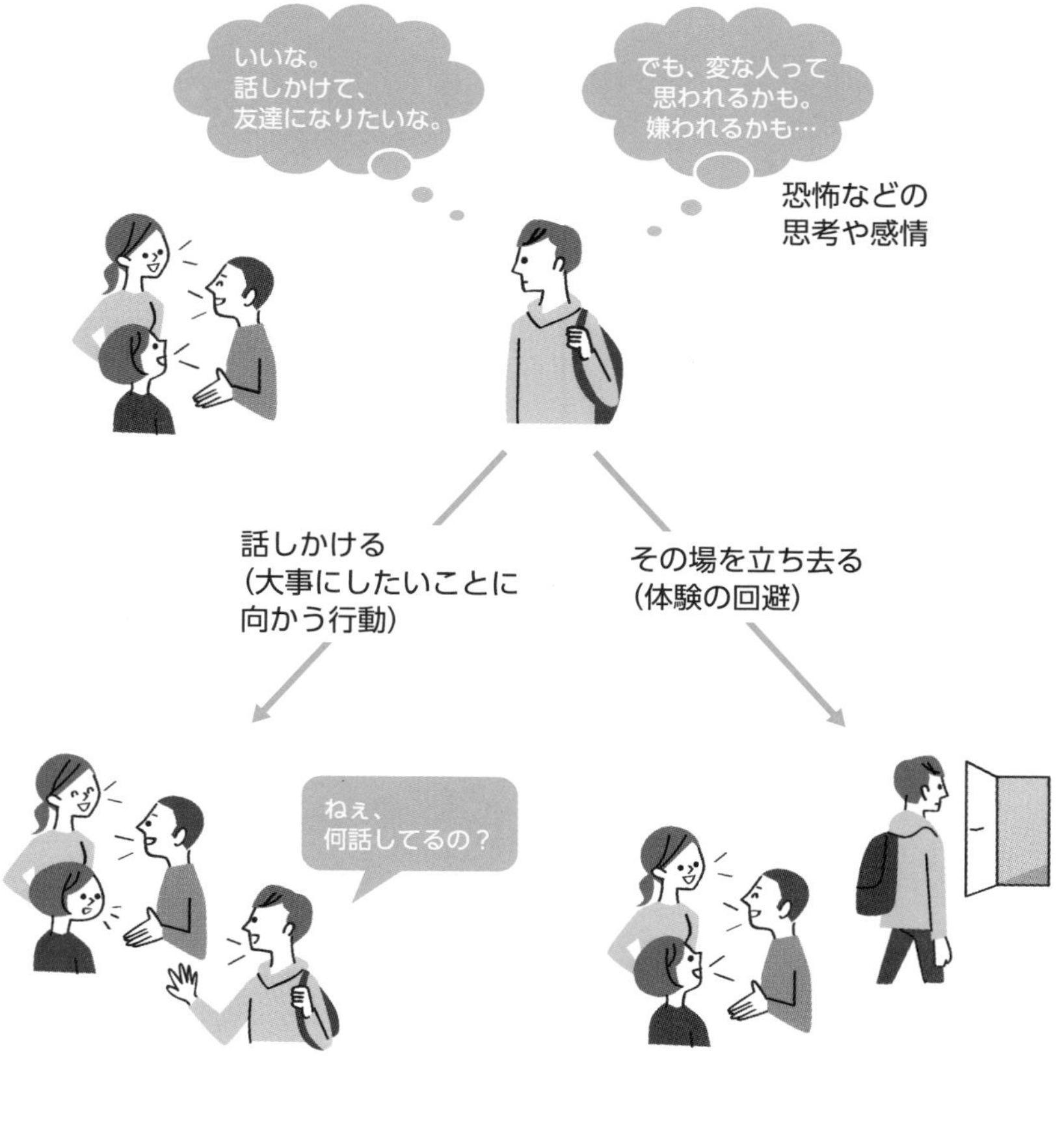
いいな。
話しかけて、
友達になりたいな。
でも、変な人って
思われるかも。
嫌われるかも…
恐怖などの
思考や感情
話しかける
（大事にしたいことに
向かう行動）
その場を立ち去る
（体験の回避）
ねぇ、
何話してるの？

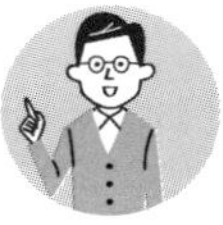

家族を一つのシステムとして捉える心理療法

家族療法

家族療法は、家族を一つのシステムと捉え、家族の構成員が互いに影響を与え合っているという円環的な認識論を重視した心理療法です。クライエントをIP（Identified Patient）と呼び、家族全体の問題がその人に表れていると捉えて介入を進めます。

家族療法にはいくつかの学派がありますが、ここではミニューチンが提唱した構造学派の鍵となる概念である、境界と連合について説明します。

サブシステムと捉える

家族のシステム内にはサブシステムがあり、その区切りが境界です。左図のような世代間の境界は、代表的な境界です。この境界は曖昧すぎても、強固すぎてもうまく機能しません。

例えば、親世代と祖父母世代の境界が曖昧すぎると祖父母世代が親世代に過干渉になり、境界が強固すぎると祖父母世代からの助言や援助が受けにくい状況になります。

家族のシステムにおける連合とは、家族のメンバーが提携することをいいます。左下図の例では、母と子は無関心な父に対抗するために連合を組んでいる状態です。連合のメンバーが常に固定される状態を「固着した連合」と呼び、この状態は問題への柔軟な対応を難しくします。

さらに、子どもの問題に注目することで、父と母との間の葛藤をそらす迂回連合や、子どもを母の味方に取り込むことで夫と対抗するといった三角関係化も、問題のある連合です。なぜなら、こうした連合によって世代間の境界が曖昧となり、夫婦間の問題に向き合えなかったり、メンバーの本来の役割を果たせなくなったりするからです。

家族療法での治療

家族療法では、家族内のシステムがどのようになっているか、境界や連合の状態をカウンセラーが家族同士のやり取りの中からアセスメントします。そして、家族との対話を通して、境界の曖昧さや強固さを適切にし、連合を柔軟にしていきます。

参考文献：遊佐安一郎著『家族療法入門 システムズ・アプローチの理論と実際』星和書店、1994年

家族の境界の例

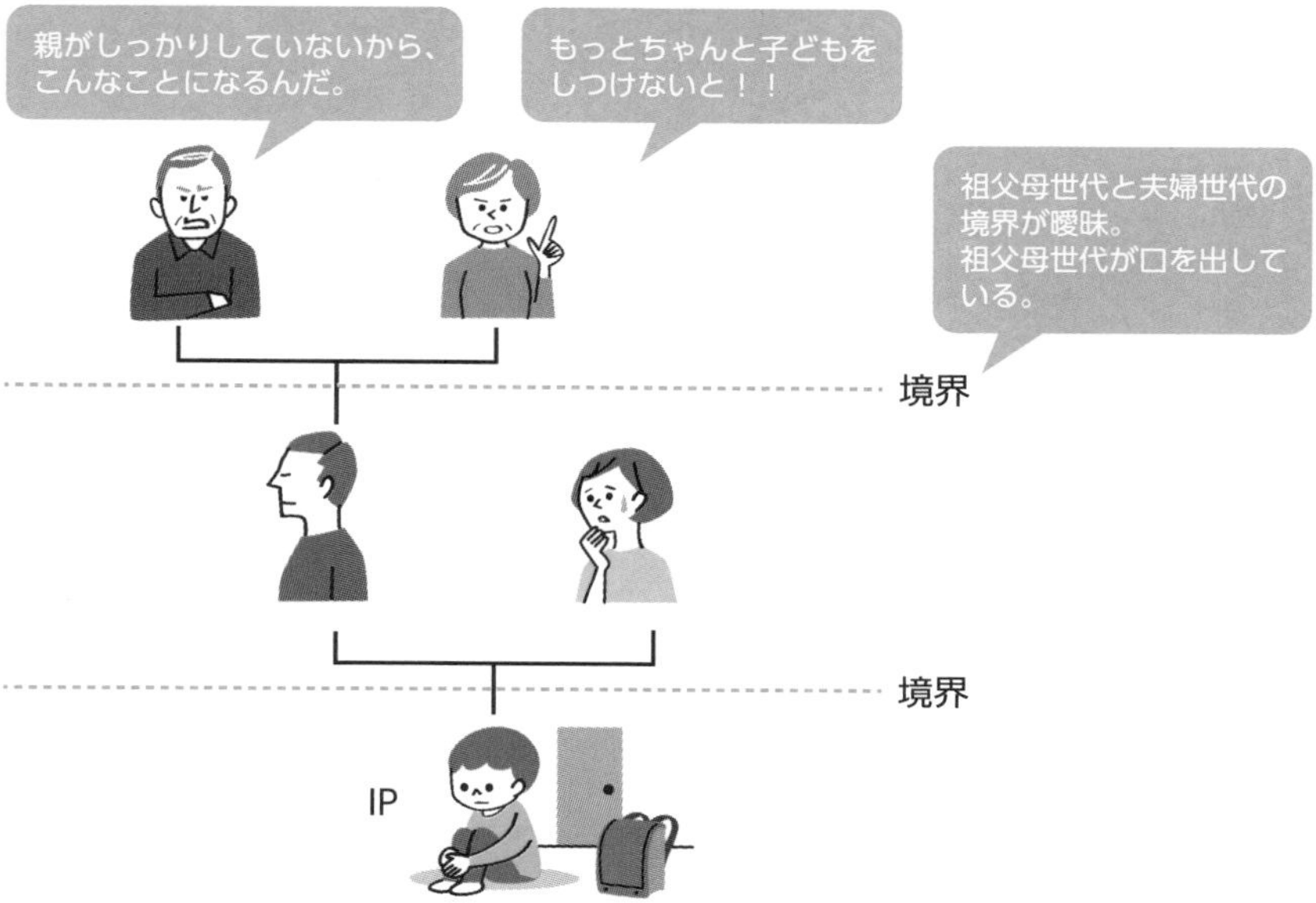

家族の固着した連合の例

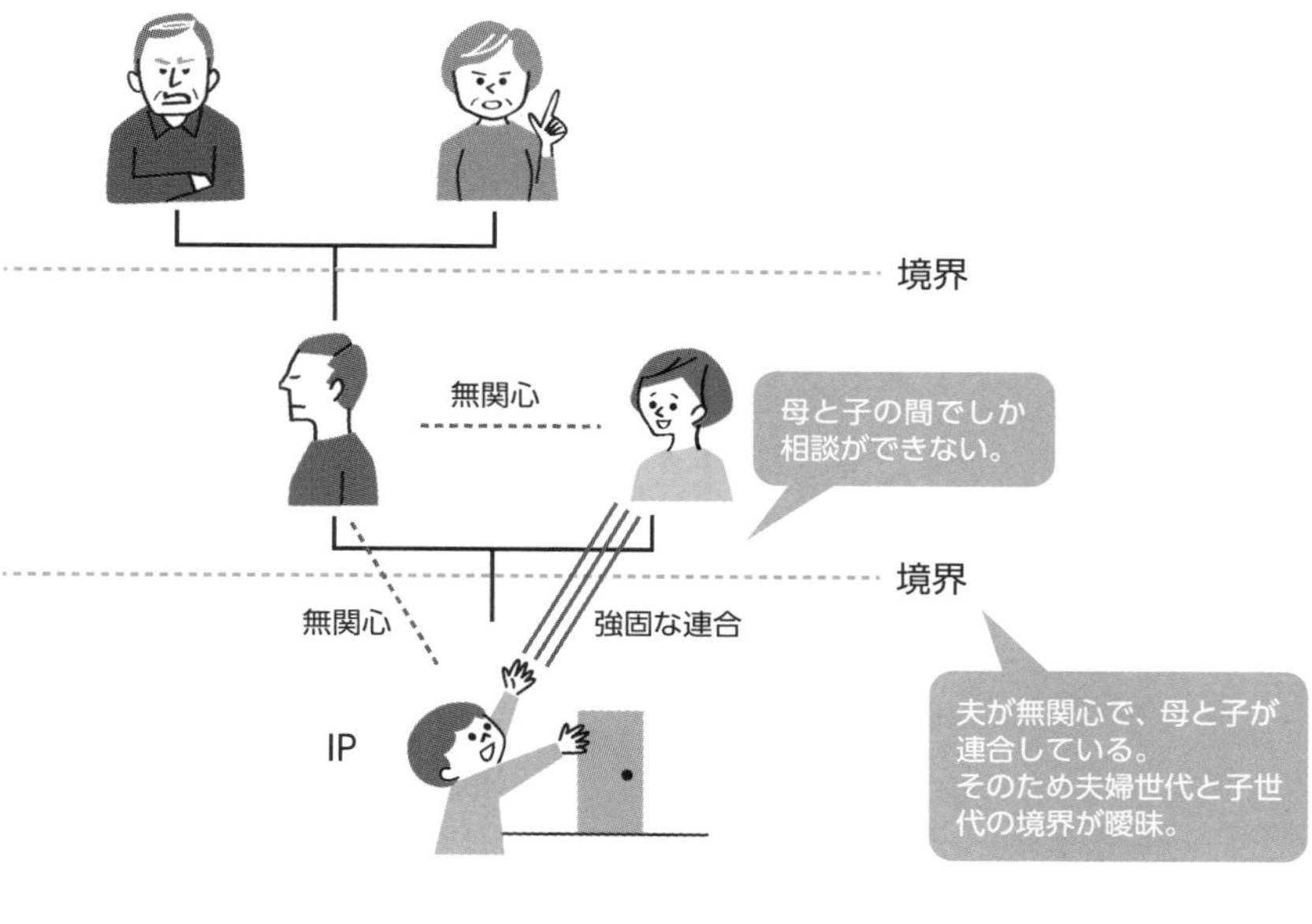

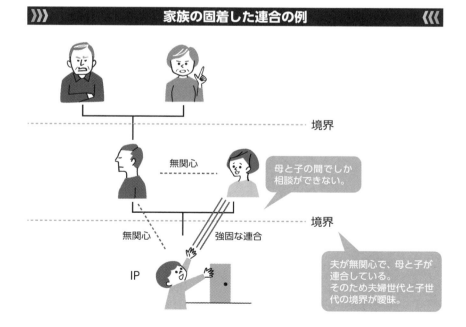

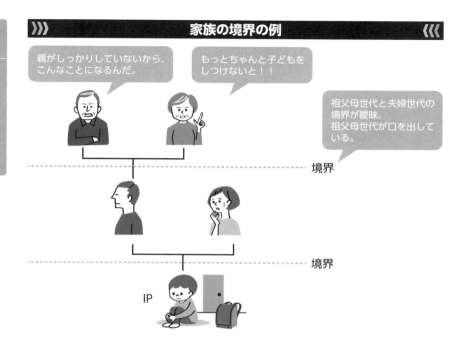

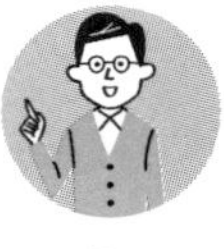

あるがままの姿勢を獲得していく日本独自の心理療法

「あるがまま」を目指す

日本で独自に発展した心理療法として、内観法、森田療法、臨床動作法があります。ここでは、その中の森田療法について説明します。

森田療法は、1919年に森田正馬によって始められた心理療法です。森田療法では、左上図のように意識の表層に「理想の自己」があり、それを支えるように身体、内的自然を含んだ「現実の自己」を想定します。

しかし、「かくあらねばならない」という想いが強い場合、左上図のように不安定な自己の構造となります。森田療法では、この逆三角形の自己の構造を本来の三角形の自己の構造へと戻していく作業を行います。具体的には、肥大化した自己構造を削り、卑小化した身体・内的自然を膨らますという介入です。そのため森田療法では、「あるがまま」を治療の目標とし、「べき」思考を相対化することで、自然な感情を受け入れることを促進させ、生活世界を通して行動の変容を促します。

森田療法での治療

森田療法には、入院療法と外来療法の2つがあります。もとは入院療法が基本となっていましたが、近年は外来療法が主流となりつつあります。

入院療法は、次の4つの期に分かれています。

第1期は絶対臥《が》褥《じょく》期といわれ、クライエントは終日個室で横になり、浮かんでくる不安や心配などの思考をそのままにし、それらの思考に慣れることを目指します。第2期は軽作業期といい、1週間程度、不安や疑問を抱えながら軽作業を体験することが求められます。第3期は重作業期で、1か月間程度、他のクライエントとの共同作業を実施し、現実に沿った行動を促します。最後の第4期は社会生活への復帰で、社会生活に戻る準備のため、外泊などを実施します。

外来療法では、日記で治療を進めます。ここでも入院療法と同じく、気分や感情にとらわれずに、行動に注目し、それを記載することを、治療者から日記にコメントを返すことで促します。

参考文献：北西憲二編著『森田療法を学ぶ 最新技法と治療の進め方』金剛出版、2014年

自己の構造

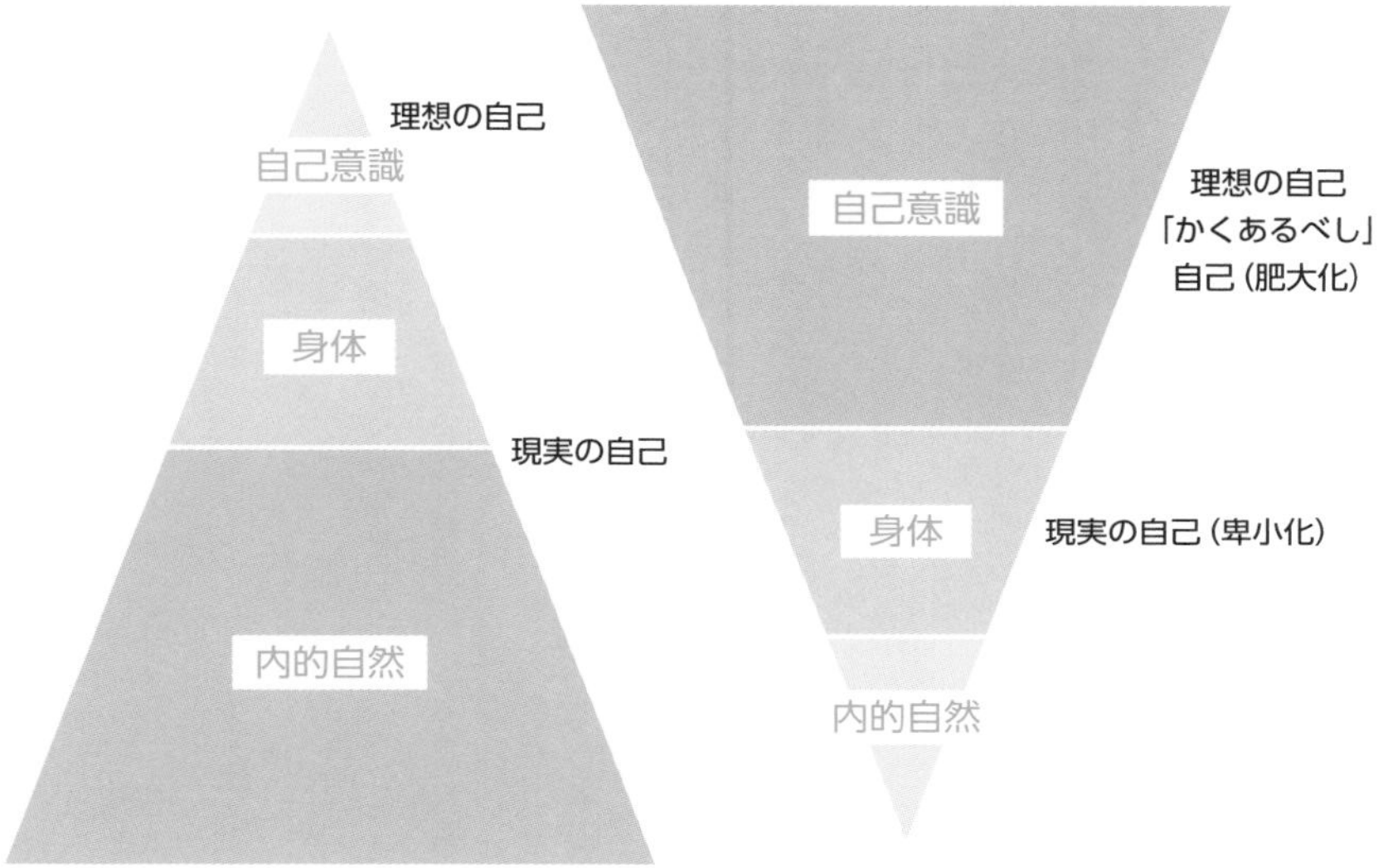

参考文献：北西憲二編著『森田療法を学ぶ 最新技法と治療の進め方』金剛出版、2014年

森田療法の入院療法の流れ

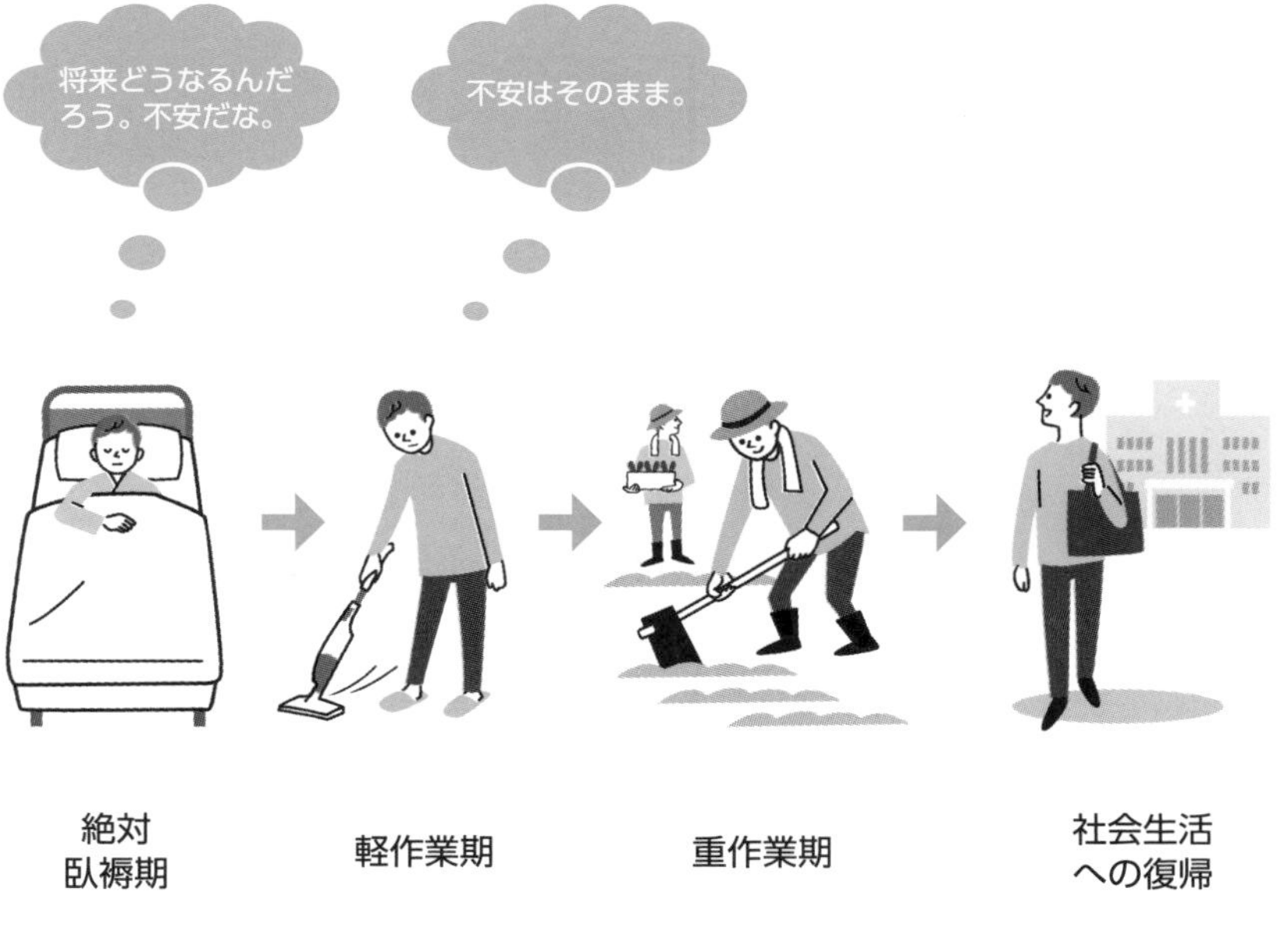
将来どうなるんだろう。不安だな。
不安はそのまま。
絶対
臥褥期
軽作業期
重作業期
社会生活
への復帰

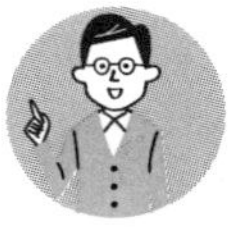

その人の能力の状態を知って生活に生かす

知能検査

知能検査は、知能の程度を科学的、客観的に測定するものです。知能検査にはいくつか種類がありますが、ここではよく使用されるウェクスラー知能検査について説明します。

WPPSI-Ⅲ（4〜6歳）、WISC-Ⅴ（5〜16歳11か月）、WAIS-Ⅳ（16〜90歳）の3種類があり、いくつかの領域から人の知能を捉え、その指標としてIQが算出されます。IQにより、被検査者の能力が全体のどの程度に位置するかをつかむことができます。

ただし、この検査で重要なのは、IQの数値だけでなく、指標間のバランスです。バランスが悪いと社会的な不適応感が現れます。

発達検査

発達検査は乳幼児から幼児期の子どもの発育状態を把握するための検査で、いくつかの種類があります。発達検査の多くは、両親への聞き取りと実際の行動観察の両方で進めます。また、子どもを対象とする検査のため、知能検査と比べると、言語を用いた検査項目が少なく、被検査者にとって遊びの一つだと感じられる項目が多くなっています。

この検査では、生活年齢や発達年齢といった指標が算出され、被検査者の発達の程度をつかむことができます。しかし、知能検査と同様、数値だけでなく、能力間のバランスに着目することが重要です。

認知機能検査

認知機能検査は、人の認知機能の状態を測定する検査です。この検査にもいくつかの種類があり、その一つが認知症の検査として使用される長谷川式簡易知能評価スケールです。

この検査では、日時の見当識や簡単な計算問題、記憶を測定することで、被検査者の認知機能の程度を測定します。実施が簡便かつ結果がすぐにわかり、認知症と判断する基準であるカットオフ値が明確である点（30点中20点以下が認知症疑い）が特徴となります。

代表的な検査

知能検査	・Wechsler Adult Intelligence Scale IV (WAIS-IV) ・Wechsler Intelligence Scale for Children (WISC-V) ・Wechsler Preschool and Primary Scale of Intelligence III (WPPSI-III) ・田中ビネー知能検査 V ・日本版KABC-II
発達検査	・遠城寺式乳幼児分析的発達診断検査 ・新版K式発達検査2020 ・津守・稲毛式乳幼児精神発達診断
認知機能検査	・長谷川式簡易知能評価スケール (HDS-R) ・Mini-Mental State Examination (MMSE)

WAISをもとにした得点間のバランスと解釈の例

指標	得点
言語理解	100
知覚推理	98
ワーキングメモリー	96
処理速度	85

処理速度が他の指標よりも低い。そのため、速度と正確さを求められる作業は苦手。他の能力が低くないので、本人のペースで実施できれば問題が起きにくい。

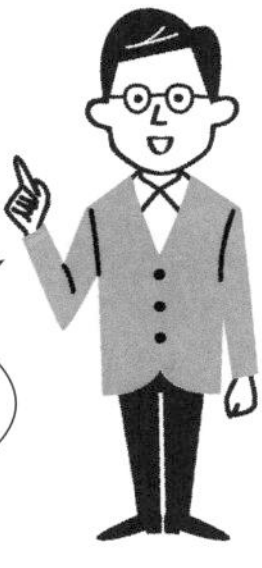

次ページのパーソナリティ検査を組み合わせ（テストバッテリー）ながら、多角的にアセスメントすることもあります。

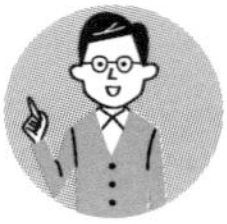

その人のパーソナリティを捉えて治療に生かす

パーソナリティ検査

パーソナリティ検査には大きく分けて、投影法と質問紙法の2つがあります。ここでは、この2つを簡単に説明し、代表的な検査を紹介します。

投影法

投影法は、被検査者に曖昧な図形や絵、文章を呈示し、その回答によってパーソナリティを捉えようとする検査です。投影法は回答の制約が少ないため、被検査者が故意に回答をゆがめることが少なく、その人のパーソナリティを深くアセスメントできるという利点があります。

一方で、解釈や得点化する際には、その方法に精通している必要があり、検査者には高度な知識が求められます。また、侵襲性が高いため、実施の際には十分なラポール形成が必要になります。

投影法の検査には、インクの染みが何に見えるかを答えてもらうロールシャッハテスト、曖昧な状況が描かれた絵を見て物語を作ってもらう主題統覚検査（TAT）、書きかけの文章を完成させてもらう文章完成法テスト、人と家と木を描いてもらうHTP、木を1本描いてもらうバウムテストといった検査があります。

質問紙法

質問紙法は、複数の質問に対し、「はい」「いいえ」などの選択肢を選んで回答する検査です。質問紙法の利点として、集団での実施が可能、解釈や採点が比較的容易、統計的な処理が可能といったことが挙げられます。一方で、回答を故意にゆがめられる可能性がある、被検査者を深くアセスメントできないという欠点があります。

質問紙法の検査には、ミネソタ多面人格目録（MMPI）、ギルフォード性格検査（日本語版はY-G性格検査）、NEO-PI-R人格検査があります。

また、パーソナリティから派生し、特定の性格特性や心理状態を調べる顕在性不安尺度（MAS）や、抑うつの程度を調べるBeck Depression Inventory-II（BDI-II）などもあります。

パーソナリティ検査の種類とその利点・欠点

投影法

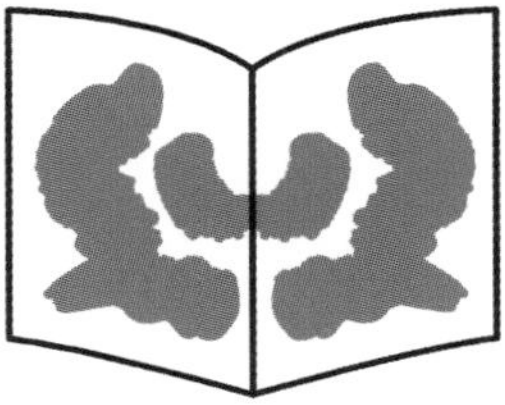

利点
- 被検査者を深く知ることができる
- 回答をゆがめられることが少ない

欠点
- 検査者が解釈に精通する必要がある
- 侵襲性が高い

質問紙法

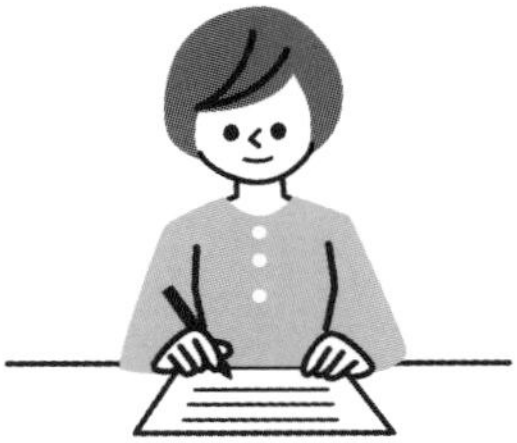

利点
- 集団実施が可能
- 採点や解釈が容易
- 統計的な処理が可能

欠点
- 回答をゆがめられる可能性がある
- 一つの検査では被検査者を深く知ることができない

主なパーソナリティ検査

投影法	・ロールシャッハテスト ・主題統覚検査（TAT） ・精研式文章完成法テスト ・House-Tree-Person Test（HTP） ・バウムテスト
質問紙法	・ミネソタ多面人格目録（MMPI） ・ギルフォード性格検査（Y-G性格検査） ・NEO-PI-R人格検査

例えば「投影法から一つと、
質問紙法から一つ」というように、
各検査の特徴を踏まえて、いくつかの検査を
組み合わせる（テストバッテリー）ことで、
多角的にアセスメントします。

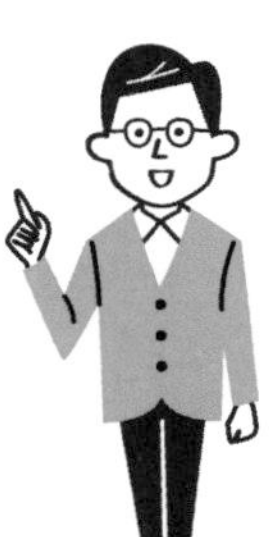

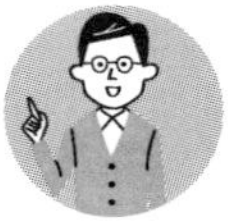

心理療法の効果とそのエビデンスの確認方法

どの心理療法が効果的？

この章では、心理療法について簡単に概観しました。多くの心理療法がある中で、どの心理療法がどの程度効果があるのか、気になる人も多いでしょう。

心理療法の効果については、American Psychological Association Division 12がまとめています。このまとめでは、心理療法ごとにどの精神疾患に対して、どのような効果検討がなされたかが簡単に紹介されており、効果検討を実施した論文も紹介されています。

また、効果検討の論文がいくつもあり、メタ分析が実施されている場合には、その結果から、対象の心理療法にどの程度の効果があるかを、「強い効果」「中程度の効果」「疑問の残る」の3段階で判定しています。クライエントにどの心理療法を提供するかを決める上では、参考になるでしょう。次のURLより確認が可能ですので、確認してみてください。

● https://div12.org/treatments/（英文サイト）

心理療法ごとの効果

ここでは、上記サイトで示されている心理療法の中から、いくつかを簡単に紹介します。例えば、パニック障害に対しては、応用リラクゼーションと、アクセプタンス&コミットメント・セラピー（ACT）、精神分析療法の効果が検討されており、ACTは強い効果があることが記載されています。

強迫性障害では、暴露反応妨害法、認知行動療法、ACTが有用であり、中でも、暴露反応妨害法と認知行動療法には強い効果があることが紹介されています。

抑うつ障害では、多くの心理療法が検討されており、その中でも強い効果が認められているものは、行動活性化療法、認知療法、対人関係療法、問題解決療法、マインドフルネス認知療法となっています。

今後、情報は更新されますので、随時確認されることをおすすめします。

診断名の疾患に対して効果が示されている心理療法（一部）

診断名：うつ	
心理療法名	エビデンスの強さ
マインドフルネス認知療法	強い
短期力動療法	中程度
行動活性化療法	強い
対人関係療法	強い
問題解決療法	強い
認知療法	強い
情動焦点化療法	中程度
アクセプタンス＆コミットメント・セラピー	中程度

診断名：強迫性障害	
心理療法名	エビデンスの強さ
アクセプタンス＆コミットメント・セラピー	中程度
認知行動療法	強い
暴露反応妨害法	強い

診断名：神経性過食症	
心理療法名	エビデンスの強さ
認知行動療法	強い
家族療法（摂食障害のための）	強い
対人関係療法	強い

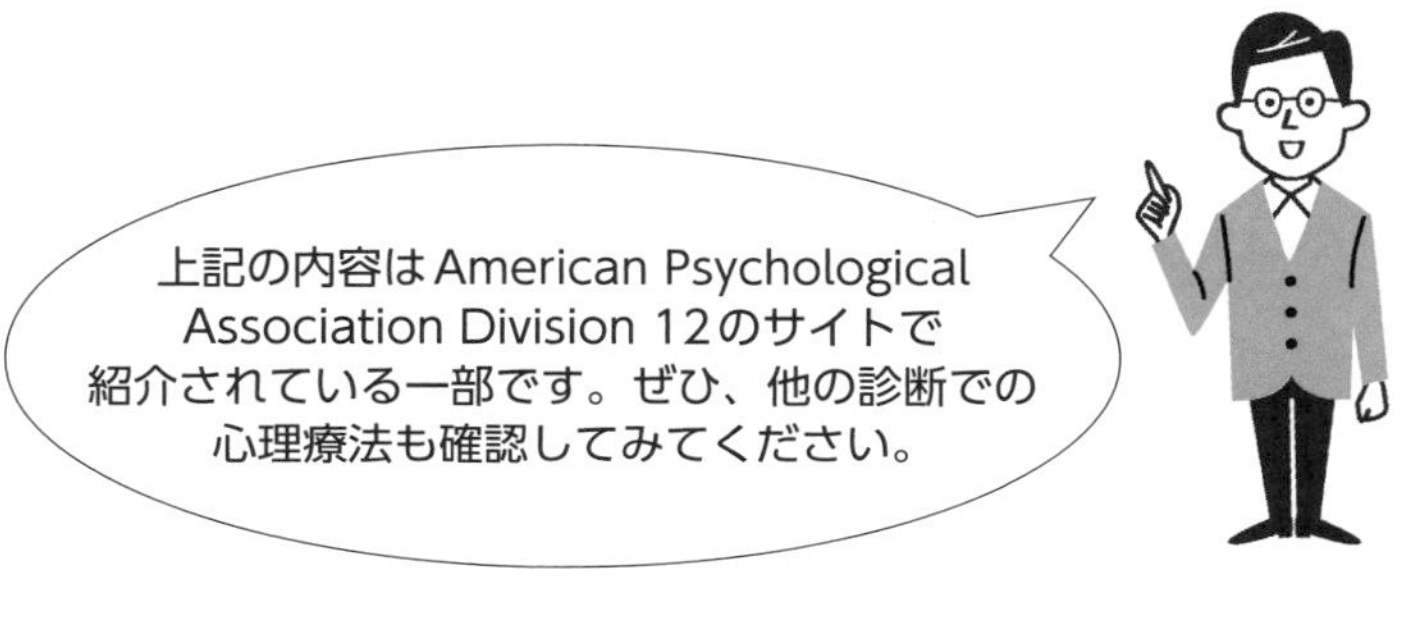
上記の内容はAmerican Psychological Association Division 12のサイトで紹介されている一部です。ぜひ、他の診断での心理療法も確認してみてください。

参考：American Psychological AssociationDivision 12（https://div12.org/treatments/）より著者翻訳

改善が難しい疾患に対する治療法

治療抵抗性の精神疾患

お薬や心理療法を適切に受けているのに、なかなか病状がよくならないことがあります。このような状態を治療抵抗性と呼び、近年、治療による効果が得られない精神疾患への治療が検討されています。ここでは、治療抵抗性の精神疾患への治療を紹介します。

m-ECT

修正型電気けいれん療法（m-ECT）は、麻酔薬や筋弛緩薬を用いた状態で頭部に電極を貼り、脳を微弱な電流で刺激することで、精神疾患の改善を図る治療法です。m-ECTは、保健適用の治療であり、これまでの治療で改善が見込まれない重度の統合失調症やうつ病に対して用いられてきています。

rTMS

反復経頭蓋磁気刺激治療法（rTMS）は、パルス磁場により脳を刺激することで、精神疾患の改善を図る治療法です。rTMSは主に中等度以上のうつ病や双極性障害の方に使用されます。ただし、誰もが受けられる治療ではなく、うつ病の場合は特定の条件を満たした場合のみ、保険適用にて治療を受けることができます。また、双極性障害の場合は、特定の条件を満たすことで、先進医療として治療を受けることができます。

クロザピン

クロザピンは、治療抵抗性統合失調症の治療薬になります。クロザピンは、効果がある反面、重篤な副作用も報告されていることから、適用に関してはクロザリル患者モニタリングサービスへの登録が義務づけられています。クロザピンの使用中は、定期的な通院と血液検査を行い、安全性を確認しながら治療を進めます。

治療を受ける上での注意

ここで紹介した治療法はどれも、適切な治療を行ったにもかかわらず、改善が難しい場合にのみ使用されます。また、治療を受ける条件が決められていますので、まず通常の治療を受けた後、医師と相談の上、適切な治療を選択する必要があります。

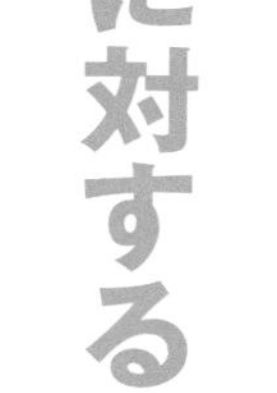

第5章

入院・医療制度の実際

精神科の入院には様々なケースがあります。入院の形態や流れ、告知や同意、退院後の生活を見据えた支援、救急や訪問看護など、精神科の入院にまつわる制度を解説します。

精神科に入院する際に必ず行われる「告知」

入院の経路は多種多様

症状が悪化し、これ以上は在宅で生活するのが難しい、という状態になってしまった時に行われるのが入院です。

受診を続けている中で受診時に入院をすすめられ入院するケースや、そもそも今まで受診したことがなく、急遽入院することになったケースなど、入院に至る経路は多種多様です。医療機関によって対応できる入院の種類も、入院のシステムも異なります。ここではどの医療機関でも実施される「告知」について説明したいと思います。

入院した人の権利や状況を説明

入院についての告知は精神保健福祉法上で実施が求められており、どの入院形態においても実施されます。これは書面にて行われますが、入院形態によって書かれる内容が異なります。

例えば、任意入院では、①開放処遇をすること、ただし必要に応じて行動制限を行うことがあること、②申し出によって退院ができること、ただし、診察をして必要がある場合は入院を継続してもらうこと、などが記載されています。

一方で、行動制限を行う必要がある医療保護入院では、①精神保健福祉法における医療保護入院であること、②入院措置をとる理由、③治療上必要である場合、行動の制限があること、などが記載されています。

なお、告知は通常、診察した医師によって行われることが多いですが、措置入院の場合は、行政措置として行われることもあり、精神保健関係の主管課職員によって行われるのが基本となっています。また、措置入院、医療保護入院の告知は患者本人のみでなく、措置入院を通知した、もしくは同意をした家族等にも行います。

任意入院の場合は、告知内容について説明した上で、同意書を記載してもらう必要があります。医療保護入院の場合は、そもそも入院の同意を得られる状態にないため、告知についても医療及び保護を図る上で支障が認められる時に限り4週間を限度に告知を延期することが可能です。

任意入院の告知書類の例

様式１

任意入院に際してのお知らせ

○　○　○　○　殿

令和　　年　　月　　日

1．あなたの入院は、あなたの同意に基づく、精神保健及び精神障害者福祉に関する法律第20条の規定による任意入院です。

2．あなたの入院中、手紙やはがきを受け取ったり出したりすることは制限なく行うことができます。ただし、封書に異物が同封されていると判断される場合、病院の職員と一緒に、あなたに開封してもらい、その異物は病院であずかることがあります。

3．あなたの入院中、人権を擁護する行政機関の職員、あなたの代理人である弁護士との電話・面会や、あなた又はあなたのご家族等の依頼によりあなたの代理人となろうとする弁護士との面会は、制限されませんが、それら以外の人との電話・面接については、あなたの病状に応じて医師の指示で一時的に制限することがあります。

4．あなたの入院中、あなたの処遇は、原則として開放的な環境での処遇（夜間を除いて病院の出入りが自由に可能な処遇。）となります。しかし、治療上必要な場合には、あなたの開放処遇を制限することがあります。

5．あなたの入院中、治療上どうしても必要な場合には、あなたの行動を制限することがあります。

6．あなたの入院は任意入院でありますので、あなたの退院の申し出により、退院できます。ただし、精神保健指定医又は特定医師があなたを診察し、必要があると認めたときには、入院を継続していただくことがあります。その際には、入院継続の措置をとることについて、あなたに説明いたします。

7．入院中、あなたの病状が良くなるように力を尽くしてまいります。もしも入院中の治療や生活について不明な点、納得のいかない点がありましたら、遠慮なく病院の職員にお話しください。

8．それでも入院や入院生活に納得のいかない場合には、あなた又はあなたのご家族等は、退院や病院の処遇の改善を指示するよう、都道府県知事に請求することができます。この点について、詳しくお知りになりたいときは、病院の職員にお尋ねになるか下記にお問い合わせ下さい。

自治体の連絡先（電話番号を含む。）

病　院　名
管理者の氏名
主治医の氏名

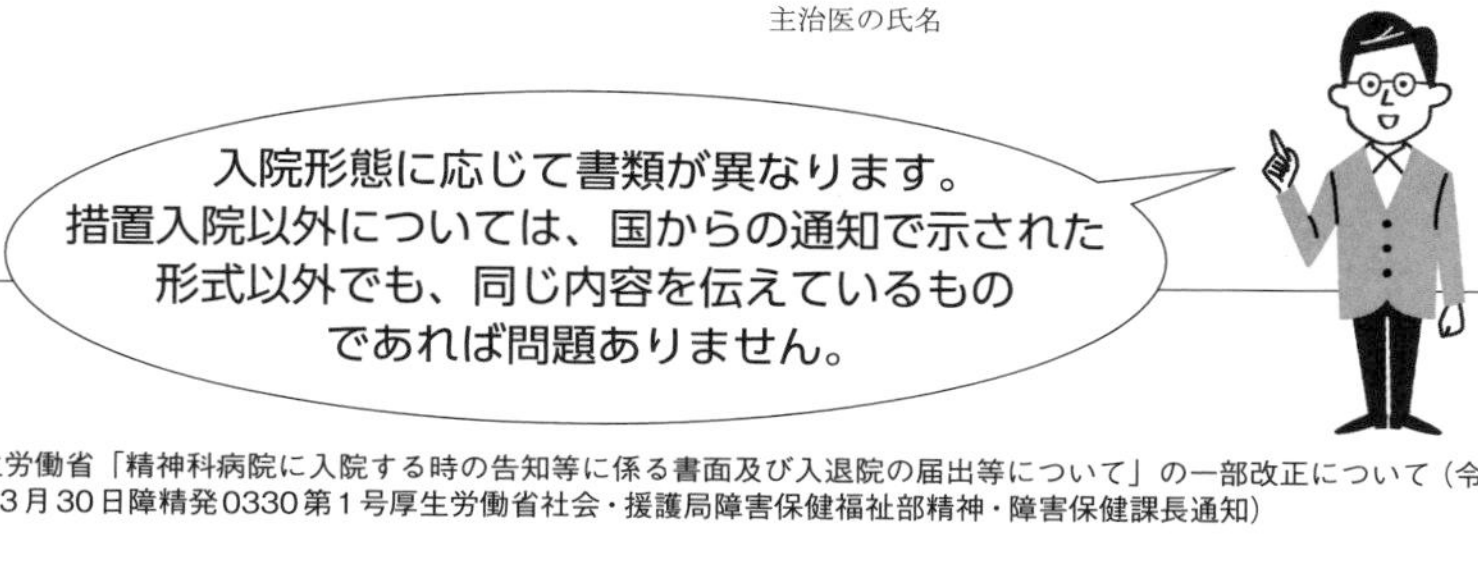
入院形態に応じて書類が異なります。
措置入院以外については、国からの通知で示された形式以外でも、同じ内容を伝えているものであれば問題ありません。

出典：厚生労働省「精神科病院に入院する時の告知等に係る書面及び入退院の届出等について」の一部改正について（令和5年3月30日障精発0330第1号厚生労働省社会・援護局障害保健福祉部精神・障害保健課長通知）

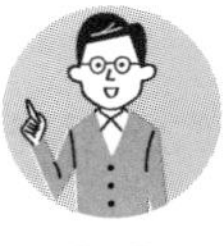

精神科病院への入院の中で最も基本的な形態

基本はあくまでも任意入院

任意入院は、本人の同意に基づく入院形態です。昔は「自由入院」とも呼ばれていましたが、状況によっては退院制限をかけることもあり、現在では「非強制」であるという意味で、任意入院と呼ばれています。

精神保健福祉法においても、精神科病院の管理者に対して、本人の同意に基づいて入院が行われるよう努力義務を課しているなど、精神科病院での入院は、できる限り任意入院で実施されるようにしていく必要があります。例えば医療保護入院で入院したとしても、入院中はそのまま医療保護入院とするのではなく、できる限り任意入院での治療に切り替えるようにしていくことが求められています。

任意入院を行った場合は、原則、鍵で閉められない開放病棟での治療を行うことが望ましいです。諸事情により閉鎖病棟に入れざるをえない場合においても、個別に開放的な処遇をすることが求められます。また、閉鎖病棟に入ったということだけで、任意入院から医療保護入院へ形態の変更をすることは認められません。

退院は自由だが制限も可能

望ましいことではないですが、やむを得ず長期入院となる場合、入院1年を経過した時、その後は2年ごとに入院継続の同意書を記載することになっています。一方、本人の同意によって入院したのですから、退院においても本人が「退院したい」と申し出れば退院することは可能です。申し出る相手は主治医だけでなく、病院の管理者、看護師、事務員など、特に決められていませんし、口頭でも可能とされています。

ただし、精神保健指定医の診察により、病識がない、幻覚、妄想等の精神症状があるなど、まだ入院治療が必要と判断される場合は、72時間を限度として、本人にその告知をした上で退院制限をすることが可能です。その結果、入院継続となった場合は、本人同意によらない入院となるため、医療保護入院に切り替えることになります。

任意入院の状況

主診断		総数	任意入院	総入院患者数に占める任意入院の割合
F0	症状性を含む器質性精神障害	72,929	26,587	36.5%
F1	精神作用物質による精神及び行動の障害	10,220	6,714	65.7%
F2	統合失調症、統合失調症型障害及び妄想性障害	130,257	65,932	50.6%
F3	気分(感情)障害	24,915	15,769	63.3%
F4	神経症性障害、ストレス関連障害及び身体表現性障害	4,922	3,357	68.2%
F5	生理的障害及び身体的要因に関連した行動症候群	656	333	50.8%
F6	成人のパーソナリティ及び行動の障害	907	530	58.4%
F7	精神遅滞(知的障害)	5,717	2,409	42.1%
F8	心理的発達の障害	2,433	894	36.7%
F9	小児期及び青年期に通常発症する行動及び情緒の障害及び特定不能の精神障害	793	360	45.4%
てんかん (F0に属さないものを計上)		1,886	1,082	57.4%
その他		3,213	1,477	46.0%
不明		72	15	20.8%
合計		258,920	125,459	48.5%

参考文献：国立精神・神経医療研究センター「令和４年度630調査」

精神科に入院している人の約５割が任意入院。

任意入院で退院を希望した場合

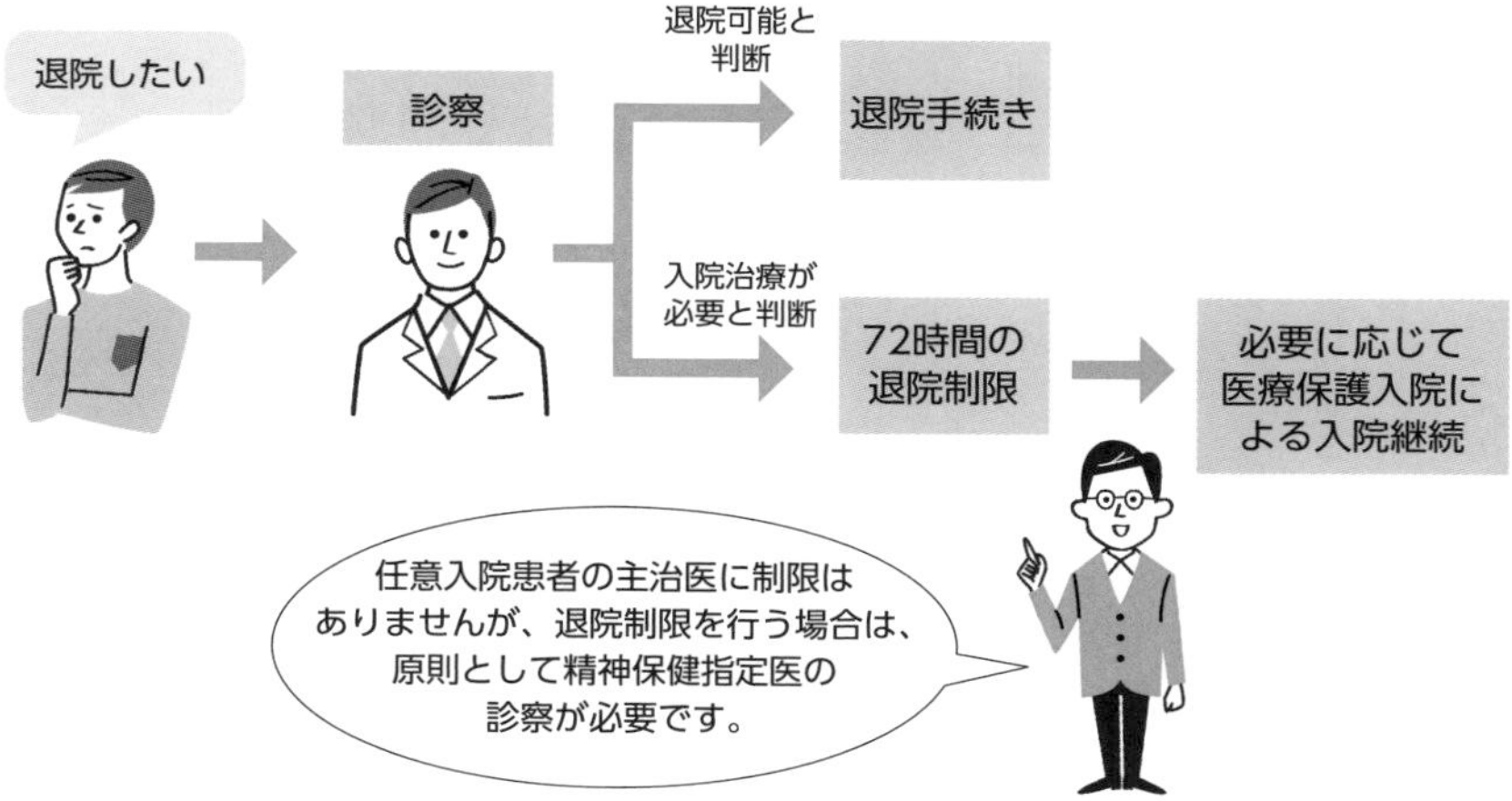

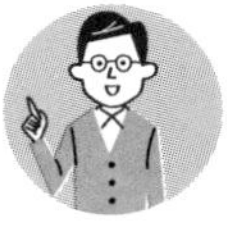

医療保護入院では、「家族等」の同意が必要

「家族等」って誰？

医療保護入院は、本人の同意ではなく、家族等の同意に基づいて行われる入院形態です。これは誰にでも適用できるものではなく、あくまで精神保健指定医による診察の結果、入院の必要性があり、かつ任意入院ができる状態にない場合に行うことができます。

入院にあたっての告知が行われるのは、医療保護入院でも同様です。ただし、任意入院では同意するのは本人でしたが、医療保護入院では家族等による同意で入院を行うことになっています。ここでいう「家族等」とは、配偶者、親権者、扶養義務者の他、後見人、保佐人のことを指します。ただし、基本的にはできる限り本人の同意で入院することが望まれており、安易な医療保護入院の適用は望ましくありません。

家族等にも退院請求権がある

家族であることの証明は、運転免許証やマイナンバーカードなどの書類などにより確認を行います。しかし、確認がとれれば誰でもいいのか、というとそういうわけではなく、同意することができない家族も存在します。例えば、未成年の子どもや、入院を予定している患者さんに対して訴訟をしている、またはされている人、患者さんに虐待をしている人、重度の認知症など心神喪失状態で意思表示ができない人などがそれにあたります。

同意できる家族等が一人もいない時は、市町村長の同意により医療保護入院を行うことが可能です。ただし、市町村長による同意は、あくまでも同意できる家族等がいない場合に限られており、家族等がいるが入院の同意を得られないという場合については、市町村長の同意による入院はできません。なお2024年度より、家族等が同意・不同意の意思表示を行わない場合も市町村長同意ができることとなります。

同意の際には、入院にあたっての告知が行われますが、その際、家族等には退院請求を行う権利があることや、医療費等は入院患者さんまたはその扶養義務者が負担することなどを、きちんと伝えておくことが必要になります。

「家族等」の該当者とその注意点

配偶者	婚姻届を提出した法律上の配偶者であり、同棲しているだけの状態などは含まれない
親権者	未成年の子どもに対する同意は、原則父母両方の同意が必要。ただし離婚して親権者が父母のいずれかのみの場合や、父母の一方が行方不明など親権を行使できる状態でない場合は、単独での同意が可能
扶養義務者	直系血族及び兄弟姉妹を指すが、3親等以内の親族で家庭裁判所が認めた者も含まれる。未成年者の場合は同意権はない
後見人、保佐人	成年後見制度における成年後見人、保佐人を指す。補助人は含まれない

直系血族とは、父母や子、祖父母など。3親等以内の親族の場合は叔父叔母などが該当。

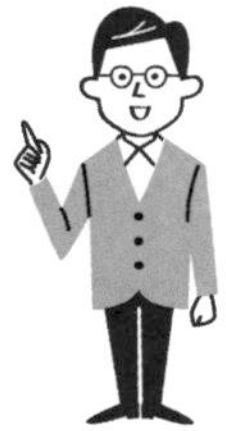

誰か1人の同意があれば医療保護入院は可能ですが、その後の治療や社会復帰を考えると、多くの家族等の同意が得られることが望ましいとされています。

「家族等」から虐待を行った者を除くことに

対象

- ○診察等の結果、患者が、家族等から児童虐待、配偶者からのDV等、高齢者虐待、障害者虐待を受けていると思われる場合
- ○虐待・DV等による行政上の次の措置を受けていることを把握した場合
  - ・一時保護措置
  - ・住民基本台帳事務上のDV等支援措置

手続き

○虐待等に関する各法令（※）に基づき、通報窓口へ通報等を実施

（通報の対象や方法は、これまでと変わりません）

※児童虐待防止法、配偶者暴力防止法、高齢者虐待防止法、障害者虐待防止法

通報等を行った場合

虐待等を行った家族に、医療保護入院の同意を求めることはできない。

虐待等を行った家族の他に家族がいない場合には、市町村同意を求めることができる。

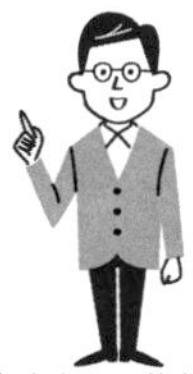

医療機関は、虐待を行った者以外の家族等に、医療保護入院の同意を得なければなりません。

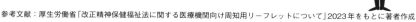

参考文献：厚生労働省「改正精神保健福祉法に関する医療機関向け周知用リーフレットについて」2023年をもとに著者作成

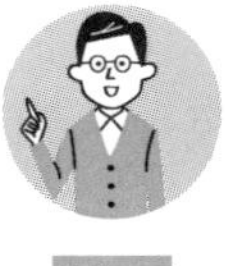

医療保護入院の入院期間に上限が定められた

医療保護入院が大きく変わる

自発的な入院とは異なり、医療保護入院は家族等の同意によって入院することになります。できるだけ早く退院ができるように後述する退院後生活環境相談員等による退院支援も行われていますが、それでもなかなか退院できない方もいらっしゃいます。この医療保護入院のあり方について大きく手が加えられることになりました。

具体的には、①医療保護入院の同意や退院請求を行うことができる家族等からDVや虐待の加害者を除くこと、②家族等の全員が意思表示を行わない場合には、医療機関は市町村長同意の申請ができるようになる、③措置入院や医療保護入院の告知について家族等にも行うことと、告知内容に入院措置をとる理由を加えたこと、④医療保護入院の入院期間の法定化、⑤市町村長同意による患者を主に対象とした入院患者訪問支援事業の創設です。

入院期間に上限を設ける

このうち、医療保護入院の入院期間の法定化は特に大きな変更となりました。具体的には、医療保護入院の入院期間の上限は、当該医療保護入院から6か月を経過するまでの間は3か月とし、入院から6か月を経過した後は6か月とすることが予定されています。

また、従来は一定期間を過ぎても医療保護入院が継続している場合は、定期病状報告を提出することになっていました。入院期間の上限が決まったことにより、継続して入院をしなければならない場合については、家族等に更新の同意を取り、更新届を提出することとなりました。家族等の意思が表示されない場合は同意したものとみなす「みなし規定」はありますが、あくまでも家族等と定期的に連絡を取る等の対応をとっていた場合に限られます。

日本の強制入院制度については、国連からも廃止勧告が出されるなど、今後も検討を進めることが求められます。現状すぐに廃止にすることは困難ですが、今回の法改正を皮切りに、日本の精神科入院医療のあり方を考えることが必要といえるでしょう。

2024年度からの医療保護入院のイメージ

〈入院の要件〉

診察
精神保健指定医1名の判定

家族等同意
家族等がいない場合は市町村長同意

〈入院時の手続き〉

精神障害者と同意した家族等に書面で通知

（通知する事項）
- 入院措置を採ること
- 退院等請求に関すること
- 入院措置をとる理由

- 入院期間を定め、精神科病院において期間ごとに入院の要件（病状、同意能力等）を確認
- 病院から都道府県に入院の届出を提出
- 精神医療審査会が、入院の届出を審査

- 退院支援を行う相談員を選任
- 地域の福祉等関係機関の紹介
- 退院支援委員会の設置

退院へ

家族が意思表示を行わない場合も市町村長が同意の可否を判断する。

期限内の退院が困難な場合は、①対象患者への退院支援委員会の開催、②家族等の同意を得る、③更新届を提出することで入院期間を更新できる。

参考資料：社会保障審議会障害者部会第136回「障害者の日常生活及び社会生活を総合的に支援するための法律等の一部を改正する法律の施行に関する政省令事項について」をもとに著者作成

入院者訪問支援事業

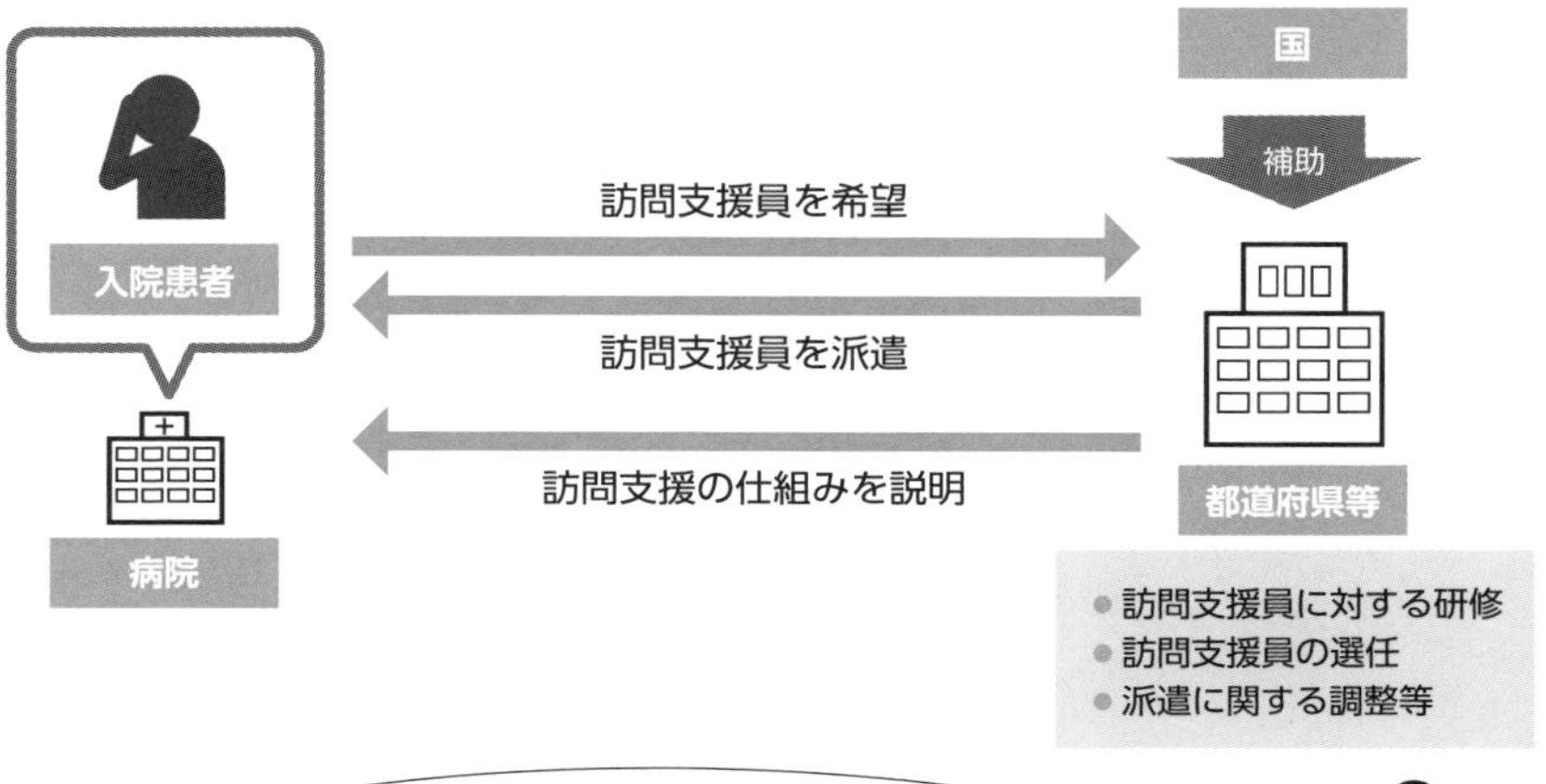

家族等がいない市町村長同意による医療保護入院者等を対象にして、面会交流の機会が少ない等の理由により、第三者による支援が必要と考えられる者に対して、希望に応じて、傾聴や生活に関する相談、情報提供等を役割とした訪問支援員を派遣する事業です。

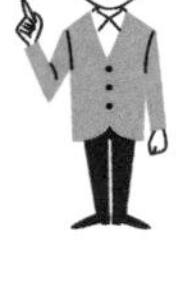

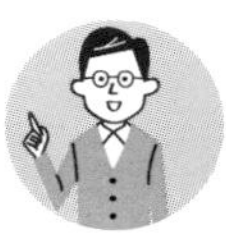

退院後のことを入院時から考えるシステム

退院に向けて支援する専門職

精神科病院の管理者は退院後生活環境相談員を選任することになっています。退院後生活環境相談員は、入院をされた患者さんが可能な限り早期に退院できるよう、患者さん個々の退院支援のための取り組みで中心的役割を担うこと、また医師の指導を受けつつ院内・院外における多職種・多機関連携の調整に努めることを役割として設置されるものです。２０２４年度より、医療保護入院の他、措置入院の患者さんも対象となりました。

患者の入院後7日以内に、担当の退院後生活環境相談員を選任し、入院直後から退院に向けた取り組みを行うことになっています。選任にあたっては、患者さんと家族等との信頼関係も考慮した上で行われます。なお、1人の退院後生活環境相談員が担当できるのは、概ね50名以下を目安としています。

また、選任される退院後生活環境相談員は、精神保健福祉士などの、精神障害者に対する退院支援などを今まで行ってきた者が基本となっています。

患者さんの意思も重要

退院後生活環境相談員による関わりは、その役割について患者さんや家族等に説明することや、退院に向けた取り組みには患者さんたちも関われることを伝えることから始まります。医療保護入院が長期化しないための計画を、医療側だけで考えるのではなく、患者さん本人や家族等の意向もきちんと反映できるようになっているといえるでしょう。その他、入院中も退院に向けた意欲を高めるための関わりや、退院後の支援を行う機関や自宅への帰宅が難しい場合の生活の場（グループホームなど）の確保に向けて、関係者との調整を密に図り、円滑に退院できるように取り組んでいきます。

なお、この制度は措置・医療保護入院の患者さんを対象としていますが、任意入院に切り替わった場合も、患者さんが地域生活に移行するまでは、退院に向けての取り組みをしていくことが望ましいとされています。

退院後生活環境相談員の資格

①精神保健福祉士
②看護職員（保健師を含む）、作業療法士、社会福祉士として、精神障害者に関する業務に従事した経験を有する者
③3年以上精神障害者及びその家族等との退院後の生活環境についての相談及び指導に関する業務に従事した経験を有する者であって、かつ、厚生労働大臣が定める研修を修了した者

医療と福祉が連携するための要の役割

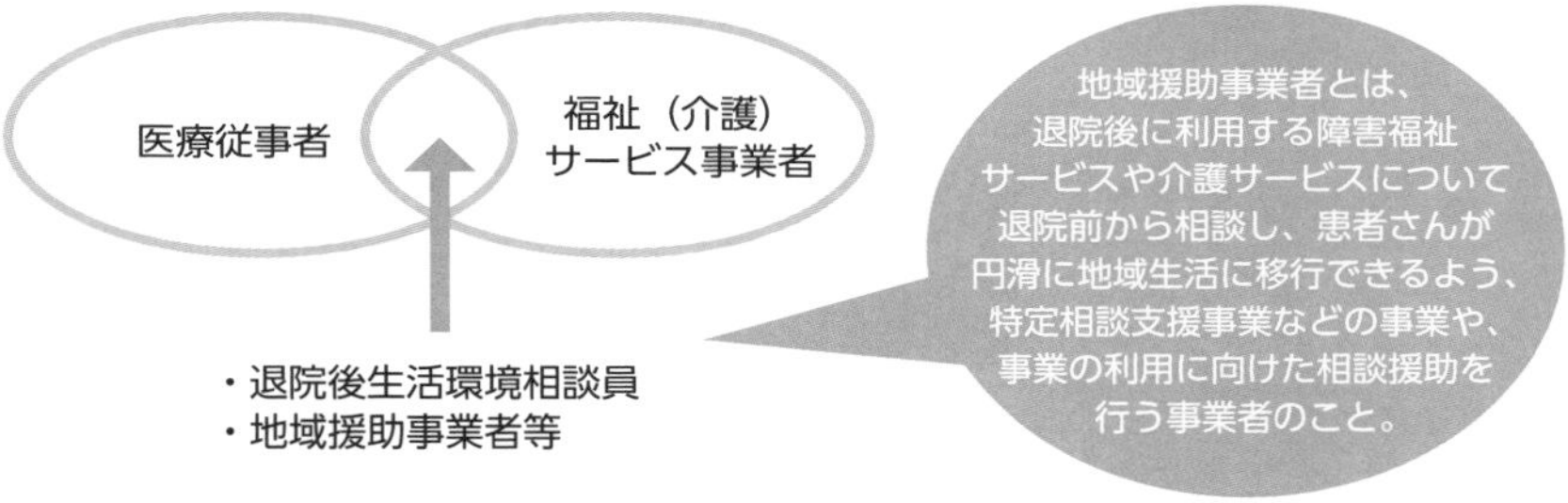
医療従事者
福祉（介護）
サービス事業者
・退院後生活環境相談員
・地域援助事業者等
地域援助事業者とは、退院後に利用する障害福祉サービスや介護サービスについて退院前から相談し、患者さんが円滑に地域生活に移行できるよう、特定相談支援事業などの事業や、事業の利用に向けた相談援助を行う事業者のこと。

医療保護入院における退院に向けた連携フロー

退院後生活環境相談員は、患者さんが退院後どのような生活を送りたいのかを十分に把握した上で、多職種と連携し必要な調整、支援を行う。

入院7日以内
- 退院後生活環境相談員の選任

入院10日目まで
- 入院時カンファレンス（情報共有）
- 入院診療計画に各職種が記入（情報共有・各職種の目標設定）
- 退院後生活環境相談員の紹介（地域移行支援の説明・パンフレットやチラシ利用）

入院後1か月
- 病棟カンファレンス（病棟師長主導）⇒院内多職種で情報共有
- 退院支援計画作成（情報共有・アセスメント共有とすり合わせ）

入院後2～3か月
- 本人の希望を確認しながら実際に退院に向けての支援開始（見学や体験含む）
- 退院支援委員会実施（地域援助事業者をできるだけ呼べるように努力）
  ⇒地域援助事業者についてその役割などをわかりやすく説明することが重要
- カンファレンスに地域の事業者の参加呼びかけ（退院後生活環境相談員）
- 地域相談支援の活用（退院後生活環境相談員がつなぐ）

退院に向けた支援
- クライシスプランの作成
- 福祉サービスの見学や体験
- 退院前訪問看護

（以上）退院先の決定　⇒　サービス担当者会議

参考文献：厚生労働省「退院後生活環境相談員養成研修テキスト」2015年をもとに著者作成

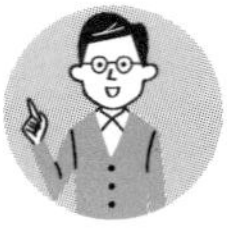

入院が長期化した場合に退院支援に向けた会議を開催

入院が長期化した時の検討の場

近年、入院期間は短縮傾向にあり、概ね3か月以内での退院が目指されています。一方でなかなか退院できないケースもあり、その対策として設置されたのが、前述した退院後生活環境相談員です。その役割の一つに、医療保護入院者退院支援委員会（以下、退院支援委員会）の開催があります。退院支援委員会は、予定された入院期間を超える場合に、本当にまだ入院が必要なのかを検討したり、退院できない理由が病状ではない場合などに、どのように退院を目指していくのかを審議する場です。

退院支援委員会には、主治医や看護職員、退院後生活環境相談員が必ず参加しますが、その他、患者さん本人やその家族等、退院後の生活に関わる人なども加わる場合があります。

患者さん自身は、参加するかどうかを自分で決めることができます。家族等、また地域の支援機関などについては、患者さんから要請があった場合に参加することが可能です。

医療保護入院以外にも

退院支援委員会は、概ね月に1回開催され、開催日から前後して2週間以内に、推定される入院期間を経過する医療保護入院の患者さんについて審議することになっています。退院後生活環境相談員は、誰が対象となるのかの管理、出席してほしい人について患者さんへの聞き取りやその方々への連絡などを行います。審議される内容は、主に以下の3点です。

①入院継続の必要性の有無とその理由
②入院継続が必要な場合の委員会開催時点から推定される入院期間
③推定された入院期間における退院に向けた取り組み

退院支援委員会での検討結果は、速やかに患者さん本人等に通知され、退院に向けた取り組みが行われます。

なお、２０２４年度より医療保護入院の継続には退院支援委員会での入院継続にあたって必要な退院支援措置の検討を行っていることが条件となり、その重要性が増すこととなりました。

医療保護入院者退院支援委員会の出席者

① 当該医療保護入院者の主治医（主治医が精神保健指定医でない場合は、当該主治医に加え、主治医以外の精神保健指定医が出席）
② 看護職員（当該医療保護入院者を担当する看護職員が出席することが望ましい）
③ 当該医療保護入院者について選任された退院後生活環境相談員
④ ①～③以外の病院の管理者が出席を求める当該病院職員
⑤ 当該医療保護入院者本人
⑥ 当該医療保護入院者の家族等
⑦ 地域援助事業者その他の退院後の生活環境に関わる者

⑤～⑦は患者さん本人が希望した場合に出席を要請します。

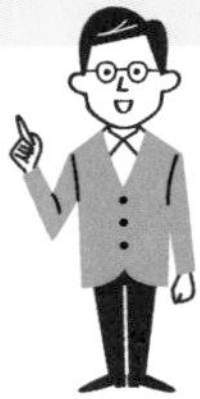

退院支援委員会の開催についての考え方（2024年度～）

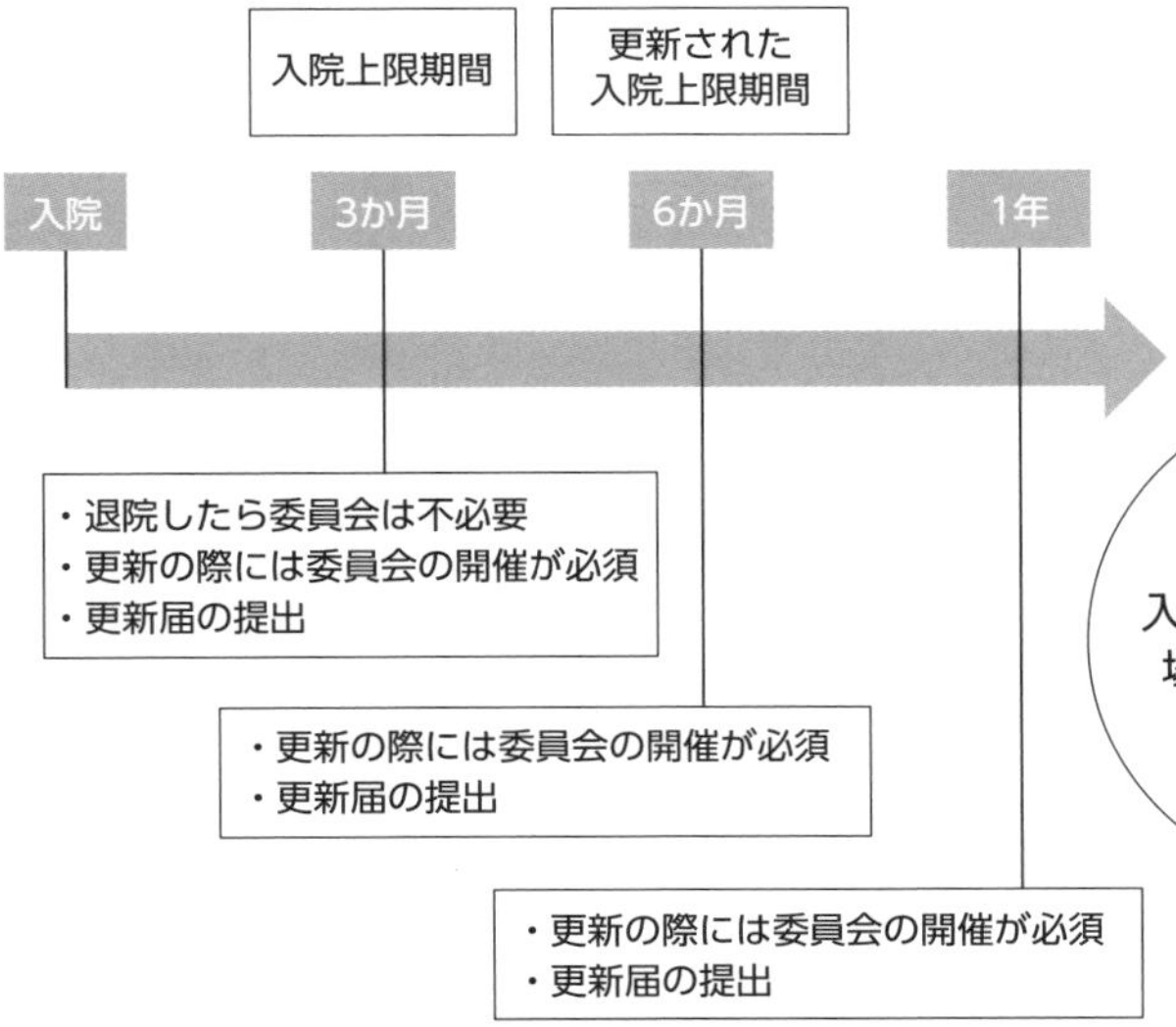

2024年度より、入院後１年を経過する場合にも開催をする必要があります。

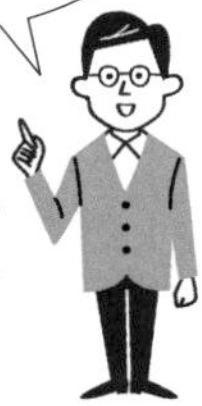

※すでに推定される入院期間経過時点から概ね1か月以内の退院が決まっている場合（入院形態を変更し、継続して任意入院する場合を除く）については、委員会での審議を行う必要はない

出典：厚生労働省「退院後生活環境相談員養成研修テキスト」2015年をもとに著者作成

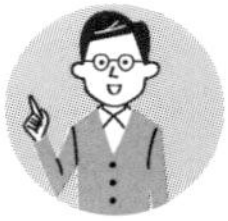

緊急な医療を必要とした時の相談・受診システム

24時間相談できる窓口がある

通常なら開院時間に受診をして治療、必要に応じて入院手続きがとられることになりますが、夜間などに症状が悪化し、とても朝の開院時間まで家庭で対応できない、ということもあるでしょう。そうした際に利用されるのが精神科救急です。

精神保健福祉法によって、都道府県が精神科救急医療の確保について取り組むように示されたこともあり、1995年より精神科救急医療体制整備事業が開始されました。これにより、24時間の精神医療相談窓口が各都道府県に開設され始めました。2023年7月時点では、一部の都道府県で24時間の相談窓口は未実施ではありますが、緊急時に医療機関につなげる仕組みが整ってきているといえるでしょう。

地域によって体制は異なる

精神科救急医療体制整備事業では、都道府県が設定した圏域ごとに、精神科救急に対応できる医療機関を確保する仕組みが導入されています。これには、複数病院の輪番制で対応する病院群輪番型、24時間対応ができる病院を指定する常時対応型があります。その他、外来診療で対応できる程度の状態の患者さんのための外来対応施設、身体合併症がある患者さんに対する体制が整っている医療機関が指定される身体合併症対応施設があります。

手厚く対応するスーパー救急

精神科救急において特に質の高い医療を提供している病棟が精神科救急急性期医療入院料病棟（以下、スーパー救急）です。精神科は他科に比べて患者さんに対する医師や看護師の数などが少なく設定されていますが、スーパー救急は、人員や設備の面で高い水準が求められています。また、認可を受けるためには、年間の入院患者さんの6割以上が非自発入院、6割以上が3か月以内に在宅移行しているなど、厳しい条件がついています。

地域で安心して生活する上で精神科救急の存在は重要といえ、今後も体制の強化が期待されています。

精神科救急医療体制整備事業のイメージ

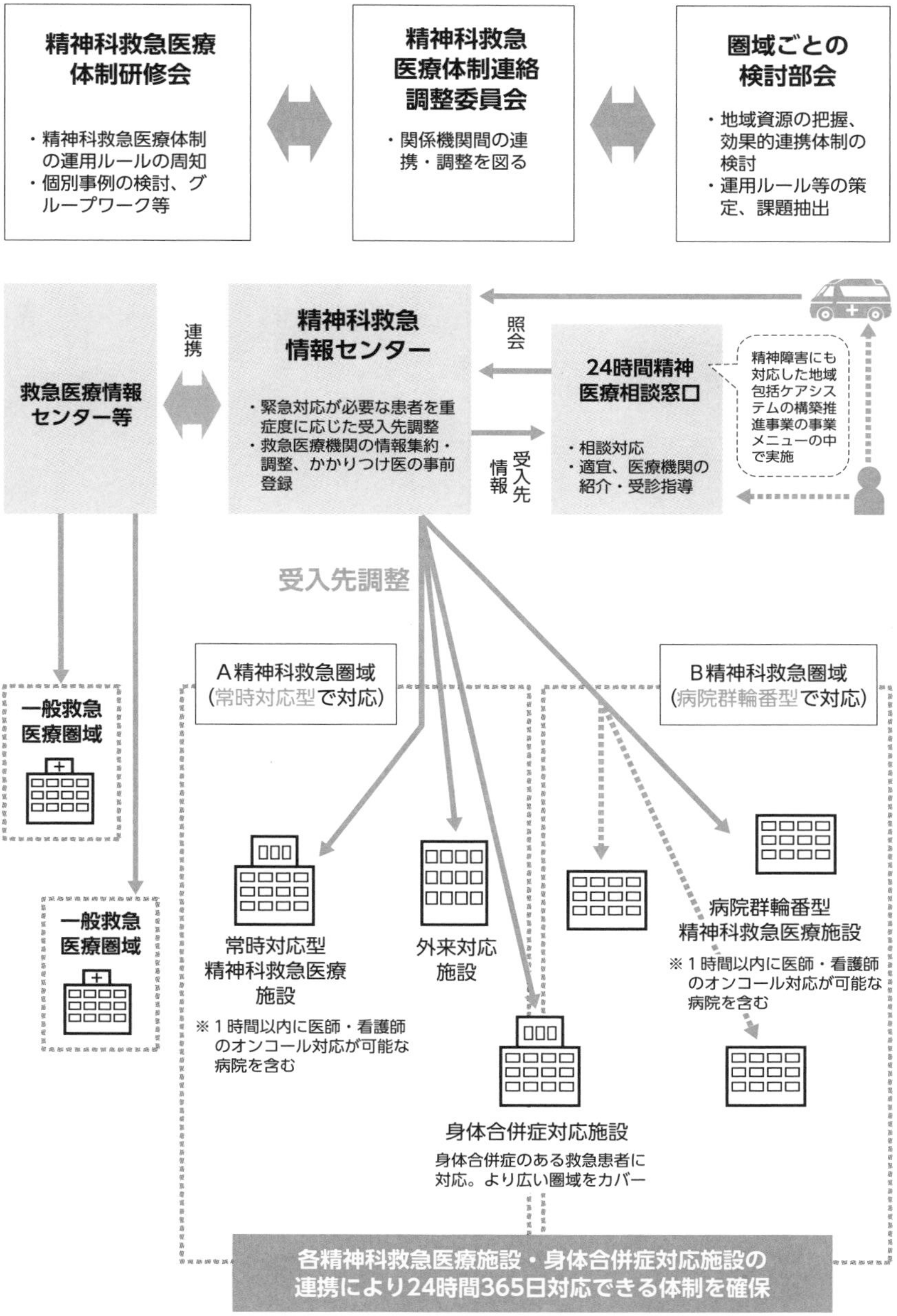
精神科救急医療体制研修会
・精神科救急医療体制の運用ルールの周知
・個別事例の検討、グループワーク等
精神科救急医療体制連絡調整委員会
・関係機関間の連携・調整を図る
圏域ごとの検討部会
・地域資源の把握、効果的連携体制の検討
・運用ルール等の策定、課題抽出
救急医療情報センター等
連携
精神科救急情報センター
・緊急対応が必要な患者を重症度に応じた受入先調整
・救急医療機関の情報集約・調整、かかりつけ医の事前登録
照会
受入先情報
24時間精神医療相談窓口
・相談対応
・適宜、医療機関の紹介・受診指導
精神障害にも対応した地域包括ケアシステムの構築推進事業の事業メニューの中で実施
受入先調整
一般救急医療圏域
一般救急医療圏域
A精神科救急圏域
(常時対応型で対応)
B精神科救急圏域
(病院群輪番型で対応)
常時対応型精神科救急医療施設
※1時間以内に医師・看護師のオンコール対応が可能な病院を含む
外来対応施設
身体合併症対応施設
身体合併症のある救急患者に対応。より広い圏域をカバー
病院群輪番型精神科救急医療施設
※1時間以内に医師・看護師のオンコール対応が可能な病院を含む
各精神科救急医療施設・身体合併症対応施設の連携により24時間365日対応できる体制を確保

出典：厚生労働省「精神科救急医療体制整備に係る基本的事項」2020年

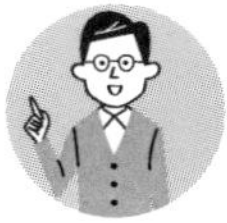

自傷他害の恐れのある場合に知事の命令で行われる入院

強制的な入院形態

措置入院は、他の入院形態と異なり、精神保健指定医の診察の結果、自殺企図などによって自分の生命や身体に害を与える恐れがある（自傷）、もしくは殺人・傷害や放火、器物破損など、他人に対して害を与える恐れがある（他害）状態にある精神障害者に対して、都道府県知事（指定都市の市長）の命令によって入院を行うものです。

強制力のある入院形態であることから、その運用は適正に行われる必要があります。そのため、原則入院先以外で、かつ、原則、違う医療機関に所属する精神保健指定医2名の診察結果により、措置入院が必要と判断された場合に限ります。ただし、緊急を要する状況であった場合は、1名の診察をもって、72時間に限り緊急措置入院として入院させることが可能です。

都道府県に精神科病院の設置義務

措置入院は強制的に入院させるという行政処分であり、入院できる医療機関も、国や都道府県（都道府県が設置した地方独立行政法人も含む）によって設置された精神科病院となっています。しかし、法律上は都道府県には精神科病院の設置が義務づけられているものの、様々な事情で設置されていない場合もあるため、一定の基準をクリアした精神科病院を指定病院として措置入院を運用することもできます。

措置入院の状態を脱したら措置解除

措置入院の場合は、強制的なものであること、また公益性があることから、そこにかかった医療費は、医療保険の自己負担分が公費で支払われることになっています。ただし、本人もしくは扶養義務者の所得によっては、一部費用徴収される場合もあります。

なお、一度措置入院したら、退院まで措置入院というわけではなく、措置入院が必要でない程度まで病状が落ち着いた場合などは、直ちに措置解除を行い、他の入院形態に移行しなければなりません。

措置入院の流れ

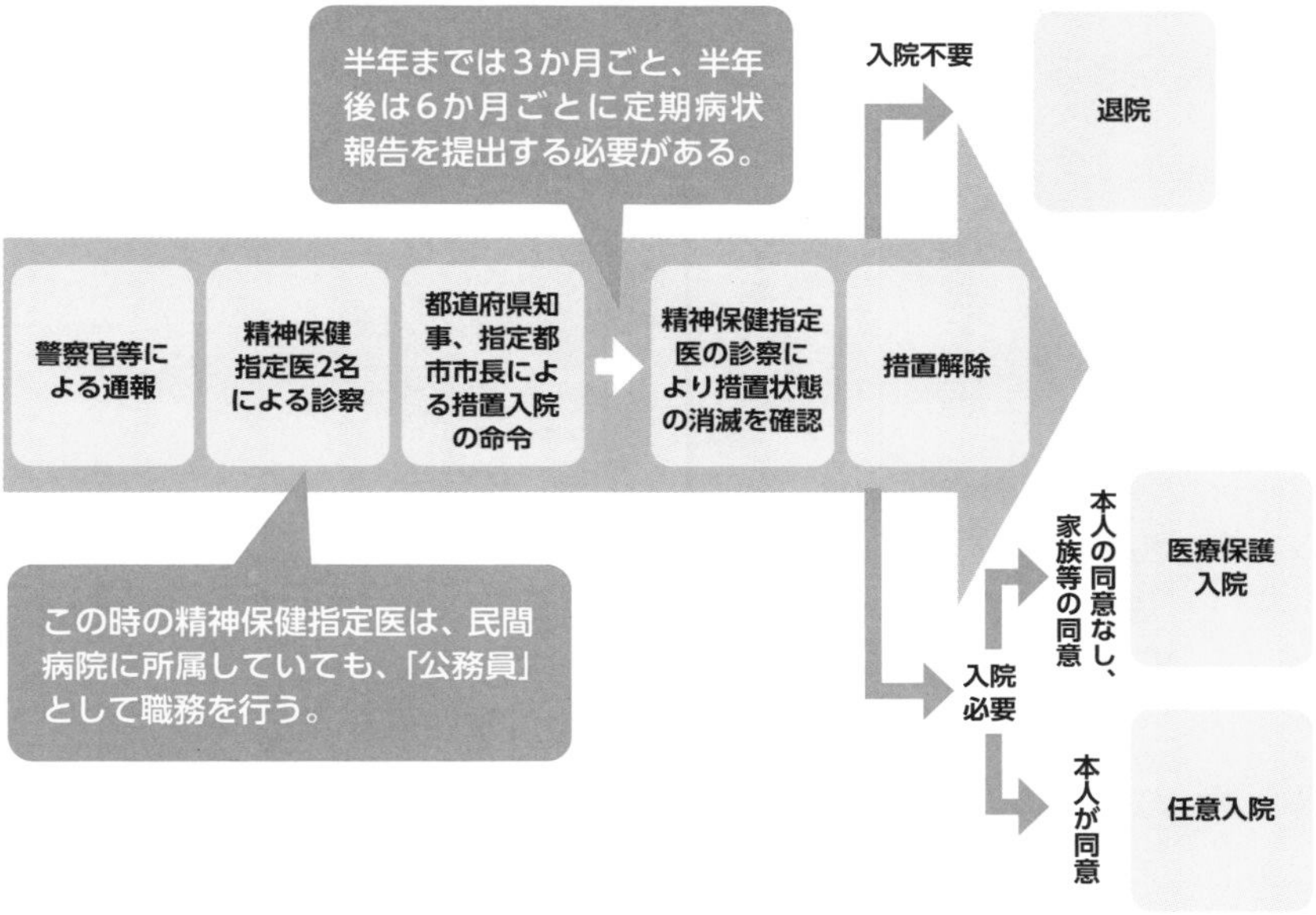

措置入院に関する診療報酬項目

措置入院中	精神科措置入院退院支援加算	・措置入院患者に対して、自治体と連携した退院支援を実施した場合を評価 ・退院後の生活環境に関する相談支援を行う担当者の選任、退院後支援のニーズに関するアセスメント結果やこれに加えた意見書を自治体へ提出する、などによって加算が行われる
退院後	自治体と連携した措置入院後の通院精神療法等の評価	・自治体の作成する退院後の支援計画に基づいて、措置入院を経て退院した患者に行う通院・在宅精神療法の区分を新設

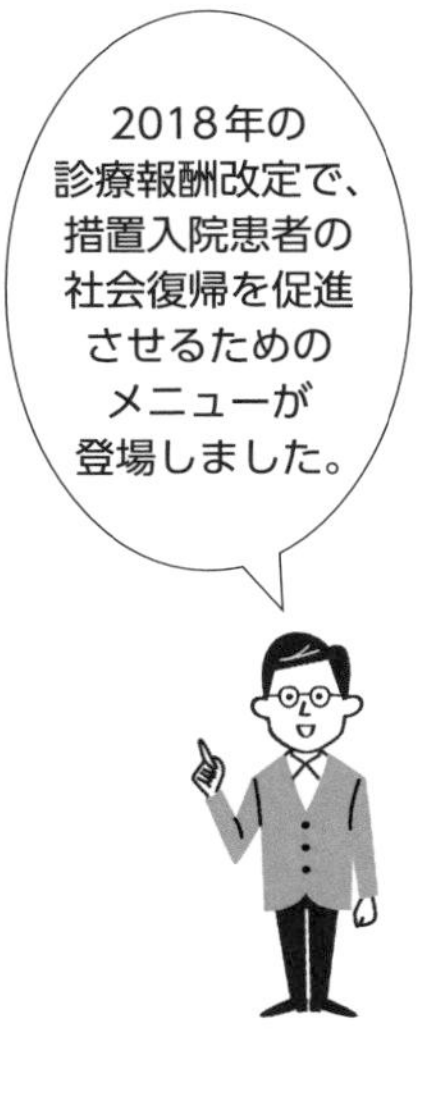
2018年の診療報酬改定で、措置入院患者の社会復帰を促進させるためのメニューが登場しました。

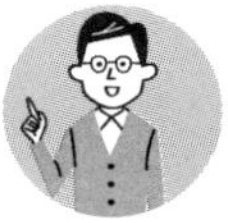

入院しても面会や電話は自由にできる？

任意入院では原則制限なし

入院した家族や知り合いのお見舞いに行ったことがある人は多いでしょう。しかし、精神科の場合は行動制限をされているのだから、面会はおろか、電話もできないのではないか、と思うかもしれません。

先に告知について説明しましたが、この中で、面会や電話などについても説明がなされます。任意入院の場合は、面会や電話、手紙でのやり取りに原則制限はありません。携帯電話の持ち込みについては医療機関によって対応に差があり、持ち込み不可の場合は、病院内に設置されている公衆電話を使う、というケースもあります。その場合は、患者さんが自由に利用できる場所に設置しなければなりません。

症状により制限されることも

一方、措置入院や医療保護入院だとどうなるか。これは任意入院でも同様ですが、電話や面会については病状に応じて制限される場合があります。ただし、人権擁護に関する行政機関の職員や代理人としての弁護士との電話や面会はいかなる場合も制限されません。

先述の通り、これらの制限は病状に応じて行われるものであり、むやみにかけることは許されていません。あくまでも電話や面会によって症状の悪化が懸念されるようなケースなど、明確な理由をもって行われることが必要です。

手紙の中身を確認することも

電話、面会は制限される場合がある一方、手紙については送ることも受け取ることも制限はありません。書いてある内容を検閲して、一部削除するなどということも行われません。

ただし、封筒の中におかしな膨らみがあるなど、異物が入っているようなことが確認された場合は、そのまま患者さんに渡すことはせず、患者さんと一緒に開封をし、刃物や薬物など患者さんに渡すことが好ましくないものがあれば、病院がこれを預かることになります。

入院中の電話や面会、手紙のやり取り

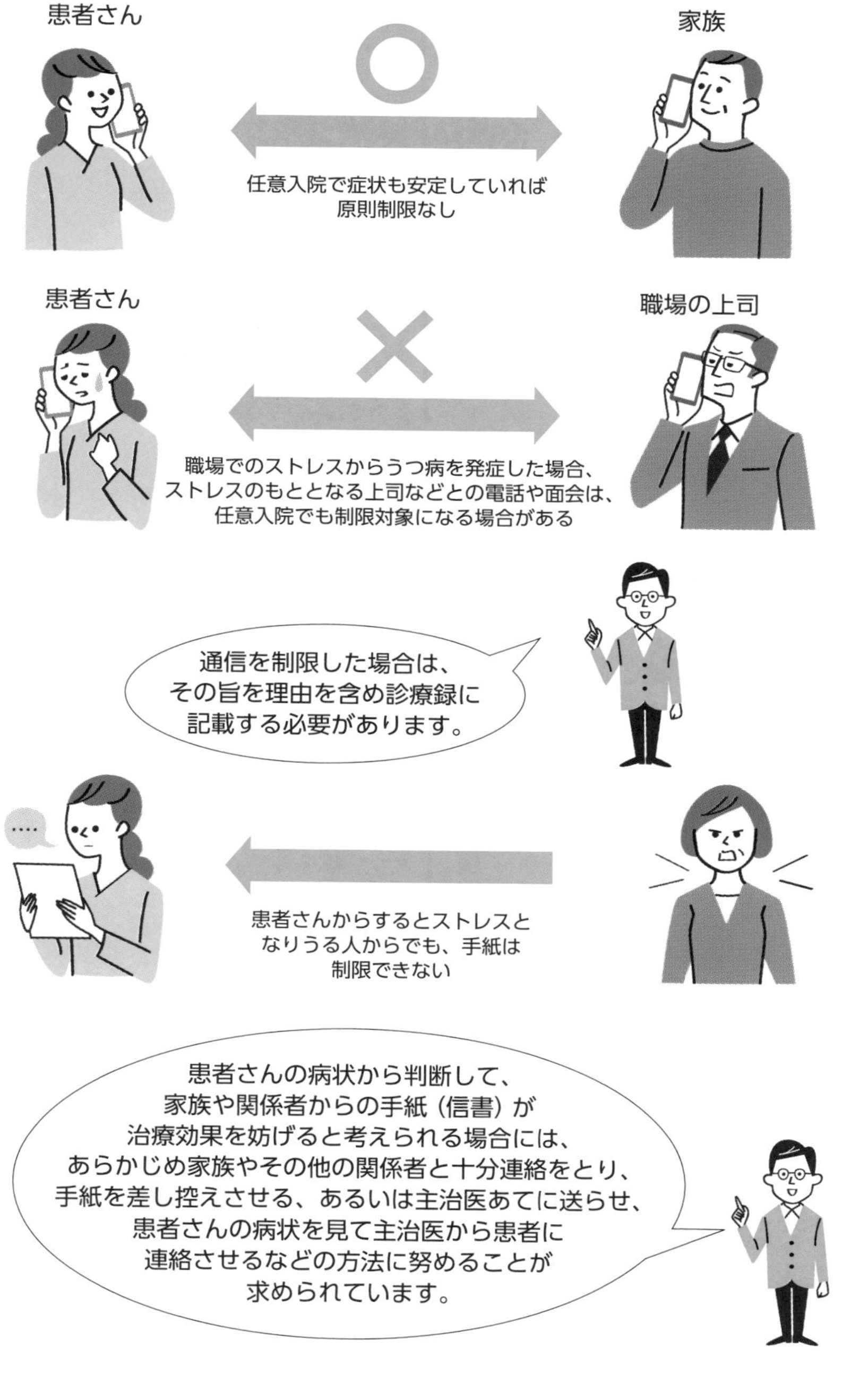
患者さん
家族
○
任意入院で症状も安定していれば
原則制限なし
患者さん
職場の上司
×
職場でのストレスからうつ病を発症した場合、
ストレスのもととなる上司などとの電話や面会は、
任意入院でも制限対象になる場合がある
通信を制限した場合は、
その旨を理由を含め診療録に
記載する必要があります。
・・・・
患者さんからするとストレスと
なりうる人からでも、手紙は
制限できない
患者さんの病状から判断して、
家族や関係者からの手紙（信書）が
治療効果を妨げると考えられる場合には、
あらかじめ家族やその他の関係者と十分連絡をとり、
手紙を差し控えさせる、あるいは主治医あてに送らせ、
患者さんの病状を見て主治医から患者に
連絡させるなどの方法に努めることが
求められています。

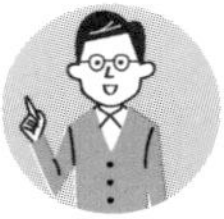

入院の医療費は手続きによって減額可能

入院にはお金がかかる

入院から退院までの平均期間は、一般病床を含む全病床で概ね32日程度とされています（2020年時点）。しかし、精神科のみでは約294日です。これは長期入院患者がまだまだ多いことが要因ではありますが、現在では新規入院については概ね3か月以内での退院を目指すことが多く、昔に比べて短くなりました。それでも一般科に比べて長期化しやすいのが現状です。

入院が長くなることで気になるのが費用です。まず医療そのものにかかる費用、食事代、シーツや寝間着などのレンタル代に加えて、病棟の設備によって異なる差額ベッド（特別療養環境室）代などがあります。病院によって異なるので、一概にいくらとはいえませんが、差額ベッド代は多床室なのか個室なのか、また設備の多さで異なり、1日あたり数千円～1万円近くと様々です。ただし、病院都合により個室になった場合など、費用がかからないケースもあります。入院時の説明できちんと確認するようにしましょう。

食費については所得などによって減額される場合もありますが、概ね1食あたり400～500円程度。その他、テレビ視聴や買い物などに手持ちのお金も必要です。

医療費は減額措置がある

どのような医療が必要なのかによってかかる費用が異なりますが、長期間の入院となるとひと月あたりの医療費だけで10万円以上、ということもありえます。ただし、医療費には所得に応じて自己負担限度額を設定し、超えた分は払い戻す、という高額療養費制度があります。この場合でも先に全額を支払うことになりますが、事前に加入している健康保険に申請して限度額適用認定証を発行してもらい、病院に提出すると、最初から限度額までの支払いで済みます。

繰り返しますが、入院にかかる費用は病状や医療機関によって大きく異なります。支払いの際に驚くことがないように、入院時にしっかりと確認しておくことが大切です。

高額療養費制度による自己負担限度額（月額）

70歳未満の人の上限額

適用区分	自己負担限度額（世帯ごと）
年収約1,160万円～ 健保：標準報酬月額83万円以上 国保：旧ただし書き所得901万円超	252,600円＋（医療費－842,000円）×１％
年収約770万～約1,160万円 健保：標準報酬月額53万～79万円 国保：旧ただし書き所得600万～901万円	167,400円＋（医療費－558,000円）×１％
年収約370万～約770万円 健保：標準報酬月額28万～50万円 国保：旧ただし書き所得210万～600万円	80,100円＋（医療費－267,000円）×１％
～年収約370万円 健保：標準報酬月額26万円以下 国保：旧ただし書き所得210万円以下	57,600円
住民税非課税	35,400円

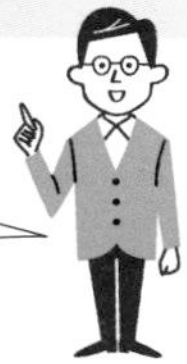
あくまで医療にかかる負担を対象としているので、
生活する上で必要となる食費や、自分で希望した差額ベッド代などは
対象外。手続きをしないと適用されないので、
忘れずに申請しましょう。

70歳以上の人の上限額

適用区分		自己負担限度額	
		外来（個人ごと）	外来・入院（世帯ごと）
現役並み所得者	年収約1,160万円～ 標準報酬月額83万円以上／課税所得690万円以上	252,600円＋（総医療費－842,000円）×1％	
	年収約770万～約1,160万円 標準報酬月額53万円以上／課税所得380万円以上	167,400円＋（総医療費－558,000円）×1％	
	年収約370万～約770万円 標準報酬月額28万円以上／課税所得145万円以上	80,100円＋（総医療費－267,000円）×1％	
一般	年収約156万～約370万円 標準報酬月額28万円以下／課税所得145万円未満等	18,000円 （年144,000円）	57,600円
住民税非課税等	Ⅱ 住民税非課税世帯	8,000円	24,600円
	Ⅰ 住民税非課税世帯（年金収入80万円以下など）		15,000円

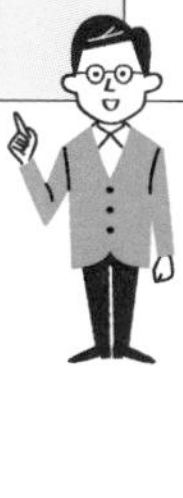
過去12か月で３回以上
高額療養費制度を利用する場合は、
４回目から「多数回該当」となり、
さらに上限額が下がります。

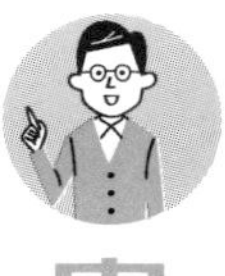

患者さんの回復と社会復帰を目指して専門職が協働

実際に精神科に入院することになったら、どのような治療が行われるのでしょうか。その時の状況によって大きく異なるため、一概に「このような流れになる」とはいえません。ここでは、一般的にどのようなことが行われるのかについて整理したいと思います。

基本となるのは薬物療法

まず、基本となるのは薬物療法です。精神科医は、患者さんの症状、状態に合わせて、それを改善していくために必要な薬とその量を選択、処方していきます。通院とは違い、投薬した状態を途切れなく観察することができるため、病棟での様子や診察（精神療法）を通して、よりその人の状況に適した処方を探していきます。

生活能力の回復を目指す

薬物療法によって精神症状の安定を進めるとともに行われるのが、作業療法です。病棟の作業療法士などによって、患者さんの状況に合わせて実施されます。最初は病室や、他の患者さんと一緒にならないなど本人が安心できる環境下で、リハビリテーションを行う上での下地を作る活動を行います。その後、心身機能や生活リズムの回復に向けたもの、生活技術の習得に向けたものなどを行っていきます。

また、必要に応じて認知行動療法やSSTなどを行うなど、退院後の生活がうまくいくようなプログラムを、精神科医や看護師、作業療法士、精神保健福祉士などがチームとなって進めていくことになります。

入院時から退院後のことを考える

退院にあたって大きな問題になるのが、退院先の確保です。家族のもとにすぐに戻れるといった問題がないケースも多いですが、頼るべき親族もいないというケースや、親族がいても受け入れを拒否されるケースはいまだ少なくありません。

精神保健福祉士等による住居の確保や、公認心理師等による家族に対する心理教育によって精神疾患の理解を促すなど、治療開始時から退院後のことを考えて取り組むことが求められます。

入院治療の流れ

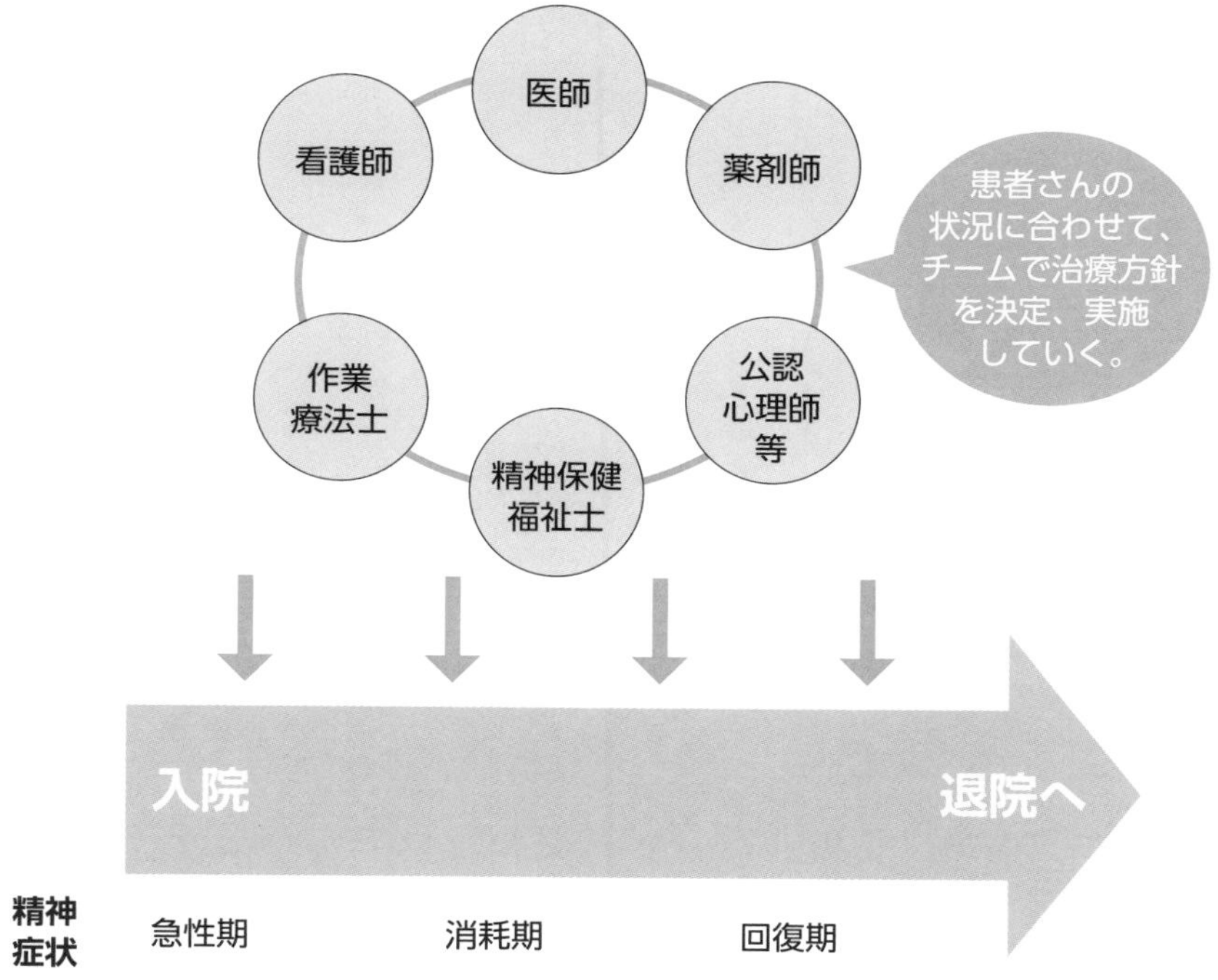

精神科医療における専門職の役割

職種	役割
医師	診療・治療方針、薬物療法、副作用の評価　等
看護師	入院オリエンテーション、精神看護・心理教育　等
薬剤師	医師の服薬説明のサポート、服薬自己管理等についての援助　等
作業療法士	セルフケア、コミュニケーション能力、作業能力など各種生活機能の評価とリハビリテーション　等
精神保健福祉士	家族との連携・関係調整、社会保障・福祉制度関連援助、権利擁護関連援助、退院支援、地域ケア計画の調整　等
公認心理師等 心理職	心理検査・心理面接、各種心理療法　等

参考文献：社団法人日本精神保健福祉士協会「みんなで考える 精神障害と権利」2011年

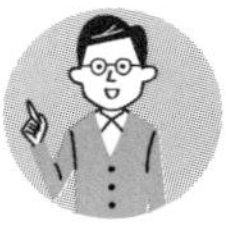

「退院」だけではなく、「退院に至る過程」が大事

「再入院」させない取り組み

退院しようと思っても、患者さんの受け入れ側に問題があったり、長期入院により本人が退院自体を怖がってしまうことがあります。症状が落ち着いたから、すぐに退院といかないのが、精神科特有の課題といえるでしょう。

そのため、症状が落ち着き、退院が視野に入り始めた際、患者さん本人の意向を踏まえて退院支援が行われることになります。

退院する上で大事なポイントの一つに、「再入院させない」ということがあります。たとえ入院によって調子が戻ったとしても、戻る環境が整っていなければ、結果、病院に舞い戻る「回転ドア」現象が起きてしまいます。本人だけでなく、受け入れる家族等にも、退院後の生活における不安要素を確認し、退院までにそれらを排除するための取り組みが必要になります。また、社会性の回復のために、入院中からデイケアを利用できる場合もあります。

内と外からの両面支援

そもそも、退院に向けてのモチベーションが上がらない人もいるでしょう。長く病院にいて、外に出るのが怖い。本当に一人で生活ができるのか自信がない。このような感情を解消する手段として、一般相談支援事業所が実施している地域移行支援が役に立つかもしれません。地域移行支援では、精神科病院とも連携し、地域生活に戻るために必要な相談援助や、受入先の施設への同行訪問などを実施します。また、退院後についてもフォローをしていくための制度として、地域定着支援も用意されています。

また、1年以上入院している患者さん等が退院後に地域で安心して暮らせるための支援を行う地域移行機能強化病棟入院料など、退院支援等を評価する枠組みもできてきています。

このように、退院に向けた様々な制度がありますが、大事なのは患者さんの「退院したい」というモチベーションです。モチベーションを高めるためにも、日々の関わりを大切にしていきましょう。

地域生活に向けた支援の例

地域移行支援 支給決定期間：6か月間			自立生活援助 標準利用期間：1年間	地域定着支援 支給決定期間：1年間
【初期】 ○計画作成 ○訪問相談、情報提供	【中期】 ○訪問相談 ○同行支援 ○日中活動の体験利用	【終期】 ○住居の確保等 ○同行支援 ○関係機関調整	○定期訪問による生活状況のモニタリング、助言 ○随時訪問、随時対応による相談援助 ○近隣住民との関係構築など、インフォーマルを含めた生活環境の整備	○居宅で単身等で生活する者との常時の連絡体制の確保 ○緊急訪問、緊急対応

能動的なアプローチによる支援 → 受動的な支援

【精神科病院・入所施設】	相談支援事業者との連携による地域移行に向けた支援の実施	通院、デイケア、訪問看護
	日中活動の体験利用【障害福祉サービス事業所】	日中活動、居宅サービス利用
	外泊・宿泊体験【自宅、アパート、グループホーム等】	住まいの場の支援

連携　　連携

自立支援協議会によるネットワーク化

市町村、保健所、精神保健福祉センター、福祉事務所、障害福祉サービス事業所、障害者就業・生活支援センター 等

自立生活援助は一人暮らしへの移行を希望する人に対して、一定の期間にわたり、定期的な巡回訪問や随時の対応を行うサービスです。

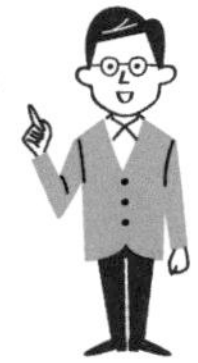

参考文献：厚生労働省資料「自立生活援助、地域相談支援（地域移行支援・地域定着支援）に係る報酬・基準について≪論点等≫」2020年をもとに著者作成

診療報酬上で見た、退院支援に関する取り組み例（2021年時点）

地域移行実績のさらなる評価	可能な限りの早期の退院移行支援	ピアサポートの専門性の評価
障害者の地域移行をさらに促進するため、地域移行支援事業者における地域移行実績や専門職の配置、病院等との緊密な連携を評価した新たな基本報酬を設定	可能な限り早期の地域移行支援を推進するため、入院後1年未満で退院する場合に退院・退所月加算による評価に加え、さらに加算で評価 地域移行支援事業者 ⇔（連携）⇔ 精神科病院等 ↓ 可能な限り早期の支援	ピアサポートの専門性について、利用者と同じ目線に立って相談・助言等を行うことにより、本人の自立に向けた意欲の向上や、地域生活を続ける上での不安の解消などに効果があることを踏まえ、研修等の一定の要件を設けた上で評価 ・不安への共感、外出同行で安心感を与える ・医師や薬との付き合い方の助言 ・制度説明や利用方法の助言 ・電話相談　・家族への面談 ・事業所内研修

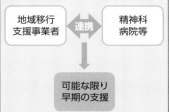

参考文献：社会・援護局障害保健福祉部障害福祉課／地域生活支援推進室／障害児・発達障害者支援室「障害保健福祉関係主管課長会議資料（令和3年3月12日(金)）」をもとに著者作成

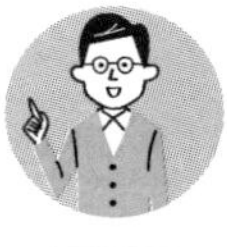

再発を防ぎ社会生活を続けるための継続的ケア

自宅を訪問して支援

精神科では、入院が長期化せず、できるだけ早期に退院できるように治療計画が立てられています。しかし、ただ単純に退院させればよいわけではありません。退院後またすぐに入院するといった、「回転ドア現象」を防がなければなりません。

そのための手段の一つとして、例えばデイケアがありますが、その他にも、地域生活を続けていくための支援として、精神科訪問看護があります。

精神科訪問看護は、退院後の生活に何らかの困難が想定される患者さんや、症状が不安定、再発・再入院を繰り返している人などを対象に、定期的に自宅を訪問し、支援を行うものとなっています。

身体看護だけが訪問看護ではない

訪問看護自体は精神科に限らず、在宅医療や支援が必要な人に対して行われているものです。しかし、精神科訪問看護では、身体的な看護が必要なケースは少なく、精神症状のモニタリングの他、服薬指導、清潔指導、買い物などの生活支援、家族間トラブルに対する支援などを行います。そのため、看護師のみならず、作業療法士や精神保健福祉士も訪問を行えることになっており、患者さんの状況に合わせて、どの専門職が行うのが適切かを考えることになります。

患者さんを理解することが大切

訪問看護では、入院治療では決して見ることができなかった、患者さんの「地域での姿」を見ることができます。どのようなところに住んでいるのか、どのような生活をされているのか、同じ病気であったとしても、地域での姿はみな異なります。

訪問看護では、画一的な指導ではなく、その人の地域での生活を大切にしながら、その人らしく暮らしていくためにはどのような支援が必要なのかを考え、長い目を持って関わっていくことが必要です。地道な関わりが、結果として症状の悪化を防ぎ、再入院を防止することにもつながります。

精神科訪問看護の内容

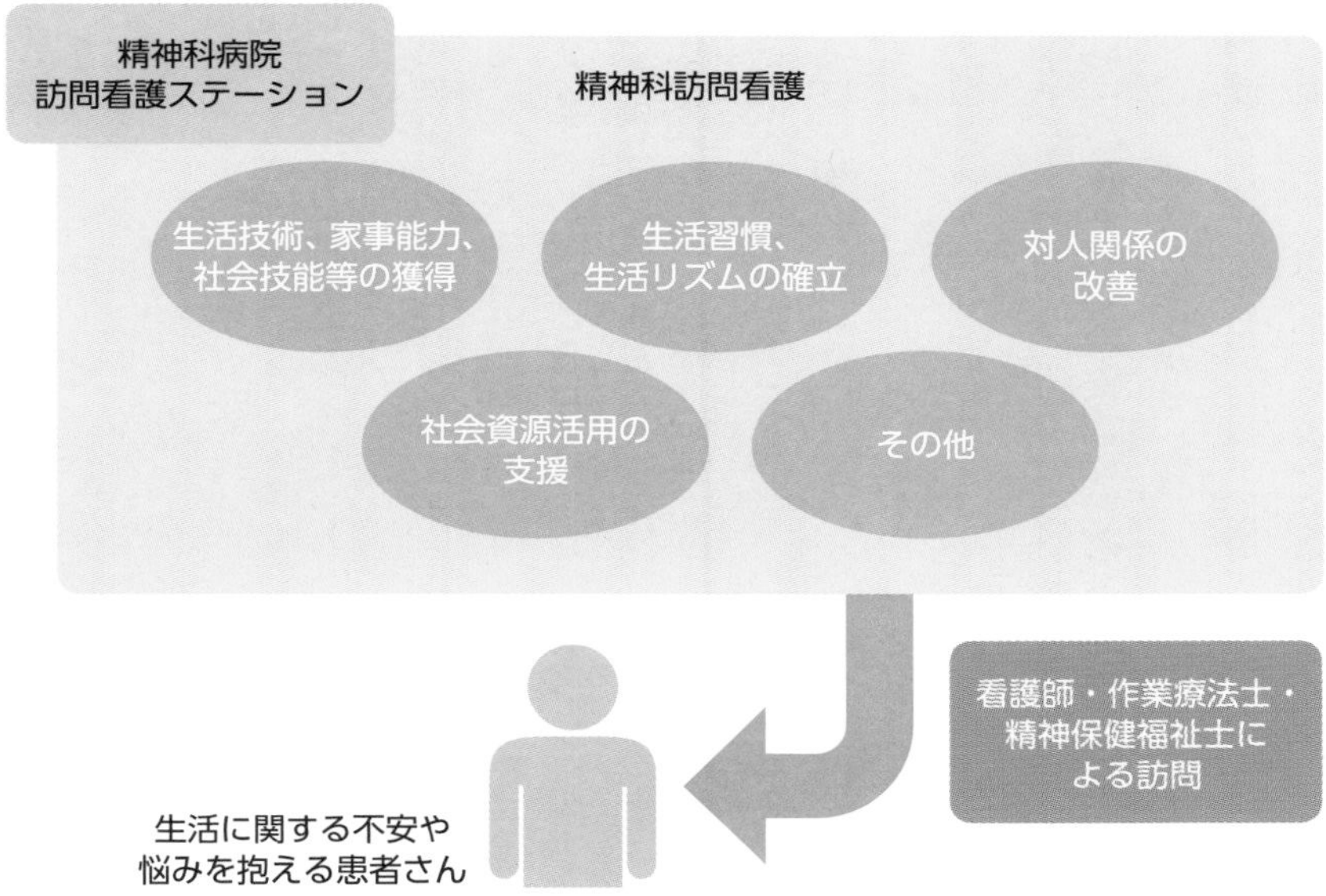

精神科訪問看護を活用している患者さんの主たる疾患状況

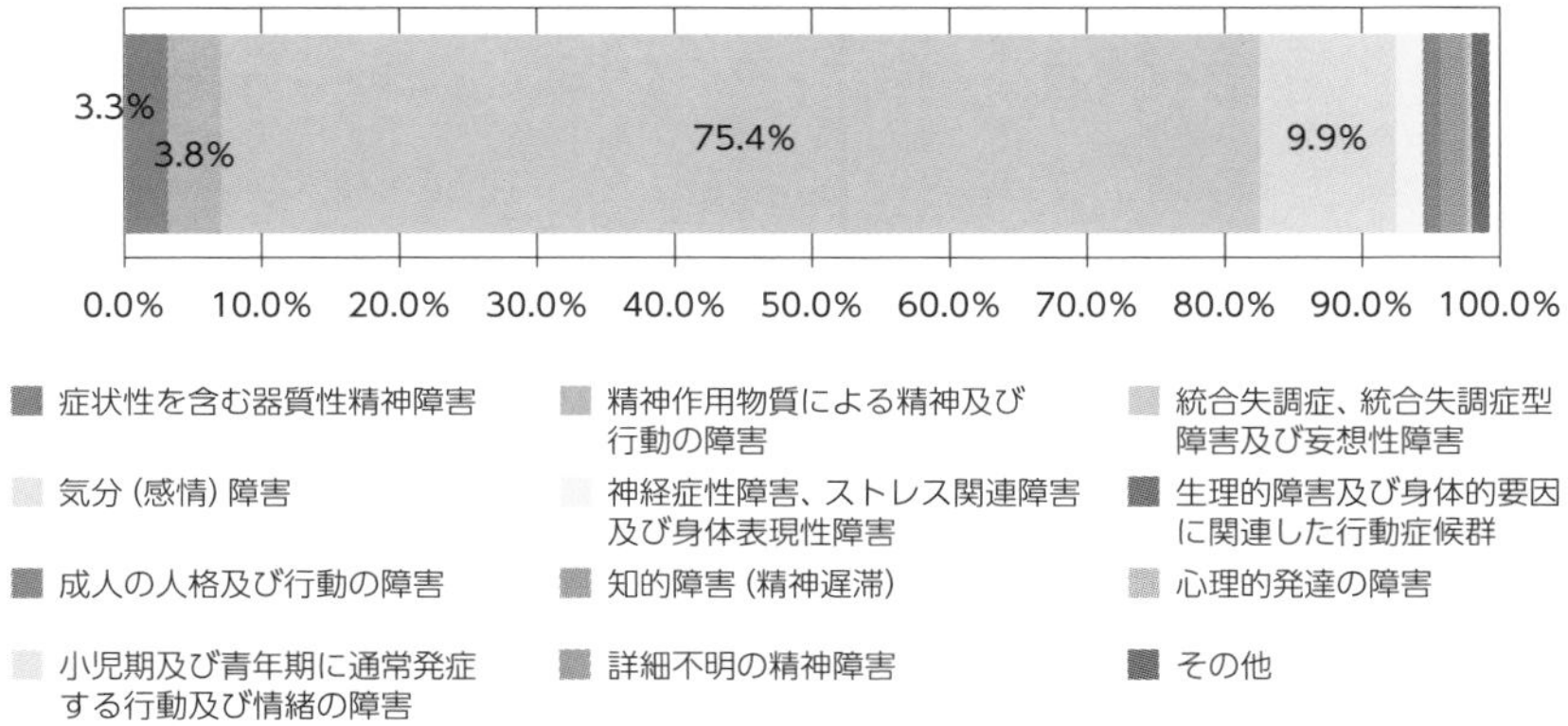

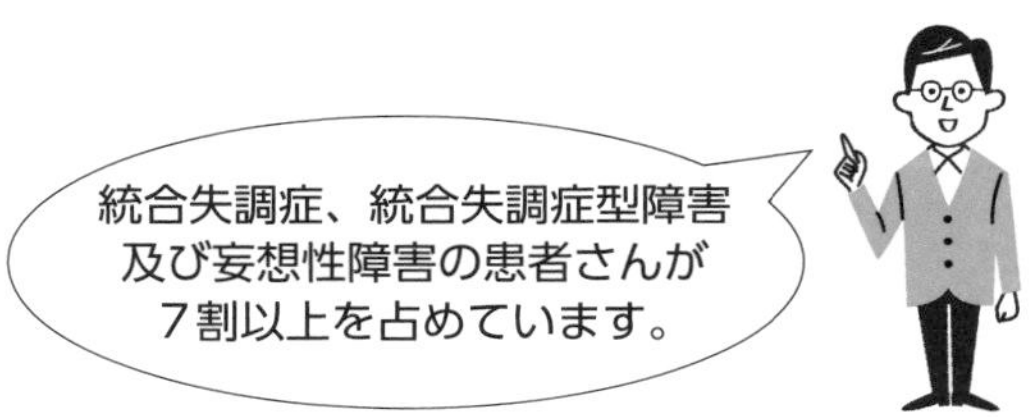

出典：厚生労働省資料

心神喪失及び心神耗弱により罪を犯した人への司法精神医療

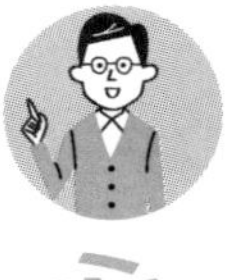

心神喪失等で犯罪をした場合に司法による処遇が行われる

心神喪失及び心神耗弱により、殺人や傷害など、重大な他害行為を行ってしまった人に対して、司法が専門的な治療と処遇について決定を行う制度が医療観察法です。これは刑罰的な意味合いではなく、病状を改善させることにより再び他害行為を起こさせないようにするとともに、社会復帰を促進させることを目的としています。

実際には、検察官による申立の後、裁判所により鑑定入院が命じられ、鑑定、生活環境調査の結果から裁判官と精神保健審判員による合議体にて処遇が決定されます。この際、精神保健福祉の観点から意見を述べる精神保健参与員にも意見を求めます。

治療内容にはルールがある

医療観察法における入院治療は指定を受けた国または都道府県（独立行政法人を含む）の医療機関です。２０２３年４月時点で35医療機関８５６床が指定されています。入院期間は概ね18か月以内の退院を目指すこととなっており、入院後、急性期、回復期、社会復帰期に分け、それぞれの期に対して、個人個人の状態に合わせた治療プログラムを設定しています。

先述の通り、個々で行われるのは刑罰ではなく治療です。患者さんにもそれが伝わるよう、適切な治療を行っていくことが求められています。

一方で、通院医療については設置者の縛りはなく、２０２３年4月現在で病院が６０３件、診療所が94件です。こちらでも前期、中期、後期の3期に分けて治療を行うことになります。治療期間は原則3年、処遇延長をしても5年を超えることはできません。それを超える医療は、精神保健福祉法によるものへと切り替わります。

通院期間中は、その後の社会生活を円滑に送れるよう、保護観察所の社会復帰調整官による精神保健観察が行われます。「一度罪を犯したら排除する」ではなく、同じことが起きないよう社会全体で見守っていく取り組みが必要といえるでしょう。

医療観察法の流れ

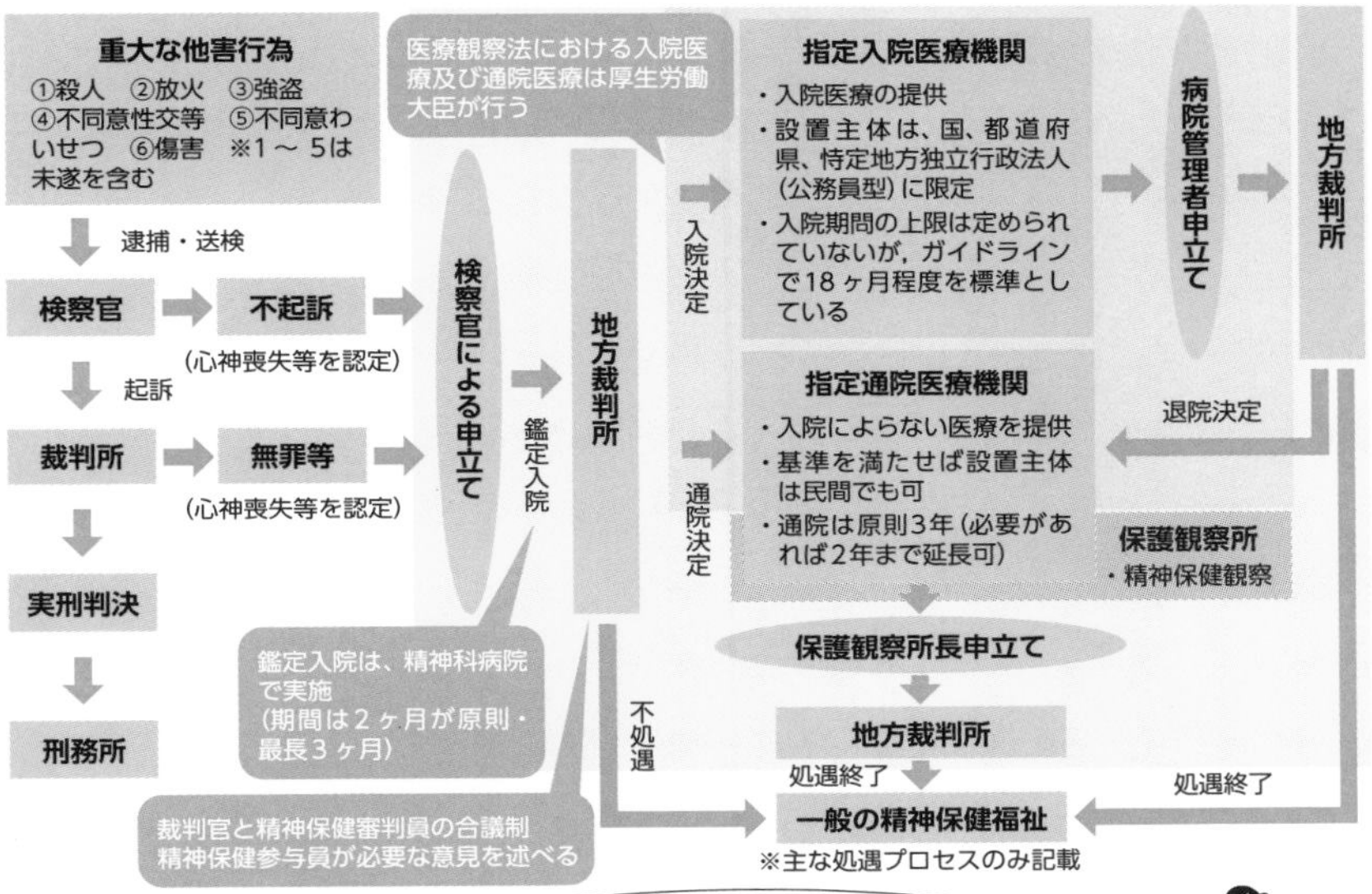

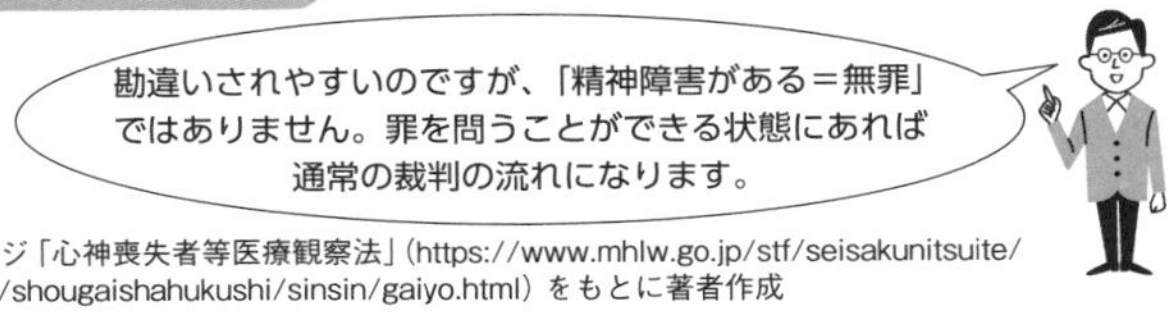

出典：厚生労働省ホームページ「心神喪失者等医療観察法」(https://www.mhlw.go.jp/stf/seisakunitsuite/bunya/hukushi_kaigo/shougaishahukushi/sinsin/gaiyo.html）をもとに著者作成

社会復帰調整官の役割

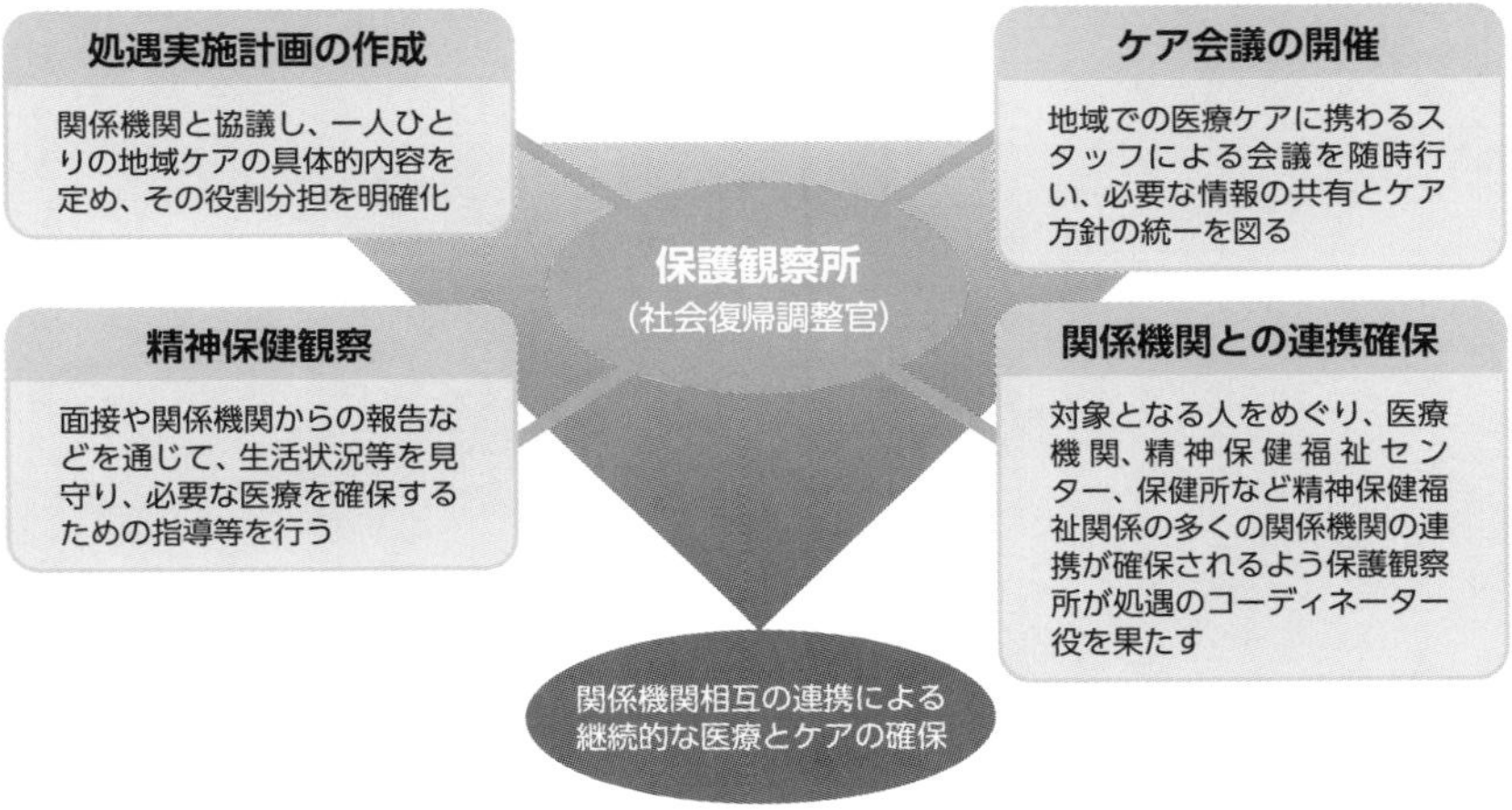

出典：法務省ホームページ（https://www.moj.go.jp/hogo1/soumu/hogo_hogo11.html）

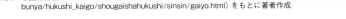

専門職が質の高い支援を継承し続けるために

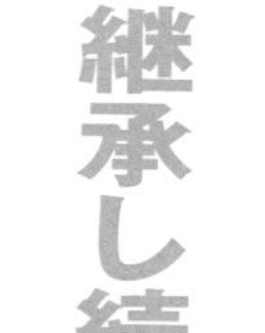

「職人芸」で終わらせない

時代が進むにつれ、支援の現場では複雑困難なケースも増えてきました。そうした場合に必要になるのは、「対応するための自己研鑽をどう進めていくか？」ではないでしょうか。

昔は、領域によっては、「技術は見て盗め」というような現場もあったと思いますが、近年、それでは後進は育ちません。一個人がどれだけ優れた技術を持っていたとしても、それを自分以外の専門職にも伝えなければ、結局、支援を必要とする当事者の方々が被害を受けてしまいます。技術は個人で磨くものではありますが、どのように磨けばいいのか、そのノウハウをどう伝えるかが、近年の専門職の課題ではないか、と思っています。

学びの機会を得るために

精神障害に関わる支援は、明確な正解がない中で当事者本人と一緒に考えていく作業といえます。その中で、自身の取り組みがどうだったのかを振り返り、指導を受ける場は必要不可欠です。そのための方法の一つが、同職種からのスーパービジョンといえるでしょう。

例えば、介護保険で活躍する主任介護支援専門員は、求められる業務として、スーパービジョンが課せられています。介護支援専門員が抱える困難事例などを通して、より質の高い介護支援専門員を育成することが課題となっているわけです。

しかし筆者が行った調査では、熱心にスーパービジョンを行っているケースがある一方で、勤務の忙しさや、自身もスーパービジョンを受けた経験が乏しいことなどから、どうすればいいのか苦慮しているという姿が見受けられました。逆に、スーパービジョンを受ける側はどうか、というと、「スーパービジョンを含めた研修の必要性は感じるが、そのための時間を捻出できない」という若手の声も聞かれます。

学びの機会は勝手にはやってきません。学ぶ側も、伝える側も、どうしたら専門職として成長できるかを考え、必要であればそのためのシステムを作るために行動することが、誰もが暮らしやすい社会を作るために、専門職に求められていることだと感じています。

第6章

働く人のための精神保健福祉

精神疾患は誰しもがなりうる疾患です。2015年のストレスチェック制度義務化もあり、職場のメンタルヘルス対策への関心は高まっています。この章では、従業員のメンタルヘルスケア、休職や復職、就業などに関する支援制度を解説します。

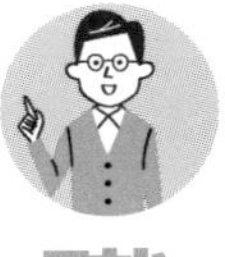

職場でのメンタルヘルスへの取り組みが求められる時代

精神疾患の患者数

２０１５年12月以降、ストレスチェック制度が義務化され、年に一度、メンタルヘルスに向き合うことが要請されるようになりました。その背景には、精神疾患は誰しもがなりうるものであるという考えがあります。厚生労働省の患者調査（２０２０年）によれば、精神疾患の患者数は２０１７年で約51万人、２０２０年で約50万人とここ数年横ばい傾向にあります。

労働者の心の健康の現状

「令和４年労働安全衛生調査（実態調査）」（厚生労働省）によると、労働者の約８割が職業生活で強いストレスを感じています。ストレスの内容では、「仕事の量」や「仕事の質」や「仕事の失敗、責任の発生等」の割合が高くなっています（左図）。また、「過労死等の労災補償状況」（厚生労働省）によれば、精神障害等による労災の認定件数が年々増加しています。さらに、労働者が相談できる相手は、「家族・友人」と「上司・同僚」の割合が高くなっています（左図）。これらのデータより、労働者のストレスの発生源の多くは職場にあり、ストレスの解決も職場環境が重要であるといえます。

労働者の心の健康への対策

こうした現状を受け、厚生労働省は、「労働者の心の健康の保持増進のための指針」を定め、職場におけるメンタルヘルス対策を推進しています。具体的には、ストレスチェック制度の実施や職場環境の改善といったメンタルヘルス不調を未然に防止する一次予防、メンタルヘルス不調を早期に発見、適切な措置を講じる二次予防、メンタルヘルス不調となった労働者の職場復帰を支援する三次予防が挙げられます。

２０１３年以降、約６割の事業所がメンタルヘルス対策に取り組んでいます（令和４年労働安全衛生調査（実態調査））。事業所にはメンタルヘルス対策のため、心の健康づくり計画を中長期視点で策定し、計画の継続的な評価と再策定することが求められています。

ストレスを感じる労働者の割合

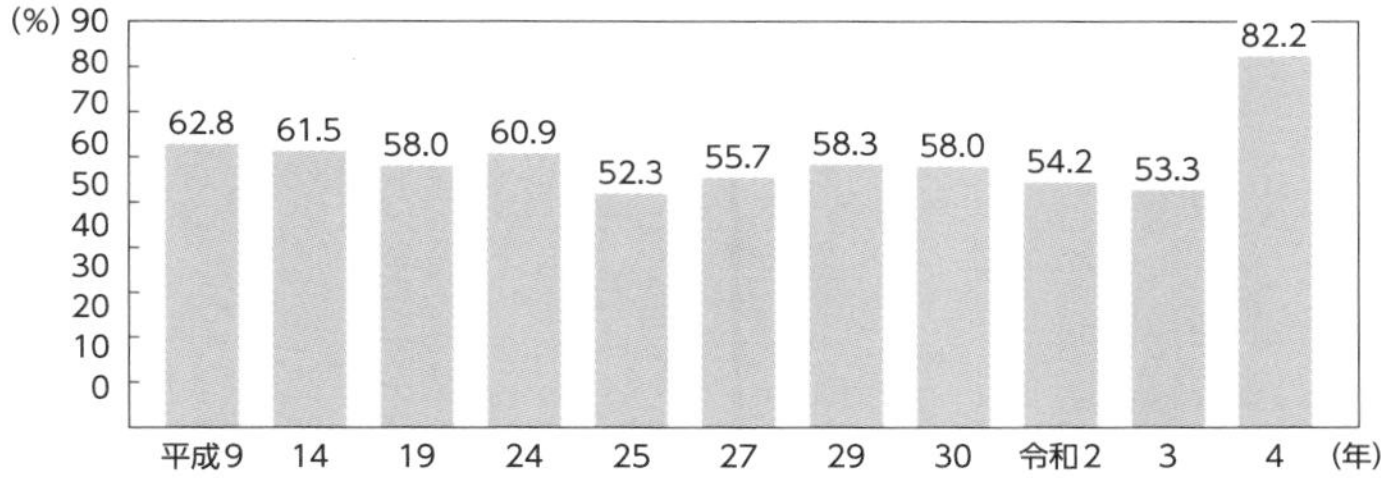

参考文献：厚生労働省「労働者健康状況調査」(平成9～24年)、「労働安全衛生調査（実態調査)」(平成25～令和4年)

仕事や職業生活におけるストレスの内容

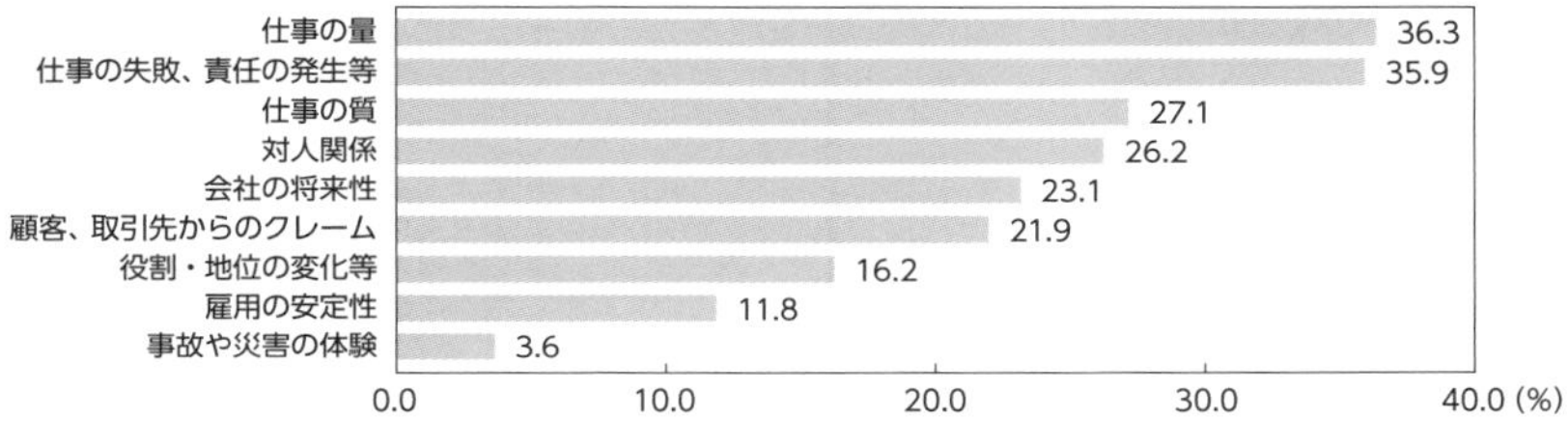

参考文献：厚生労働省「令和4年労働安全衛生調査（実態調査)」

精神障害等による労災認定（支給決定）件数

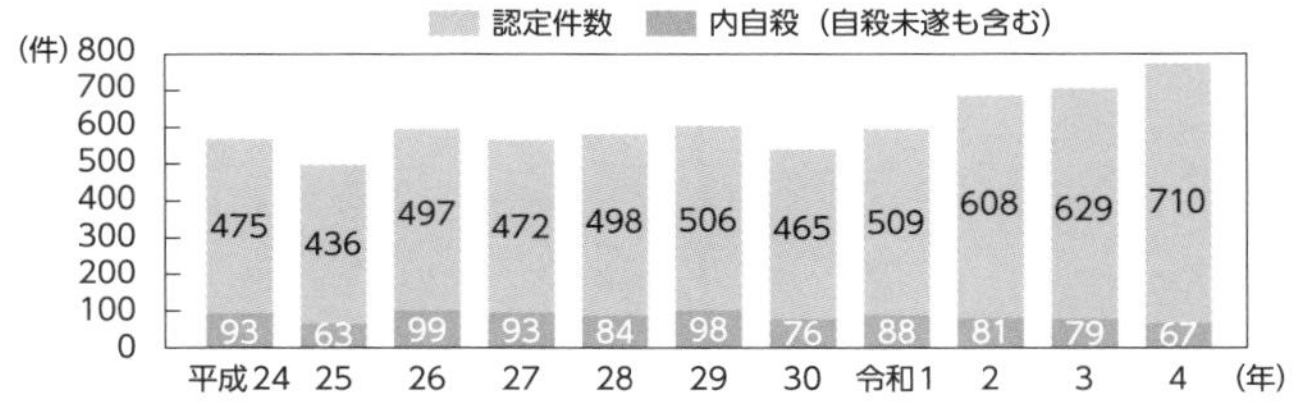

参考文献：厚生労働省「過労死等の労災補償状況」(平成28年度～令和4年度)

ストレスを相談できる相手及び実際に相談した相手（抜粋）

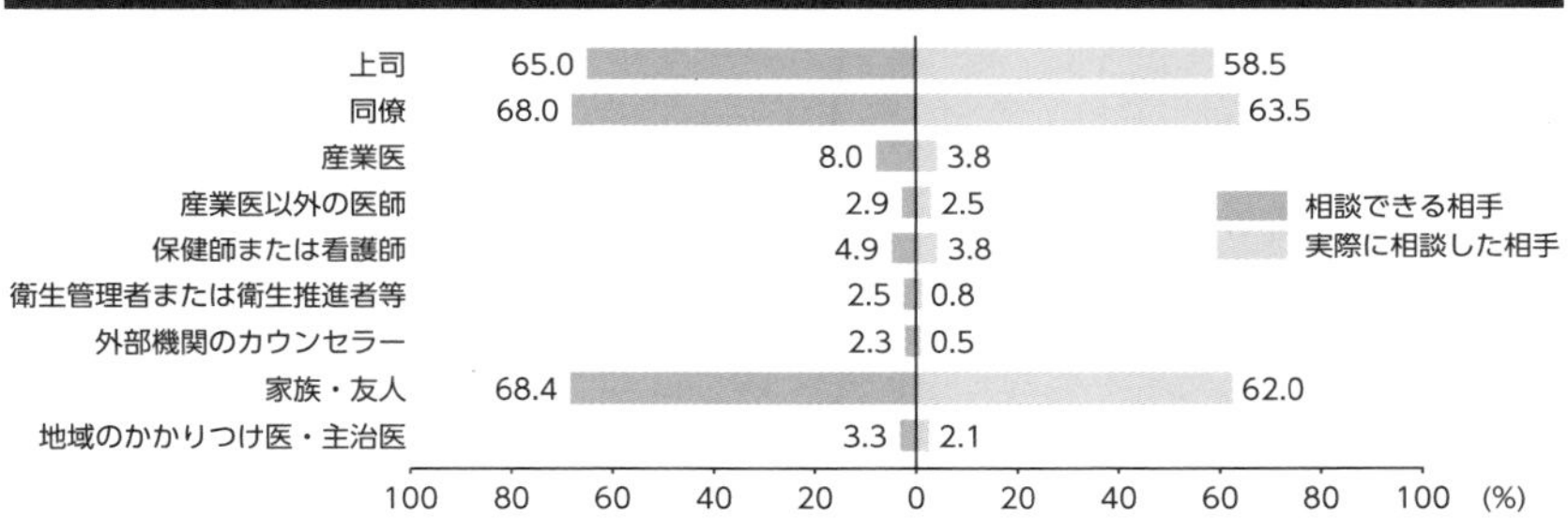

参考文献：厚生労働省「令和4年 労働安全衛生調査（実態調査)」

自身のメンタルヘルスの状況がわかる

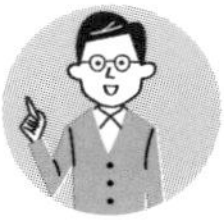

ストレスチェックって何?

前の項目で記載したように、2015年12月よりストレスチェック制度が義務化されました。ストレスチェック制度は、労働安全衛生法に規定されており、労働者の心理的な負担の程度を把握するために実施され、検査結果は本人に通達されます。

検査の結果、心理的負担が大きく、本人が希望する場合、医師との面談を受けさせることが事業所に義務づけられています。また、医師との面接の結果、就業場所の変更や労働時間の短縮が必要であるとされた場合には、それらの措置をとることも義務づけられています。

チェックリストの実施

労働者が50人以上の事業所では、1年以内に1回、チェックリストを用いた検査を実施することが、労働安全衛生規則に規定されています。対象となるのは正規職員だけでなく、パートタイム労働者や派遣労働者も含まれます。

労働安全衛生法では、ストレスチェックの未実施に対する罰則は規定されていませんが、労働基準監督署への結果報告を怠ると罰金が科されることが規定されています。

検査結果の秘密保持

検査結果の秘密保持についても、労働安全衛生法で規定されています。検査を実施する者は、医師、保健師、研修を受けた歯科医師、看護師、精神保健福祉士や公認心理師と規定され、事業者が実施者になることはできません。さらに、検査を受けた労働者の同意を得ずに、検査結果を事業者に提供してはならない、面接を申し出たことを理由に当該労働者に対して不利益な扱いをしてはならないとも規定されています。そのため、面接を希望しても、不当な扱いを受けることはありません。

ただし、職場環境の改善のため、集団としての結果の分析は行われる可能性があります。個人としての点数は会社側に報告されませんが、特定の集団(例:○○部署)ごとの結果分析は努力義務となっているためです。

ストレスチェック制度の実施手順

導入前の準備
（実施方法など社内ルールの策定）

↓

ストレスチェック（全員）

質問票の配布・記入
※ITシステムを用いて実施することも可能

↓

ストレス状況の評価・医師の面接指導の要否の判定

↓

本人に結果を通知

検査の実施者は、医師や保健師などで、事業者ではない。

結果の通知は本人にのみ。本人の同意なしに事業所に結果は通知されない。

面接指導（ストレスが高い人）

本人から面接指導の申出

↓

医師による面接指導の実施

↓

就業上の措置の要否・内容について医師から意見聴取

↓

就業上の措置の実施

集団分析 ※努力義務

個人の結果を一定規模のまとまりの集団ごとに集計・分析

↓

職場環境の改善

10人以下の集団の場合は、同意がない限り、集団の分析も行わない。

↓

「うつ」などのメンタルヘルス不調を未然に防止！

ストレスチェックや面接指導で個人の情報を取り扱った者には、法律で守秘義務が課されます。違反した場合は、刑罰の対象となります。

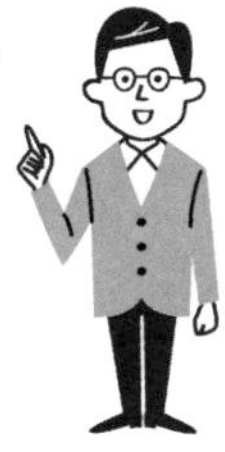

参考文献：厚生労働省『ストレスチェック制度導入マニュアル』

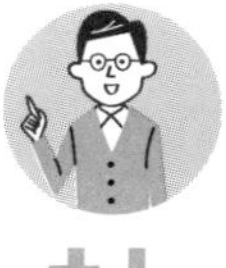

社員の悩みの解決を会社全体の利益につなげる

EAPって何？

EAP（Employee Assistance Program）は「従業員支援プログラム」と訳され、メンタルヘルスの問題だけでなく、アルコールや薬物などの問題を抱えた社員を支援することで、会社の生産性を向上するプログラムです。つまり、社員の悩みを解決することで、社員が仕事に取り組みやすくなり、ひいては会社全体の利益につながっていくという考えのもと実施されています。

EAPはもともと、アメリカにおいて職場でのアルコール対策から始まりました。当初は、アルコール依存により働けない社員を支援していましたが、徐々にアルコール以外の問題（メンタルヘルスや家庭問題など）にも対応するようになりました。

後ほど説明しますが、日本では厚生労働省が提唱する4つのケアの中の「事業場外資源によるケア」の一つとしてEAPが位置づけられているため、企業はEAPを専門に行う機関に依頼します。

現在、EAPを提供する専門機関は100以上存在しているため、それらの機関が一定の基準を満たしたEAPを提供しているかどうかの判断が必要です。日本では、COA方式メンタルヘルスサービス機関機能認定という認定制度が導入され、産業医科大学によって認定がなされています。EAP導入の際には、この認定があるかどうかも一つの指針となります。

EAPでは何をするの？

EAPを提供する機関ごとに違いますが、①個人カウンセリング、②管理職へのコンサルテーション、③研修、④医療機関、弁護士などの専門家への紹介、⑤復職支援プログラム、⑥出張カウンセリング、⑦ストレス調査の7つが、主なプログラム内容になります。ただし、契約した一つの事業所に対して7つすべてのプログラムが行われるというわけではありません。EAP提供機関は、事業所のニーズを踏まえた上で、事業所の状態をアセスメントし、必要なプログラムを組んでいきます。

参考文献：森晃爾、Dale A.Masi、市川佳居、丸山崇著『企業のメンタルヘルスを強化するために』労働調査会、2011年

EAPで実施される主な内容

①個人カウンセリング	対面や電話、ネットを用いて個人へカウンセリングを実施する
②管理職へのコンサルテーション	部下との接し方、組織内のマネジメントへのコンサルテーションを行う
③研修	心理的な基礎知識の研修を行い、個人のスキルを向上させる
④専門家への紹介	問題の種類に応じて、弁護士や医療機関など、必要な専門家へつなぐ
⑤復職支援プログラム	休職している社員が復職する際に、産業医や医療機関、家族、上司と連携しながら支援していく
⑥出張カウンセリング	公認心理師や臨床心理士、精神保健福祉士が職場に出向き、カウンセリングに応じる
⑦ストレス調査	社員のストレスの程度を把握し、職場環境の改善に努めたり、高ストレス者には産業医を紹介したりする

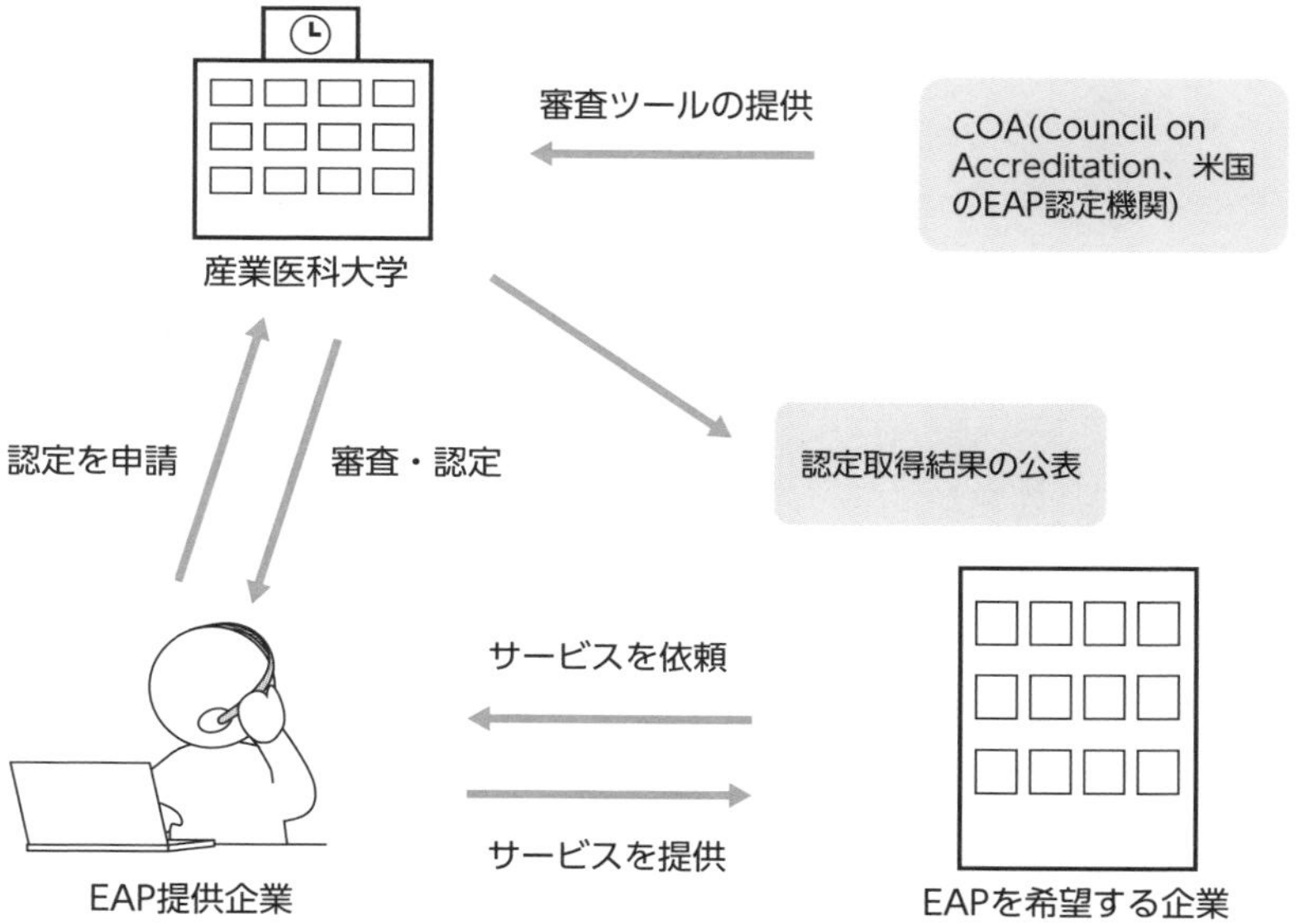

参考文献：産業医科大学ホームページ（https://www.uoeh-u.ac.jp/medical/hoshms/mh.html）をもとに著者作成

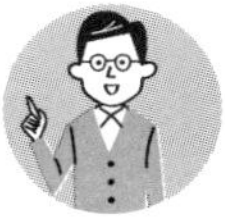

社員の身体的・精神的健康を支援する医師

産業医ってどんな人?

産業医とは、社員が健康に、そして快適に職場で業務を遂行できるよう、指導や助言を行う医師です。1996年に改正された労働安全衛生法で、「産業医は、労働者の健康管理等を行うのに必要な医学に関する知識について厚生労働省令で定める一定の要件を備えた者でなければならない」と規定されています。ここでいう「一定の要件」とは左表の通りで、産業医は医師の資格だけでなく、産業保健に特化した知識やスキルを有している必要があります。

産業医はどこにいる?

50人以上の労働者がいる事業所では、産業医の配置義務があります。3000人以下の事業場で1名以上、3000人以上の事業場で2名以上の産業医を選定する必要があります。

また、産業医には嘱託産業医と専属産業医があり、50人以上999人以下の事業所では前者の配置が認められていますが、常時1000人以上の労働者を使用する事業所（有害物質等を取り扱う事業場は500人以上）では、後者を選定する必要があります。なお、50人未満で産業医が不在の事業所は、産業保健総合支援センターにより無料で産業医を活用することができます。

産業医は何をしてくれる?

産業医の業務は労働安全衛生規則第14条第1項に規定されており、簡潔にいえば、社員の身体的及び精神的健康について、相談や指導、職場環境の改善への指導です。具体的には、①健康診断・その結果に基づく措置、②長時間労働者に対する面接指導・その結果に基づく措置、③ストレスチェック、高ストレス者への面接指導・その結果に基づく措置、④作業環境の維持管理、⑤作業管理、⑥労働者の健康管理、⑦健康教育、健康相談、⑧衛生教育、⑨労働者の健康障害の原因の調査及び再発防止の措置が挙げられます。左図のように、産業医は職場内のスタッフや事業者との連携や労働者との面談を通して、職場環境の改善や労働者の健康の保持・増進を進めていきます。

産業医の要件
（労働安全衛生規則第14条第2項）

①厚生労働省が実施する労働者の健康管理に必要な医学知識の研修を修了した者

②産業医の養成を行うことを目的とした医学の正規の課程を設置している産業医科大学、その他の大学で当該課程を修めて、実習を履修し、卒業した者

③労働衛生コンサルタント試験に合格した者で、その試験の区分が保健衛生である者

④大学において労働衛生に関する科目を担当する教授、准教授、常勤講師の職にあり、またはあった者

⑤①～④の他、厚生労働大臣が定める者

産業保健活動の体制

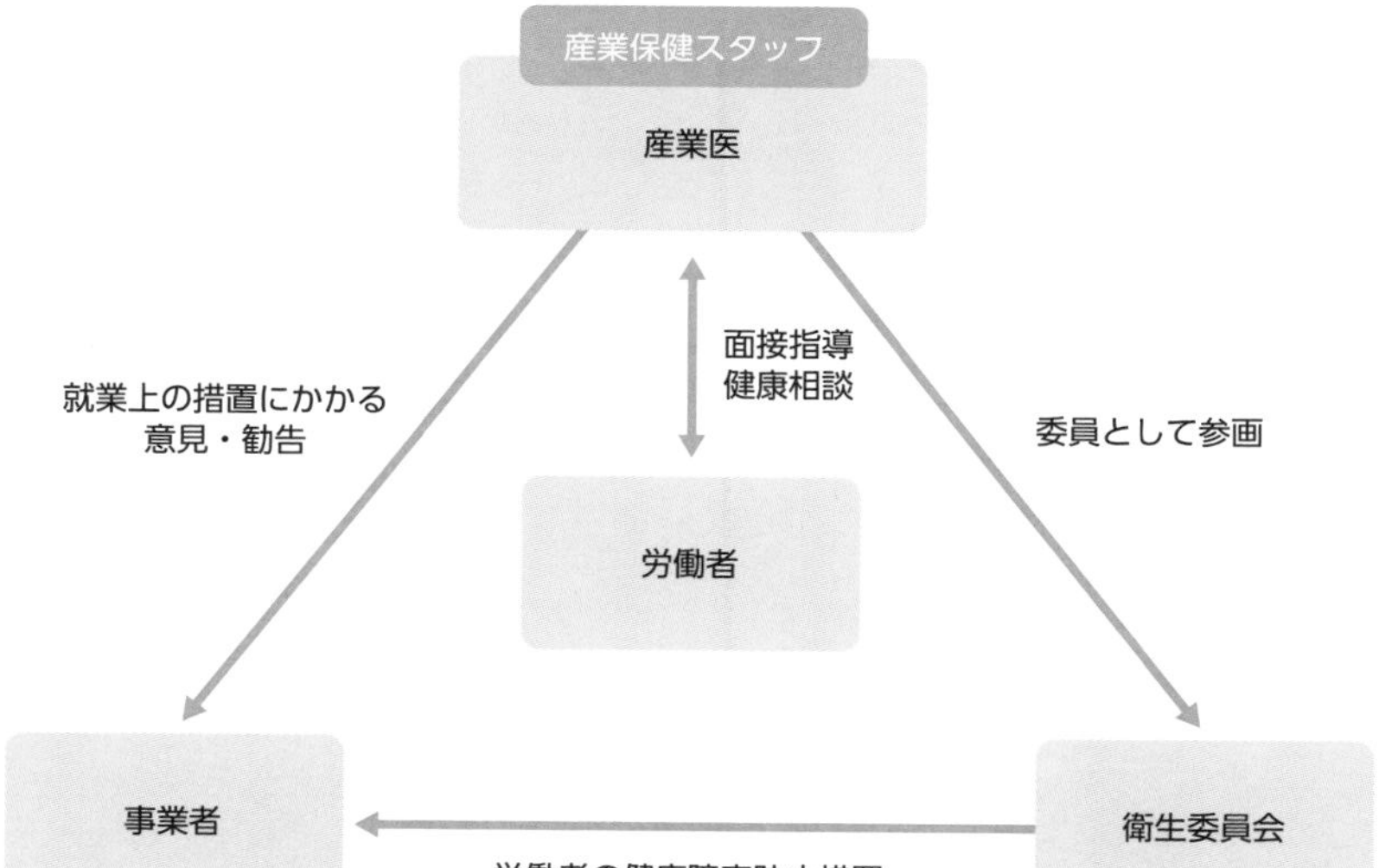

参考文献：厚生労働省「第104回 労働政策審議会安全衛生分科会（平成29年5月30日）参考資料」をもとに著者作成

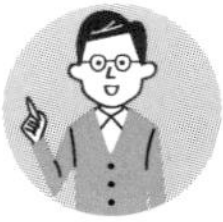

社内に相談できる仕組みがない場合はどうする？

社内での相談体制

現在、産業領域では4つのケアを実施することが、厚生労働省より推奨されています。4つのケアとは、①セルフケア、②ラインによるケア、③事業場内産業保健スタッフなどによるケア、④事業場外資源によるケアです。

会社での相談体制としては、主に左表のような仕組みが推奨されています。しかし、相談体制の仕組みは、それぞれの会社によって異なるのが実情です。特に、従業員が50人未満の事業場では、産業医の選定が義務づけられておらず、事業場内産業保健スタッフなどが配置されていないところもあります。

地域産業保健センター

従業員数が50人未満で社内に相談できる体制がない場合、地域産業保健センターの利用が推奨されます。地域産業保健センターは、産業保健関係者を支援するとともに、事業主などに対して職場の健康管理への啓発を行うことを目的に、各都道府県に設置されている産業保健総合支援センターの窓口機関にあたります。

地域産業保健センターは、概ね労働基準監督署管理区域ごとに設置されており、労働者数50人未満の事業所を対象に、労働者への産業保健サービスの提供を実施しています。提供されるサービスには、①長時間労働者及び高ストレス者への医師による面談指導、②健康相談窓口での健康相談、③事業場訪問による産業保健指導、④地域の産業保健関係機関などの情報提供があります。

地域産業保健センターの利用は無料です。ただし、各サービスの利用には、事前の申し込みが必要です。個人での利用も、事業所としての利用も可能となっています。問い合わせ先は「地域産業保健センター」と事業所が所在する都道府県名を入れてインターネットで検索すると、予約方法のページを見つけることができます。相談したいことがある場合は、各センターの指示に従って申し込みを行うことができます。

参考文献：独立行政法人労働者健康安全機構ホームページ

4つのケアの名称と内容

セルフケア	事業者は労働者に対して、①ストレスやメンタルヘルスに対する正しい理解、②ストレスチェック等を活用したストレスへの気づき、③ストレスへの対処、の3つのセルフケアが行えるように教育研修・情報提供を行う
ラインによるケア	管理監督者は、職場環境の把握と改善、労働者からの相談対応、職場復帰における支援を行う
事業場内産業保健スタッフ等によるケア	事業場内産業保健スタッフは、セルフケア及びラインによるケアが効果的に実施されるよう、労働者及び管理監督者に対する支援を行う
事業場外資源によるケア	事業場外資源から情報提供や助言を受ける。事業場外資源とネットワークを形成する

参考文献：独立行政法人労働者健康安全機構「令和２年度 産業保健活動総合支援事業アウトカム調査報告書」

産業保健センター及び地域産業保健センターの利用割合

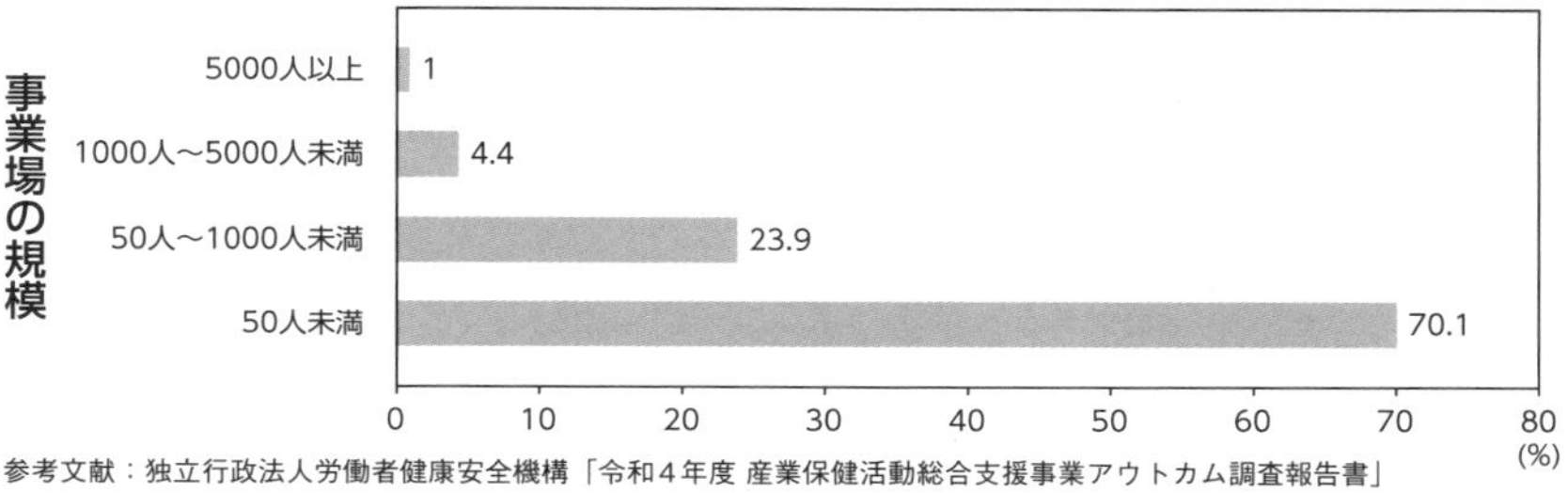

参考文献：独立行政法人労働者健康安全機構「令和４年度 産業保健活動総合支援事業アウトカム調査報告書」

50人未満の事業場の産業保健活動の取組状況

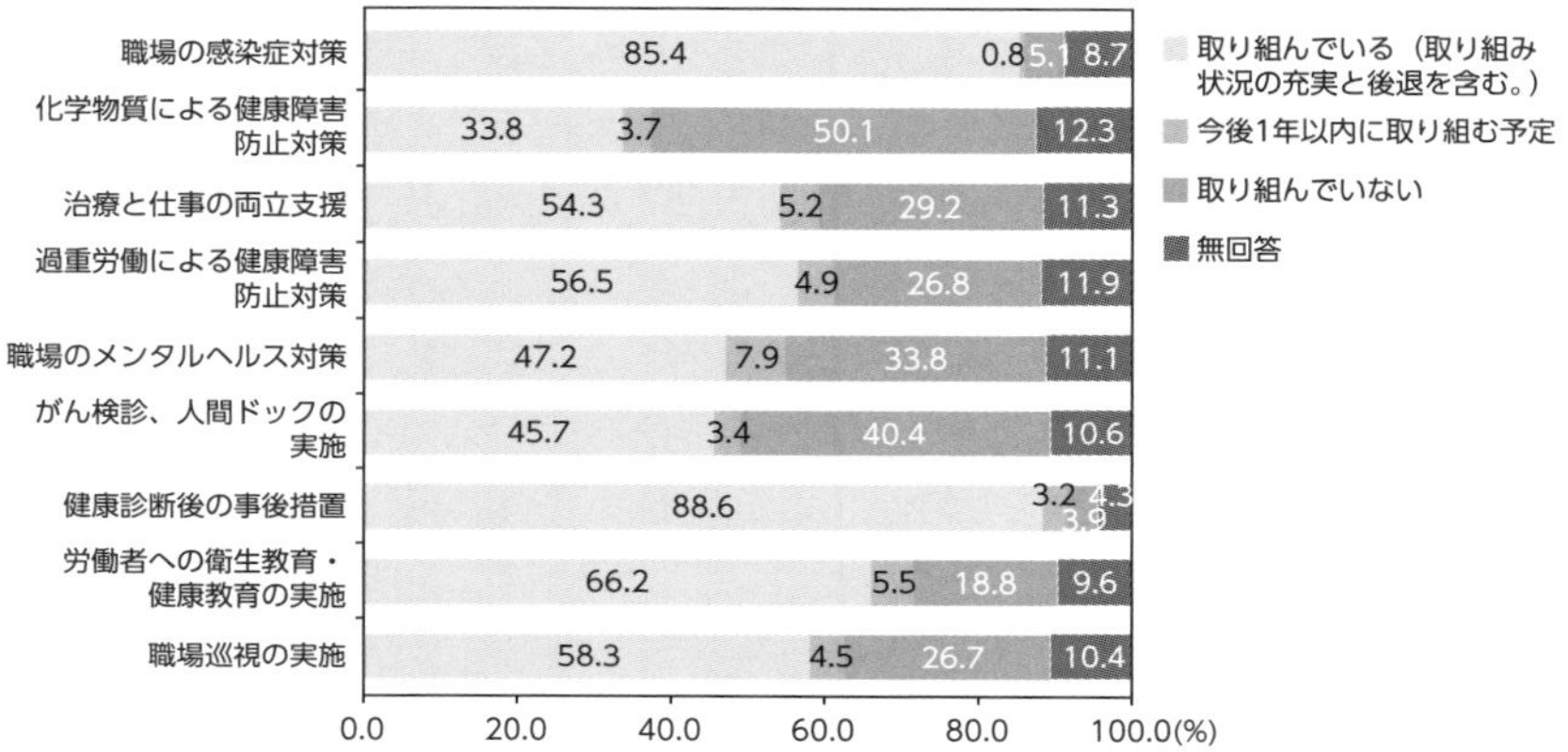

参考文献：独立行政法人労働者健康安全機構「令和４年度 産業保健活動総合支援事業アウトカム調査報告書」

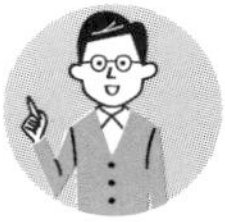

病気やケガで働けない場合にもらえるお金

病気やケガで仕事を休んだら?

病気やケガにより、仕事に携われなくなることもあります。このような場合に支給されるのが、傷病手当金です。

傷病手当金は、病気休業中に被保険者とその家族の生活を保障するために設けられた制度で、健康保険、船員保険、各種共済組合など、公的医療保険の被保険者が利用できます。ただし、市町村によって運営される国民健康保険については、その特性上、傷病手当金制度はありません。

傷病手当金の支給には、左図上のような4つの条件があります。①と②の条件を補足すると、健康保険内もしくは自費診療かどうかにかかわらず、仕事に就くことができない証明があれば、支給対象になります。ただし、業務上や通勤災害の場合は労災保険の対象となり、美容整形などの病気と見なされないものは支給対象になりません。

また、③の3日間連続での休み(待期)が必要であることも注意が必要です(左図参照)。なお、休職中に給与の支払いがあると手当金は支給されませんが、支払い額が手当金の額よりも少ない場合は、その差額が支給されます。

支給期間と支給額

傷病手当金の支給期間は、支給開始日から通算して最長1年6か月です。1年6か月の間に出勤した場合は、その期間は含まれません。ただしそれ以降は、たとえ仕事に就けなかったとしても、傷病手当金は支給されません。

1日あたりの支給額は、例えば会社員として一般企業に勤めている場合、支給開始日以前の継続した12か月間の標準報酬月額の平均額を30で割り、その金額の3分の2に相当する金額です。標準報酬月額が30万円なら、1日あたり6600円程度となります。

なお、傷病手当金を受給中に退職しても、①被保険者の資格喪失した日の前日までに継続して1年以上の被保険者期間があること、②資格喪失時に傷病手当金を受けているか、または受ける条件を満たしていること、この2つの条件を満たせば、継続して支給されます。

傷病手当金支給の4条件

①事業外の事由による病気やケガの療養のための休業である
②仕事に就くことができない
③連続する3日間（待期期間）を含み4日以上仕事に就けなかった
④休業した期間について給与の支払いがない

休 出 休 休 出 出 休 休

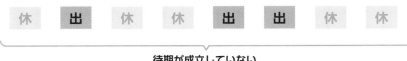

待期が成立していない

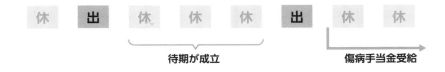

休 出 休 休 休 出 休 休

待期が成立　　傷病手当金受給

傷病手当金の支給期間の例

		療養期間		療養期間		療養期間
出勤	欠勤	欠勤	出勤	欠勤	出勤	欠勤
	待期期間	支給	不支給	支給	不支給	支給

通算1年6か月

※支給開始日から通算して1年6か月まで支給

例えば、標準報酬月額が30万円の人なら、
「30万円÷30日×3分の2」で1日あたり約6,600円。
細かい金額については、所属の総務課や人事課に
問い合わせてみてください。

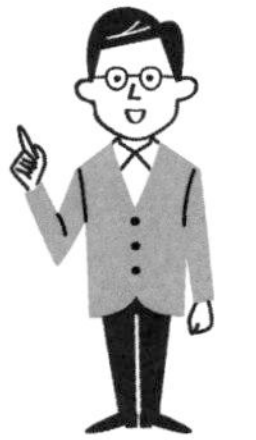

出典：厚生労働省「令和4年1月1日から健康保険の傷病手当金の支給期間が通算化されます」

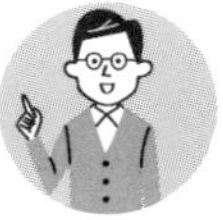

精神疾患も労災認定される可能性がある

労災保険

傷病手当金は、仕事以外の病気やケガについての補償でした。仕事中のケガや病気については、労災保険が適用されます。1名でも労働者を雇っていれば、労災保険の加入は事業主の義務であり、雇用形態にかかわらず、すべての労働者が加入します。労働者が仕事や通勤の際に負傷したり病気になった場合は、労災保険から給付金が支払われます。

労災保険の給付の適用

労災保険の適用には、業務災害と通勤災害の2つがあります。ここでは、業務災害について説明します。業務災害とは、業務が原因による負傷、疾病、障害または死亡を指します。そのため、業務と疾病などの間に一定の因果関係が認められる必要があります。

一般的に、労働者に発症した疾病について、①労働場に有害因子が存在している、②健康障害を起こしうるほどの有害因子に暴露した、③発症が有害因子への暴露後である、という3要件が満たされる場合に労災と認定されます。

精神障害の労災認定

精神障害の労災については、2011年、厚生労働省により、心理的負荷による精神障害の認定基準が定められました。①業務による心理的負荷、②業務以外の心理的負荷、③個体側の要因を評価し、どれが発病の原因なのかを医学的に見極め、左図のフローチャートに沿って認定がなされます。

認定基準の対象となるのは、ICD-10の「精神および行動の障害」に分類される精神障害で、代表的なものは、うつ病や急性ストレス反応です。

業務による強い心理的負荷の判断基準では、まず特別な出来事の有無を判断します。特別な出来事がない場合は、業務による出来事の心理的負荷を判定していきます。その後、業務外の心理的負荷を評価し、最後に個体側の要因を評価します。その結果、業務外の心理的負荷がなく、個体側の要因がなければ労災として認められます。

参考文献：厚生労働省「労災保険給付の概要」2023年3月

精神障害の発病についての考え方

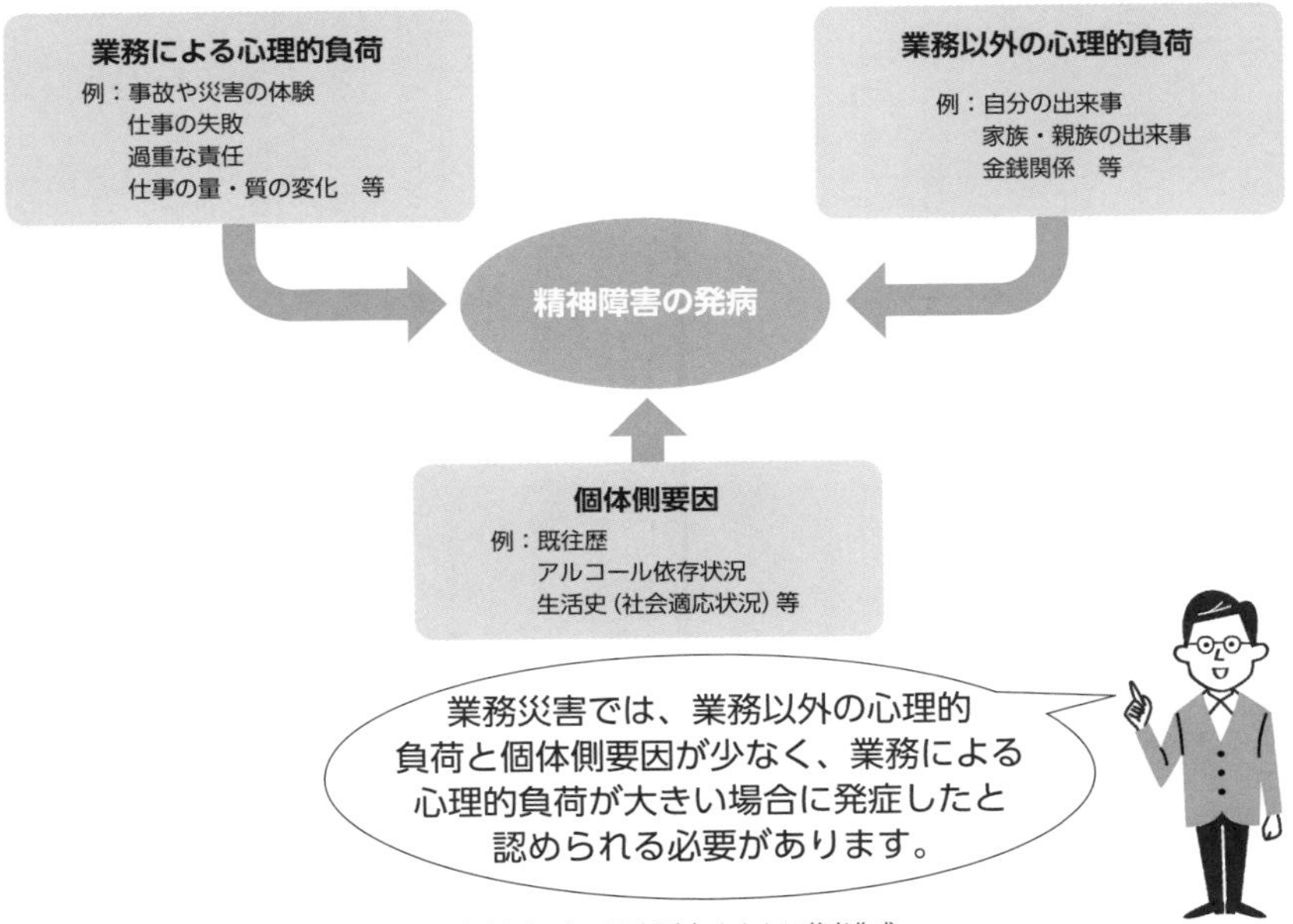

参考文献：厚生労働省「精神障害の労災認定（令和２年９月改訂）」をもとに著者作成

精神障害の労災認定のフローチャート

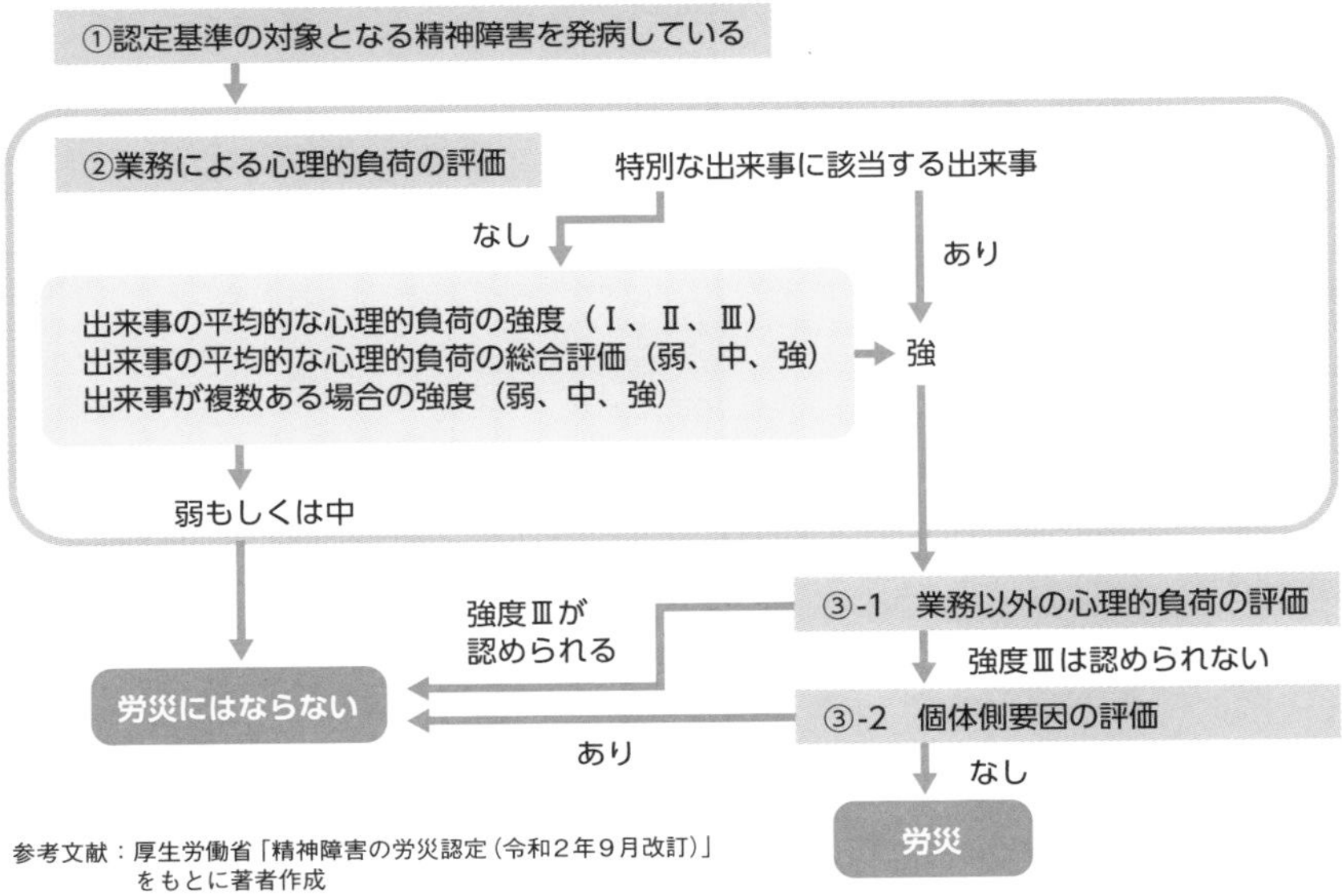

参考文献：厚生労働省「精神障害の労災認定（令和２年９月改訂）」
をもとに著者作成

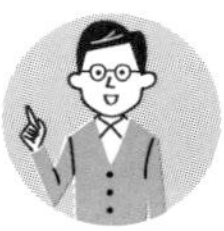

休職中の過ごし方や、復職に向けた取り組みとは？

休職する際の必要事項

休職が必要であると判断され、会社から「休んでください」と言われたら、必ずやっておくべきことがあります。それは、会社との連携、病院への通院、服薬です。

復職をどうするかも含め、休職中は会社と要所要所で連絡をとる必要があります。休職することになったら、休職中の会社の連絡窓口を確認し、連絡が取れる体制を構築しておくことが大切です。そして、治療には通院が欠かせません。休職中には医師の診断書なども必要になるので、定期的な通院が重要となります。また、服薬も大変重要で、特に精神疾患の薬は、途中でやめてしまうと症状が悪化する恐れもあります。自己判断せずに、必ず医師の指示に従った服用をします。

休職期間の生活

出勤の必要がなくなると、昼夜逆転の生活になりがちです。休職期間であっても、夜に眠れるように昼間は眠らないようにするなど、できる限り、生活のリズムを崩さないことが大切です。可能であれば、起床時間と就寝時間を記録しておくとリズムをつかみやすくなります。

また、寝室の灯りを調整するなどの環境調整も必要です。そして、「眠りの質」にこだわりすぎないことも大切です。横になるだけでも、疲れは十分とれるので、「次の日に動ければ十分」という心持ちで就寝します。

リワークプログラム

体調が整い始めたら、復職に向けて、医師と相談しながら動いていきます。医師が適切と判断すれば、気分障害の人等を対象としたリワーク（復職支援）プログラムに参加することも有効です。

リワークプログラムは医療機関や会社等で受けることができます。最初は午後の部への参加から始めて、参加できるようになったら、生活習慣を整えるために午前の部にも参加するというシステムが多くなっています。具体的なプログラムには、業務作業の練習や対人スキルの練習が等があります。

参考文献：岡島義著『4週間でぐっすり眠れる本 つけるだけで不眠が治る睡眠ダイアリー』さくら舎、2015年

休職期間中の過ごし方と睡眠

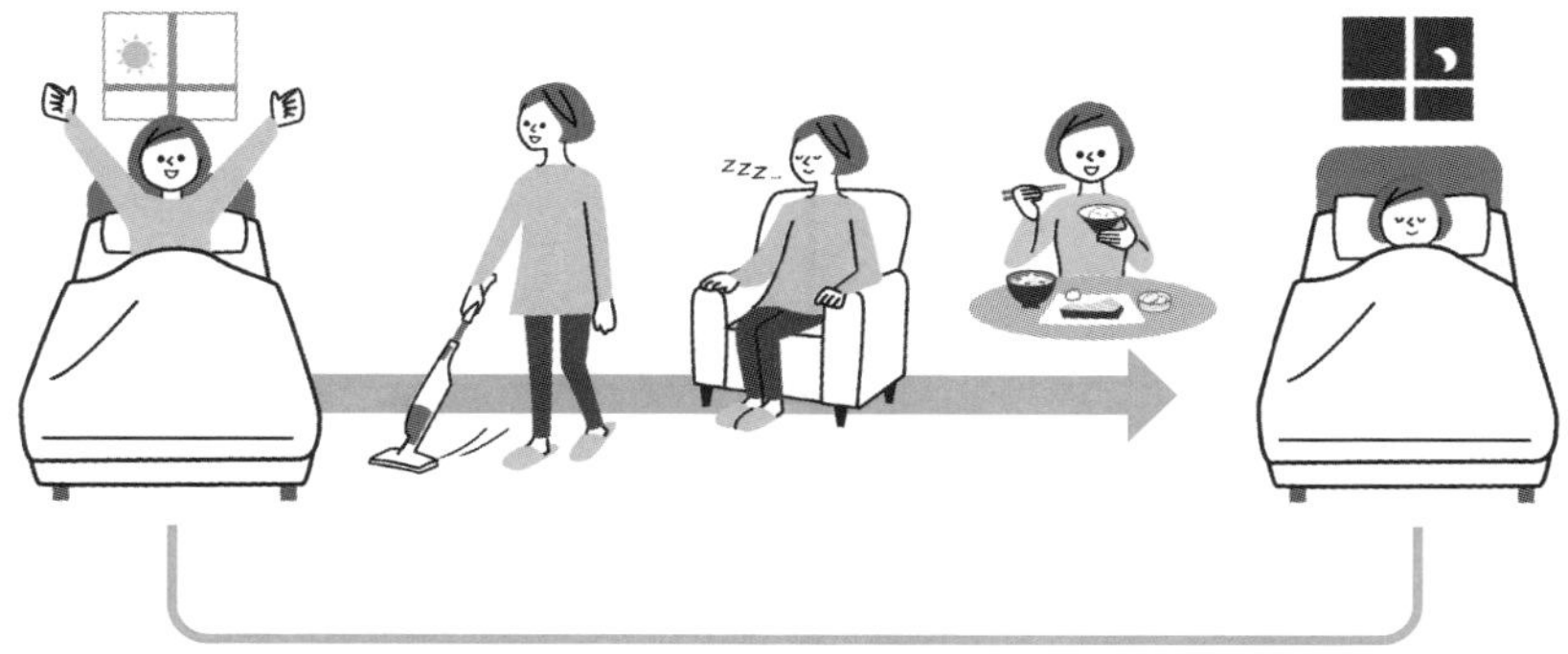

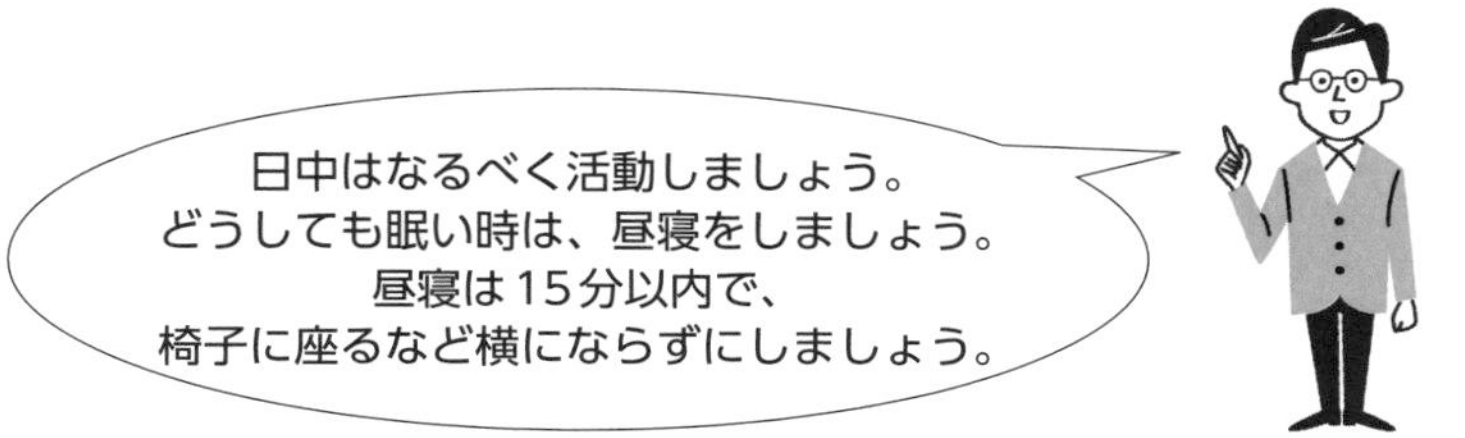
日中はなるべく活動しましょう。
どうしても眠い時は、昼寝をしましょう。
昼寝は15分以内で、
椅子に座るなど横にならずにしましょう。

リワークプログラムの主な内容

個人作業	PC入力作業や読書など、個人で行う作業を通して、集中力の向上や復職後の作業の練習を行う
心理教育	自身の疾患についての理解や服薬への理解を深める
認知行動療法	自身の思考とどう付き合い、どう行動していくかを検討する
アサーションスキルトレーニング	周囲の人と適切なコミュニケーションをとる練習をする
グループワーク	グループでの活動を通して、対人スキルの練習をする

部下の調子が悪い時、上司はどう対応する？

部下の様子を観察する

厚生労働省が示している産業保健のメンタルヘルスのケアである「4つのケア」の一つに、ラインによるケアがあります。これは管理監督者、つまり上司が部下の様子を観察し、相談の窓口となることで、業務の量や質、業務環境の整備を行うものです。これは、管理監督者の安全配慮義務の一環として、求められています。

具体的には、①「いつもと違う」部下の把握と対応、②部下からの相談への対応、③メンタルヘルス不調の部下の職場復帰への支援の3つです。ここでは、①と②について説明します（③は次の項目を参照）。

「いつもと違う」部下の把握では、遅刻、早退、欠勤の増加、残業や休日出勤の増加、仕事の能率の低下、報告相談の減少もしくは増加、ミスや事故の増加、衣服の不潔さといったことをチェックし、いつもと違う状態が続いている場合は注意する必要があります。

部下からの相談への対応

部下から相談があった場合は、まずは話を聞く姿勢を示し、部下自身の聞く姿勢を整えることが大切です。どれだけ有益なアドバイスも、相手の聞く姿勢が整っていなければ届きません。

そして、その際の有効な方法として、動機づけ面接法があります。動機づけ面接法では、（1）開かれた質問、（2）是認、（3）聞き返し、（4）要約の4つの技法を用います。部下の聞く姿勢が整ったら、情報提供（アドバイス）の許可をとり、こちらから提供した情報にどのような感じを受けたか感想を聞いていきます（左ページ参照）。

ラインのケアにおける①と②のケアで、部下の状態を把握し、事業場内スタッフなどのケアが必要だと判断されたら、すぐに産業保健スタッフへとつなぎます。もし、部下が産業医などへの相談に否定的な場合には、管理監督者自身が産業医などへ相談に行くことも重要になります。その場合も、部下には「上司である自分が相談に行くのはどうか？」など、事前に提案をしてから行うようにします。

参考文献：原井宏明著『方法としての動機づけ面接 面接によって人と関わるすべての人のために』岩崎学術出版社、2012年

部下からの相談対応の例

上司　最近、少し疲れている様子だけど、調子はどう？ 開かれた質問

部下　実は最近、疲れが抜けにくいんです。休日はしっかり休んでいるんですが。

上司　休日は、しっかり休むようにしているんだね。是認：相手を認める　でも、平日の夜とかは、休みにくいってことかな？ 聞き返し：相手の状況を確認

部下　そうですね。平日は帰宅が22時頃になっていて、あまりゆっくりする時間はとれないですね。新しいプロジェクトも不安ですし。

上司　平日は残業が続いていて、新しいプロジェクトに不安を感じている、ということで合っている？ 要約：ここまでの内容をまとめる

部下　そうですね。実は、新しいプロジェクトがうまくいかないかもしれないと不安なんですよね。同じチームのメンバーはあまり協力してくれなくて。

上司　チームのメンバーの協力が得られにくいんだね。聞き返し：相手の状況を確認　それはつまり、君自身は協力してもらうために何か工夫をしてみたということだね。是認：相手の工夫を認める

部下　はい。この箇所を担当してほしいとお願いしたんですけど、スキルがないからとか、時間がないからと断られてしまって。

上司　なるほど。それで、君一人でこなそうと頑張った。聞き返し・是認：相手の状況の確認と努力を認める

部下　はい。でも、もう自分一人では対応できなくて……（泣く）

上司　ここまでよく一人で頑張ったね。是認：相手の努力を認める　ここで私から提案があるんだけど、いいかな？ 情報提供の許可をとる

部下　はい、お願いします。

上司　まずは、メンバーの協力については、私からもメンバーの適性と業務内容を見て、お願いしてみようかと思うんだけど、どうかな？

部下　そうしてもらえると、助かります。

上司　じゃあ、そうしよう。あと、君自身も疲れているようだから、一度、産業医の先生に話を聞いてもらうのはどうかな？ 情報提供の許可をとる

部下　産業医の先生……ちょっと不安です。人事評価に響きますか？

上司　このことでは人事評価に響かないよ。君が話した内容の秘密はちゃんと守られるから、安心して話すことができるよ。どうかな？ 情報提供の許可をとる

部下　うーん……。ちょっと怖いですけど、1回だけなら利用してみようと思います。

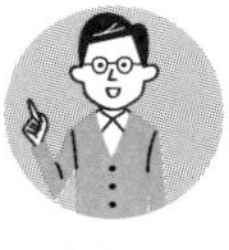

復職するまでと、復職してからの社員へのサポート

復職する社員はどんな状況?

復職直前の社員は、「早く職場に復帰して、仕事がしたい」と思う半面、「復帰したら、職場の人からどう思われるだろうか」「病気が再発するのではないか」「業務がこなせないかもしれない」という不安も抱えています。こうした復帰者の不安に寄り添いながら、どのように復帰のプランを構築していくかを説明します。

職場復帰のプロセス

休職者が職場に復帰するプロセスは事業所ごとに異なります。そのため、ここでは代表的な例を説明します。

まず、社員が復帰したいことを事業者に伝えると、主治医の診断書の提出が求められます。主治医が職場復帰可能と判断した場合、職場で求められる業務遂行が可能かどうかを産業医が判断します。産業医も職場復帰可能と判断すれば、次は、産業保健スタッフが中心となり、職場復帰の可否を決定します。

これらのプロセスを経て職場復帰が可能と判断されたら、産業保健スタッフや管理監督者だけでなく、休職中の社員本人も含めて職場復帰支援のためのプラン（職場復帰支援プラン）を作成していきます。職場復帰支援プランの主な内容は、職場復帰日、管理監督者による就業上の配慮、人事労務管理上の対応、産業医などによる医学的見地からの意見、フォローアップなどです。

職場復帰支援プランが確定したら、最終的な職場復帰を決定します。職場復帰後は、管理監督者である上司や産業保健スタッフによる見守りを行い、適宜、支援プランの変更や見直しを実施していきます。一方で復帰者本人は、職場復帰後もすぐには通院や服薬を中止せず、主治医の判断に基づいて、治療を継続していくことが大切です。

このように、職場復帰には多職種による連携が必須であり、あわせて復帰者自身の意思も重要になります。復帰に関わる関係者全員が、休職者の気持ちを尊重しながら、復職へのプロセスを明確に整理していくことが重要となります。

参考文献：厚生労働省、独立行政法人労働者健康安全機構「改訂 心の健康問題により休業した労働者の職場復帰支援の手引き」2020年7月

職場復帰までの主な流れ

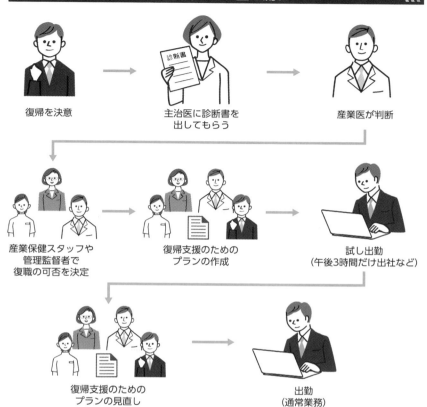

職場復帰支援のためのプランの主な内容

職場復帰日	いつから職場に復帰するかを決定する
管理監督者による就業上の配慮	業務量や業務上での配慮、通院等の治療に必要な配慮を決定
人事労務管理上の対応	勤務体制の変更や配置転換を本人の状況に合わせて検討
産業医からの意見	職場復帰に対して、医学的意見を提示してもらう

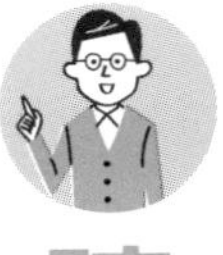

障害者雇用枠で就業するという選択

障害者雇用枠での就職

休職後にもとの職場へ復帰し、そこでいきいきと働けるようになれば、それに越したことはありません。

しかし、精神疾患と付き合いつつ就業するのが難しい場合もあります。その場合、障害者雇用枠で就業することも選択肢の一つとなるでしょう。ここでは、障害者雇用枠での就業について説明します。

「障害者の雇用の促進等に関する法律」では、障害のある方が、その人の能力や特性に応じて働けるよう、各種制度が定められています。その中にあるのが障害者雇用率制度で、例えば一般企業なら障害者を2・3％以上雇用することが求められており、法定雇用率を達成できない場合は障害者雇用納付金を納めなければなりません（2023年7月現在）。そのため、一般雇用とは異なる採用基準で運用する、障害者雇用枠が設けられている場合があります。障害者雇用の対象者は、身体・知的・精神障害の障害者手帳を持つ人です。

障害者の就労支援

また、身近な支援としては、ハローワーク（公共職業安定所）による職業紹介や職業訓練のサービスがあります。その他、都道府県に設置されている障害者職業センターは、障害者職業カウンセラーなどの専門家が障害者の職業への適性などを評価する職業評価を行い、評価をもとに必要な知識や技能を習得するための講習を行っています。

一方、就労する上で必要な日常生活や社会生活に関する相談や支援を行う障害者就業・生活支援センターという施設もあります。

その他の就職支援制度としては、障害者総合支援法に基づく就労支援サービスの一つで、一般企業への就職を目指す障害のある方へ就職に必要なサポートを行う、就労移行支援事業所があります。ここでは、就職に向けたトレーニングや、自分に合った職場探し、就職活動のサポート、就職後の職場定着のためのサポートなどが受けられます。

主な就労支援

機関	サービス内容
ハローワーク	職業の紹介や職業訓練を受けられる
障害者職業センター	障害者の職業への適性等を評価 必要な知識や技能を習得するための講習会
障害者就業・生活支援センター	職業生活に必要な日常生活や社会生活に関する相談や支援

障害者職業センターにおける障害者就業支援の主な流れ

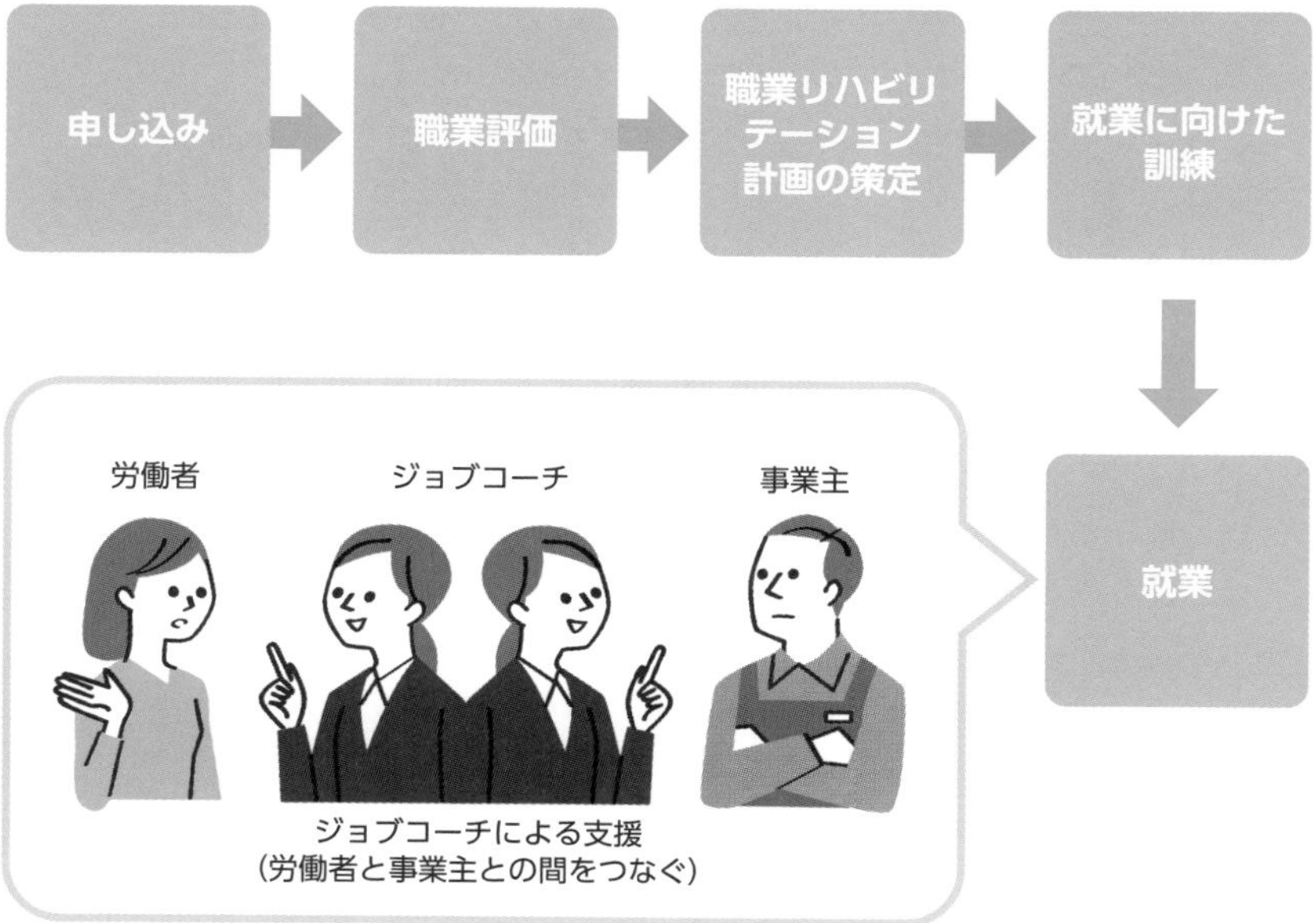

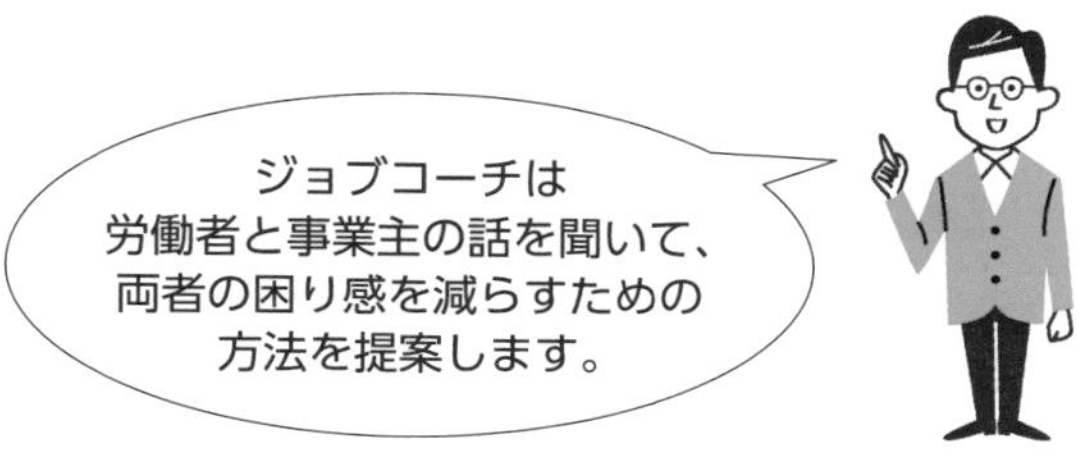

短時間労働の法定雇用率の算定見直しで広がる雇用機会

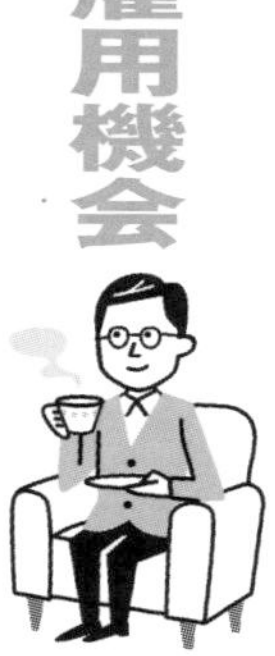

発達障害

発達障害は、脳機能の発達が関係する障害を指し、自閉スペクトラム症、注意欠陥多動性障害、学習障害が含まれます。

発達障害の人の中には、知的な遅れが見られないこともあり、幼少期や学生時代は「少し変わった子ども」といった認識で障害が見過ごされ、社会人になってから、「勉強はできるのに、仕事ができない」といったことで初めて障害に気がつく方もいらっしゃいます。

障害者の雇用の現状

一般企業での障害者の法定雇用率は、２０２３年時点で２・３％ですが、２０２４年には２・５％、２０２６年には２・７％に引き上げられる予定です。また、２０２４年の４月から特に短い労働時間（週10時間～20時間）で働く重度の身体障害者や知的障害者、そして精神障害者の実雇用率への算定が可能になります。

このような施策が開始されることで、感覚過敏やコミュニケーションの難しさといった発達特性のために疲れやすさがあり、週20時間以上の労働が難しかった人にも雇用の機会が広がることが期待されます。

発達障害への職場での対応

発達障害を抱える方の場合、本人の特性に合わせた就労環境を設定することが重要になります。そのため、雇用する企業側も、その方の特性を知る人（医師や就労支援員等）からの説明をもとに、業務内容や職場環境について事業場内産業保健スタッフ等を交えて調整することが大切です。

また、本人の就業の状況を把握し、その職場に定着できるよう支援することも必要です。就労移行支援等を経て就労した場合、就労定着支援を利用することができます。就労移行支援等を経ていない場合には、事業場内産業保健スタッフと話し合い、必要な支援を協議していくことが求められます。

第7章

日常生活で活用できる支援制度

精神疾患や精神障害による生活のしづらさから働くことが難しくなると、経済的な不安が生じ、それが治療や社会復帰に支障をきたす場合があります。この章では、経済的な負担を軽減したり、就労や地域におけるコミュニケーションをサポートする制度について紹介します。

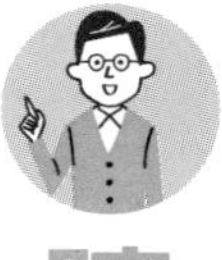

障害により生活や仕事に制限を受けた場合の年金制度

「症状が固定したか」がポイント

精神疾患を患った時、皆さん心配されるのは、「どうやって生活しよう」ということです。仕事をしていた人であれば、一定期間は傷病手当金の利用が考えられますが、それ以降、復職ができなければ、収入のあてがなくなることになります。しかし、精神障害による生活のしづらさが出た中で、新たに仕事を始めようとするのは相当の負担になります。

そうした場合に利用できる制度の一つに、障害年金があります。年金というと、一般的に老齢年金を想像しますが、障害により今までのように働くことができなくなってしまった場合にも受給できます。

障害年金を受給できる基準として、障害による生活のしづらさの度合いに加えて、その状態が「固定」されているかどうかがポイントになります。精神障害の場合、症状の浮き沈みがあるため、初診から1年6か月が経過しても、障害年金を受給できる状態が続いているかどうかで、受給要件があるかを判断することになります。

丁寧な説明で支援を

障害年金は基本的には障害等級2級以上（厚生年金加入者は3級以上）で支払われますが、中には受給に不安を感じる人もいらっしゃいます。例えば、障害年金を得たら、もう働くことができないのか、という不安です。働くことは人生において重要な要素ですが、障害年金の申請をすることで、自分が「もう働けない」という烙印を押されたような印象を受け、受給できるのにしないケースもあります。一方で、障害年金を受給できることを知らないまま、ずっと生活していることもあります。この場合、過去5年分までは遡って請求することが可能です。

お金は生活する上で大切なもの。障害年金は基本的に、年金を支払ってきた人の権利ですから、制度の内容、対象となるかどうか、必要な手続きは何か、受けることによる不利益はあるのかなど、丁寧に説明しながら支援していくことが求められます。

障害基礎年金の受給要件

支給要件	・国民年金に加入している間に、障害の原因となった病気やケガについて初めて医師または歯科医師の診療を受けた日（初診日）がある（20歳前や、60歳以上65歳未満（年金制度に加入していない期間）で、日本国内に住んでいる間に初診日がある場合も含む） ・障害の状況が障害認定日に障害等級表に定める1級または2級に該当
保険料納付要件	初診日の前日において、次のいずれかの要件を満たしていること（20歳前の年金制度に加入していない期間に初診日がある場合は、納付要件はない） ①初診日のある月の前々月までの公的年金の加入期間の3分の2以上の期間について、保険料が納付または免除されている ②初診日が2026年4月1日前にある時、初診日において65歳未満であり、初診日のある月の前々月までの1年間に保険料の未納がない（直近1年要件）
障害認定日	初診日から1年6か月を経過した日（その間に治った場合は治った日）または障害認定日以後に20歳に達した時は、20歳に達した日
年金額 （2023年4月時点） 昭和31年4月2日以後生まれの場合	1級：795,000円×1.25+子の加算（1・2子　各228,700円、第3子以降各76,200円） 2級：795,000円＋子の加算

障害厚生年金を受給する場合は、厚生年金に加入している期間に初診日があることが条件です。なお、障害認定日では基準に該当しなくても、その後該当した場合は、事後重症による請求ができます。

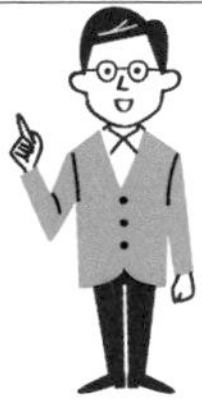

障害年金のあらまし

[1級]

厚生年金のみ：
- 配偶者加給年金
  障害年金受給者に生計を維持されている65歳未満の配偶者がいるときに加算
- 障害厚生年金
  [障害厚生年金（2級）×1.25]

- 子の加算額
- 障害基礎年金
  [障害基礎年金（2級）×1.25]

[2級]

- 配偶者加給年金
  （1級に同じ）
- 障害厚生年金
  ①総報酬制導入前の被保険者期間分＋
  ②総報酬制導入以後の被保険者期間分
  ①平均標準報酬月額 × 7.125/1000 × 被保険者期間の月数（平成15年3月まで）
  ②平均標準報酬月額 × 5.481/1000 × 被保険者期間の月数（平成15年4月以降）
- 子の加算額
  （1級に同じ）
- 障害基礎年金

[3級]

3級は障害厚生年金のみ（2023年4月現在で最低保障額：年額596,300円）
2023年度の67歳以下の場合

- 障害厚生年金
  （障害厚生年金（2級）に同じ ただし、最低保障額あり）

参考文献：厚生労働省「令和5年版障害者白書」をもとに著者作成

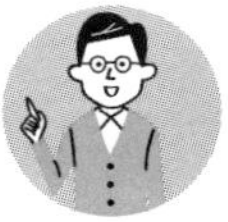

精神障害者保健福祉手帳で受けられる様々なサービス

税金控除や障害者加算などを実施

精神障害者保健福祉手帳の概要はすでに説明しているので、ここでは具体的にどのようなサービスがあるのかを確認していきましょう。

手帳のサービスは、全国的に実施されているサービスと、地域独自で実施されているサービスの2つに分類されます。

まず、全国的に受けられるサービスとして、所得税及び住民税の控除があります。また、これは等級が1級の場合に限られますが、自動車税・軽自動車税の減免を受けることが可能です。家族等が生計を同一にしている場合は、通院などで障害者専用に使用するのであれば、その家族等が所有する自動車も対象となります。

その他、ＮＨＫの受信料の減免、生活保護の障害者加算などもあります。携帯電話料金の割引もありますが、こちらは格安ＳＩＭ業者などでは実施されていないので注意が必要です。

ＪＲ割引はいまだ実施されず

地域独自のサービスでは、その自治体住民限定といったケースもあるものの、地下鉄や市バスなどの公営交通の多くが割引制度を実施しています。一方、ＪＲや大手私鉄の多くでは、精神障害を対象とした割引制度は行われていません。中小私鉄も対応に差があるため、事前確認が必要です。航空会社では、大手は割引を実施、ＬＣＣの多くは未実施という状況です。

その他、公共施設の利用について無料もしくは低廉な金額で利用できるケースが多くあります。例えば、筆者の地元・岐阜県では、県美術館や岐阜城などは無料、市営駐車場は割引となっています。その他、一般企業が行う独自の割引制度もあるので、デイケアなどで外出プログラムを考える際などは、手帳が使えるかどうかを確認しておくとよいでしょう。

とはいえ、他障害の手帳とのサービス格差は少なからずあります。今後、利用できるサービスの拡充が求められます。

精神障害者保健福祉手帳による税制控除（一部）

所得税の障害者控除	・手帳1級：所得金額から40万円控除 ・同一生計配偶者または扶養親族である手帳1級所持者と同居している場合、所得金額から75万円控除 ・手帳2・3級：所得金額から27万円控除
住民税の障害者控除	・手帳1級：所得金額から30万円控除 ・同一生計配偶者または扶養親族である手帳1級所持者と同居している場合、所得金額から53万円控除 ・手帳2・3級：所得金額から26万円控除 ・前年の所得が135万円以下の人は非課税扱い
自動車税・軽自動車税の減免	・手帳1級：自立支援医療（精神通院）を受けている人で、本人が運転、もしくは生計を一にする人か本人の通院、通所、通学または生業のために自動車を使用する時に減免

※税制上、精神障害者保健福祉手帳1級の者は「特別障害者」と呼ぶ

自動車税の減免については
1級のみが対象。

精神障害者保健福祉手帳の優遇措置（東京都の場合：一部）

		内容
全国	NHKの受信料減免	①全額免除：手帳所持者がいる世帯で、かつ世帯全員が区市町村民税非課税の場合 ②半額免除：1級の手帳所持者が世帯主でかつ受信契約者の場合
	NTT電話番号案内の無料利用（ふれあい案内）	104を無料で利用可能（NTTへの手続きが必要）
	生活保護の障害者加算（1・2級のみ）	等級及び居住する地域によって金額差あり
東京都	都営住宅の優先入居、使用承継制度及び特別減額（特別減額は1・2級のみ）	優先入居では当選倍率を5倍（3級）もしくは7倍（1・2級）
	東京都精神障害者都営交通乗車証の交付（2年ごとに更新必要）	都営交通（都電、都バス、都営地下鉄及び日暮里・舎人ライナー）の全運行区間を無料利用
	路線バスの運賃半額割引	原則、東京都内を運行する一般路線バスの都内区間について半額（他府県手帳は対象外）
	都立公園・都立施設の入場料免除（本人及び付添者）	浜離宮恩賜庭園、旧芝離宮恩賜庭園、多摩動物公園、恩賜上野動物園、井の頭自然文化園、夢の島熱帯植物園、葛西臨海水族園など

筆者調べ（2023年7月）

他にも、市区町村で独自のサービスを
行っている場合がある。

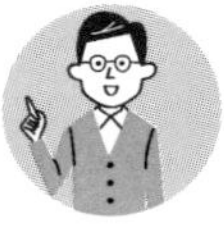

社会復帰に向けた様々なサービスを規定した法律

希望した生活を送る上で必要な支援

精神障害を抱え、これからどうやって社会復帰していこう、と考えた時に利用できるサービスを規定しているのが障害者総合支援法です。

この法律は精神障害者を含めた障害者が、自分が望む生活を獲得できるよう支援するために、在宅、通所の各種サービスを規定しています。障害者のための法律ではありますが、その範囲は広く、身体障害、知的障害、精神障害の他、難病患者に対してもサービスが提供されています。サービスの利用には自治体による手続きが必要ですが、精神障害者保健福祉手帳は必ずしも必要ではありません。

利用には市町村への申請が必要

サービスは、日常生活を送るために必要な介助を行うサービス（介護給付）と、働く力を身につけたり、居場所となるサービス（訓練等給付）、地域生活を送る上での不安を相談したり、地域の実情に合わせて暮らしやすくするためのサービス（地域生活支援事業）、医療費負担を軽減するサービス（自立支援医療）などに大別できます。

精神障害の場合、身体介助が必要なことは少ないため、多くは就労継続支援や就労移行支援といった、働くための訓練や居場所としての機能を持つ施設が利用されています。また、家事支援など、日常生活を送る上での手伝いを求めてホームヘルプサービス（居宅介護）も利用されています。

障害福祉サービスを利用する際は、自治体に申請をして、受給者証を得る必要があります。利用できるサービスは障害支援区分という、その人にとってどの程度の支援が必要かを示す基準に基づいて決まります。訓練等給付については、一部を除いて区分がつかない「非該当」でも利用が可能です（自己負担額は1割）。

障害者総合支援法には非常に多くの内容が含まれています。拙著『これならわかる〈スッキリ図解〉障害者総合支援法 第3版』（翔泳社）でも解説していますのでご参照ください。

障害者総合支援法及び児童福祉法の給付・事業

市町村

障害福祉サービス

介護給付
- 居宅介護
- 重度訪問介護
- 同行援護
- 行動援護
- 療養介護
- 生活介護
- 短期入所
- 重度障害者等包括支援
- 施設入所支援

第28条第1項

訓練等給付
- 自立訓練（機能訓練・生活訓練）
- 就労移行支援
- 就労継続支援（A型・B型）
- 就労定着支援
- 自立生活援助
- 共同生活援助
- 就労選択支援（2025年10月施行予定）

第28条第2項

自立支援給付
国が1/2負担

第6条

相談支援
- 基本相談支援
- 地域相談支援（地域移行支援・地域定着支援）
- 計画相談支援

第5条第18項

自立支援医療
- 更生医療
- 育成医療

第5条第24項

補装具
第5条第25項

障害児通所支援
- 児童発達支援
- 医療型児童発達支援（令和6年度より児童発達支援に一体化）
- 居宅訪問型児童発達支援
- 放課後等デイサービス
- 保育所等訪問支援

児福法第6条の2の2
国が1/2負担

障害者・児

地域生活支援事業（国が1/2以内で補助）
- 相談支援
- 意思疎通支援
- 日常生活用具
- 移動支援
- 地域活動支援センター
- 福祉ホーム

等　第77条第1項

支援

都道府県

地域生活支援事業（国が1/2以内で補助）
- 広域支援
- 人材育成

等　第78条

自立支援医療
精神通院医療　第5条第24項

障害児入所支援
国が1/2負担　児福法第7条

相談支援の中の地域相談支援は、
精神科病院などに入院されている人に対して、
地域に戻っていくための支援を
行う事業になっています。

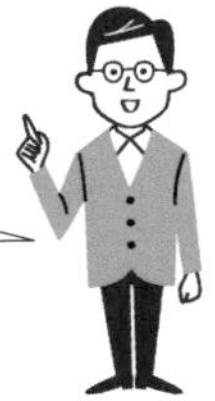

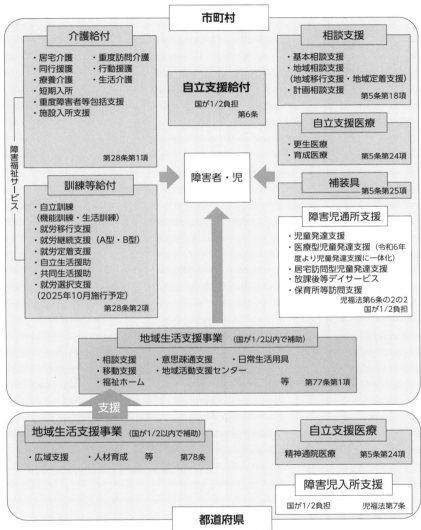

出典：内閣府「令和5年版障害者白書」を筆者修正

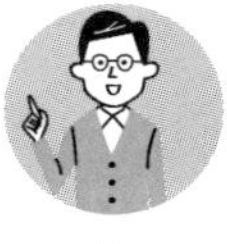

家以外の居場所が欲しい時には？

居場所が欲しい人は多い

精神障害のある人には、「居場所がない」とおっしゃる方がとても多いです。実家に住んでいる人も多くいらっしゃいますが、ずっと家にこもりっぱなしになると、どうしても居心地が悪かったり、そんな自分にいら立ったりすることもあるでしょう。

学生や社会人として働いていた時には学校や会社が居場所の一つだったかもしれませんが、休学や退職の結果、行く場所がなくなり、「まずは居場所となる場が欲しい」という人は多いのです。

障害者総合支援法における地域活動支援センターや就労継続支援B型などは、そういった人たちの大切な居場所となっています。

行きたい時に行ける場所

地域活動支援センターは、主に相談支援や居場所としての役割を持ち、施設ごとに特色のあるプログラムを用意しています。プログラムによっては別途費用がかかる場合もありますが、他の利用者やスタッフと話をしに行く、というだけでも利用することが可能です。地域活動支援センターはⅠ～Ⅲ型に分かれており、種別によって持っている機能が異なります。利用する際には、その施設が自分が求めるサービスを行っているかを確認するとよいでしょう。

働くことも視野に入れるなら

就労継続支援B型事業所は、名前の通り就労支援のための施設ですが、一方で居場所としての役割も持っています。「働きたいけれど、まだ一般企業で働くだけの自信はない」「簡単な作業から始めてみたい」「日中することがないので何かをしたい」といった人のために、軽作業などを実施しています。

施設によってはお店を開いているところも多くあり、地域に複数施設があれば自分が興味のある事業をしているところを選ぶとよいでしょう。その人の状況に合わせた作業を行う中で、安心感の獲得や、就労に対する意欲の向上などを目指していきます。

地域活動支援センターの分類

	I型	II型	III型
機能強化事業	【国庫補助対象事業】 ○事業内容 専門職員（精神保健福祉士等）を配置し、医療・福祉及び地域の社会基盤との連携強化のための調整、地域住民ボランティア育成、障害に対する理解促進を図るための普及啓発 ○職員配置 自治体の単独補助による事業の職員の他、1名以上を配置し、2名以上を常勤とする ○利用定員 1日あたり実利用人員20名以上 ※委託相談支援事業をあわせて実施することを必須条件とする（本補助の報酬対象外）	【国庫補助対象事業】 ○事業内容 地域において就労が困難な在宅障害者を通所させ、機能訓練、社会適応訓練、入浴等のサービスを行うことにより、自立と生きがいを高める ○職員配置 自治体の単独補助による事業の職員の他、常勤1名以上を配置 ○利用定員 実利用人員15名以上	【国庫補助対象事業】 ○対象施設 小規模作業所としての運営実績5年以上 ○職員配置 自治体の単独補助による事業の職員1名を常勤とする ○利用定員 実利用人員10名以上
基礎的事業	○事業内容　創作的活動、生産活動、社会との交流の促進等 ○職員配置　2名以上とし、うち1名は専従とする ○利用定員等　特に規定なし		

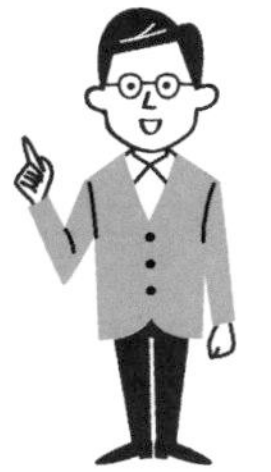
各類型で
受け入れ定員など
は異なりますが、
基礎的事業は
どれでも
行われます。

参考文献：厚生労働省資料をもとに著者作成

就労継続支援B型の内容

対象者	就労移行支援事業等を利用したが一般企業等の雇用に結び付かない者や、一定年齢に達している者などであって、就労の機会等を通じ、生産活動に係る知識及び能力の向上や維持が期待される障害者 （主な対象者） ①企業等や就労継続支援事業（A型）での就労経験がある者であって、年齢や体力の面で雇用されることが困難となった者 ②50歳に達している者または障害基礎年金1級受給者 ③①及び②に該当しない者であって、就労移行支援事業者によるアセスメントにより、就労面に係る課題等の把握が行われている者
内容	通所により、就労や生産活動の機会を提供（雇用契約は結ばない）するとともに、一般就労に必要な知識、能力が高まった者は、一般就労等への移行に向けて支援 ・平均工賃が工賃控除程度の水準（月額3,000円程度）を上回ることを事業者指定の要件とする ・事業者は、平均工賃の目標水準を設定し、実績とあわせて都道府県知事へ報告、公表 ・利用期間の制限なし

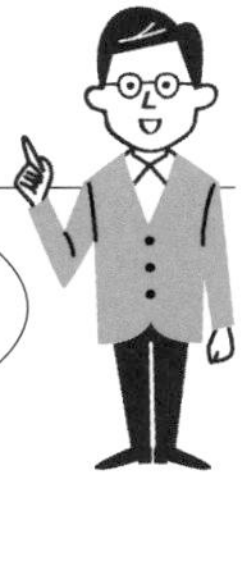
就労継続支援B型は必ずしも
収入を得るだけが目的ではありませんが、
できる限り工賃を高められるよう、工賃
倍増計画が進められています。

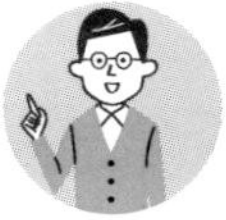

「また働きたい」と思った時に受けられる支援は？

働くことは生きがいでもある

仕事はストレスにもなりますが、一方で生きがいとして大切なものでもあり、障害者総合支援法では就労支援制度が整備されています。主に、一般企業での就労を目指す「就労移行支援」、支援者が見守る中で働くことができる「就労継続支援A型」、働き続けられるための支援を行う「就労定着支援」のほか、2025年から開始予定の、利用者の能力にあったサービスにつなげる「就労選択支援」があります。

一般企業を目指す場合には

就労移行支援は、一般企業で働くことを希望する人に対して、身だしなみや社会で必要なマナーなどの就職にあたって必要な知識、パソコン操作など業務上で必要となる技術、就労に対する不安や悩みについての相談などを行います。実際に就職できた後も、一定期間フォローアップを行います。

ただし、就職支援で重要なのは就職させることではなく、就職後に継続して働けるようサポートすることです。職場環境にうまく適応できない、業務上のスキルには問題がなくても、急な収入の増加や生活リズムの変化によって、仕事以外の課題が生じ、結果として就労を継続できなくなってしまうこともしばしばです。そういった問題に対する支援を行うのが就労定着支援です。

雇用契約を結ぶ施設

就労継続支援A型は、一般企業で働くことは難しいものの、一定の能力があり就労に対する意欲がある人に対して提供されるものです。同じ「就労継続支援」の名がつくB型との大きな違いは、雇用契約を結び、最低賃金が保障される仕事である点です。そのため、一定の就業能力は求められますが、A型で働き続けることも可能ですし、A型をステップに一般就労を目指すこともできます。A型が取り扱う業務は施設ごとで異なるので、見学などを行い、勤務条件を十分確認した上で契約することが大切です。

障害者総合支援法における就労系障害福祉サービス

	就労移行支援事業 （規則第6条の9）	就労継続支援A型事業 （規則第6条の10第1項）	就労定着支援事業 （規則第6条の10）
事業概要	通常の事業所に雇用されることが可能と見込まれる者に対して、①生産活動、職場体験等の活動の機会の提供その他の就労に必要な知識及び能力の向上のために必要な訓練、②求職活動に関する支援、③その適性に応じた職場の開拓、④就職後における職場への定着のために必要な相談等の支援を行う。 （標準利用期間：2年） ※必要性が認められた場合に限り、最大1年間の更新可能	通常の事業所に雇用されることが困難であり、雇用契約に基づく就労が可能である者に対して、雇用契約の締結等による就労の機会の提供及び生産活動の機会の提供その他の就労に必要な知識及び能力の向上のために必要な訓練等の支援を行う。 （利用期間：制限なし）	就労移行支援、就労継続支援、生活介護、自立訓練の利用を経て、通常の事業所に新たに雇用され、就労移行支援等の職場定着の義務・努力義務である6月を経過した者に対して、就労の継続を図るために、障害者を雇用した事業所、障害福祉サービス事業者、医療機関等との連絡調整、障害者が雇用されることに伴い生じる日常生活又は社会生活を営む上での各般の問題に関する相談、指導及び助言その他の必要な支援を行う。 （利用期間：3年）
対象者	①企業等への就労を希望する者	①就労移行支援事業を利用したが、企業等の雇用に結び付かなかった者 ②特別支援学校を卒業して就職活動を行ったが、企業等の雇用に結び付かなかった者 ③就労経験のある者で、現に雇用関係の状態にない者	①就労移行支援、就労継続支援、生活介護、自立訓練の利用を経て一般就労へ移行した障害者で、就労に伴う環境変化により生活面・就業面の課題が生じている者であって、一般就労後6月を経過した者
報酬単価例（2022年度）	468～1,128単位／日 〈定員20人以下の場合〉 ※就職後6月以上の定着率が高いほど高報酬	319～724単位／日 〈定員20人以下、人員配置7.5：1の場合〉 ※5つの観点からなる評価項目の総合評価が高いほど高報酬	1046～3,449単位／月 〈利用者数20人以下の場合〉 ※就労定着率（過去3年間の就労定着支援の総利用者数のうち前年度末時点の就労定着者数）が高いほど高い報酬

参考文献：厚生労働省「第112回社会保障審議会障害者部会（令和3年6月21日）資料5」をもとに著者作成

利用の流れは人それぞれ

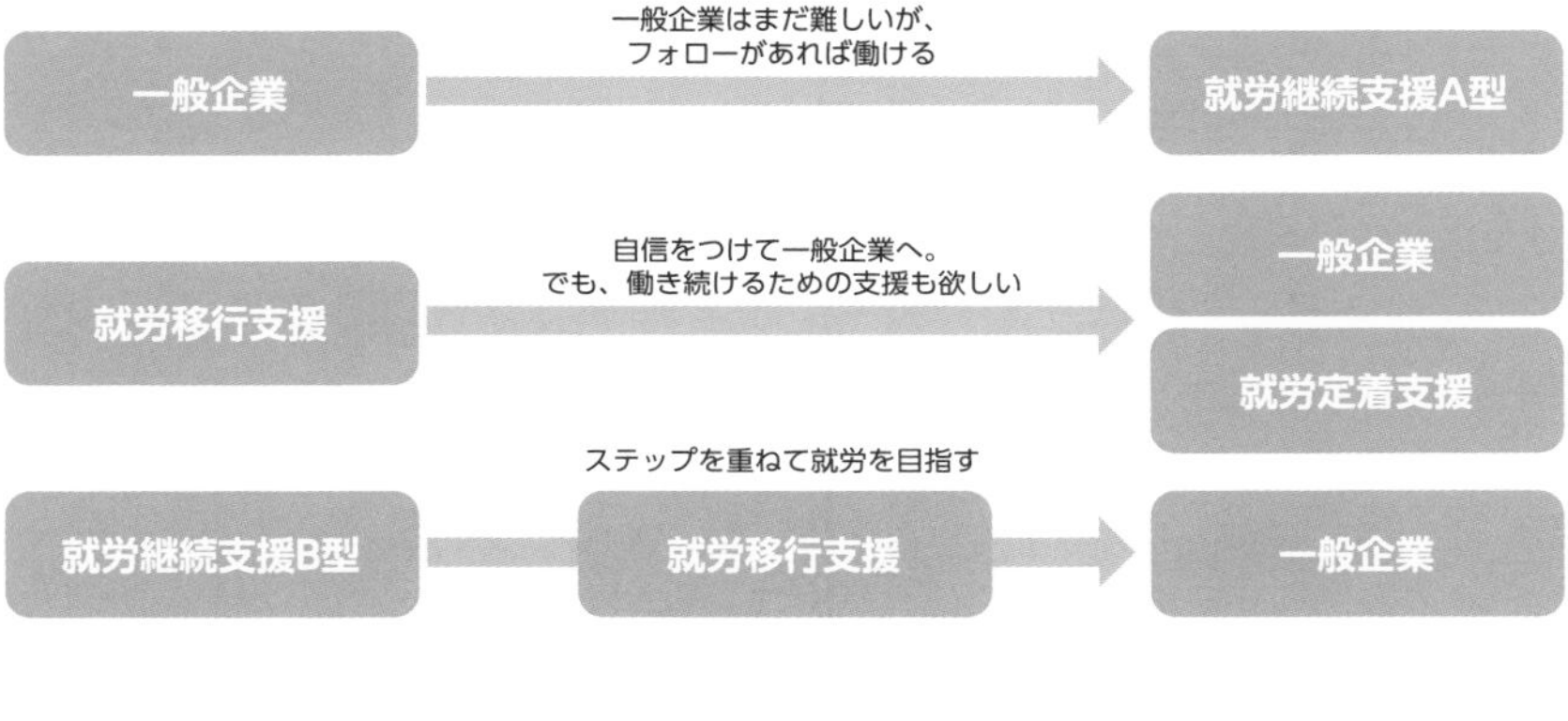

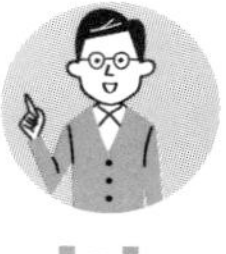

地域生活で困った時には社会福祉協議会へ

あなたのまちにもある社協

現在は施設も多数設立され、多くの地域で精神障害者に対するサービスが行われるようになりました。しかし、そもそも自分の住む地域にどのような施設があるのかわからない、ということも少なくありません。また、「こんな相談、誰にすればいいのか……」と思うこともあるでしょう。そのような時は、地域にある社会福祉協議会を利用してみるのもいいかもしれません。

社会福祉協議会は、自治体ごとに設置されている民間組織で、住民すべてが暮らしやすいまちづくりを目指して活動している団体です。対象者も老若男女、障害の種類を問わず、地域に即した様々な活動を行っています。

地域福祉活動の要

社会福祉協議会は地域福祉活動の基幹組織として、その地域に合った資源を作り出しており、取り組みの内容についても様々です。障害者に関することであれば、気軽に集えるサロン活動を行ったり、ボランティア活動をしたい人とボランティアを求めている人をつなげたりしています。地域によっては、障害者総合支援法で規定された事業を実施しているところもあります。

福祉関係の相談にも応じているので、「困った時には、まずは社会福祉協議会に聞いてみる」というのもよいでしょう。

コミュニティソーシャルワーカー

施設などのサービスは増えてきたものの、その半面、住民が関わる課題も複雑化し、ただサービスを使うだけでは問題解決が難しいことも増えてきました。既存のサービスでは間に合わない人たちのために、地域独自の仕組みを作り、制度の隙間をなくしていこう、という流れも生まれています。

こうした活動が円滑に進むようにサポートしているのが、近年増えてきたコミュニティソーシャルワーカーです。多くは社会福祉協議会に勤務して地域の課題を把握し、解決のための資源をつなげ、資源がなければ作り出していく、という活動をしています。

社会福祉協議会の活動例

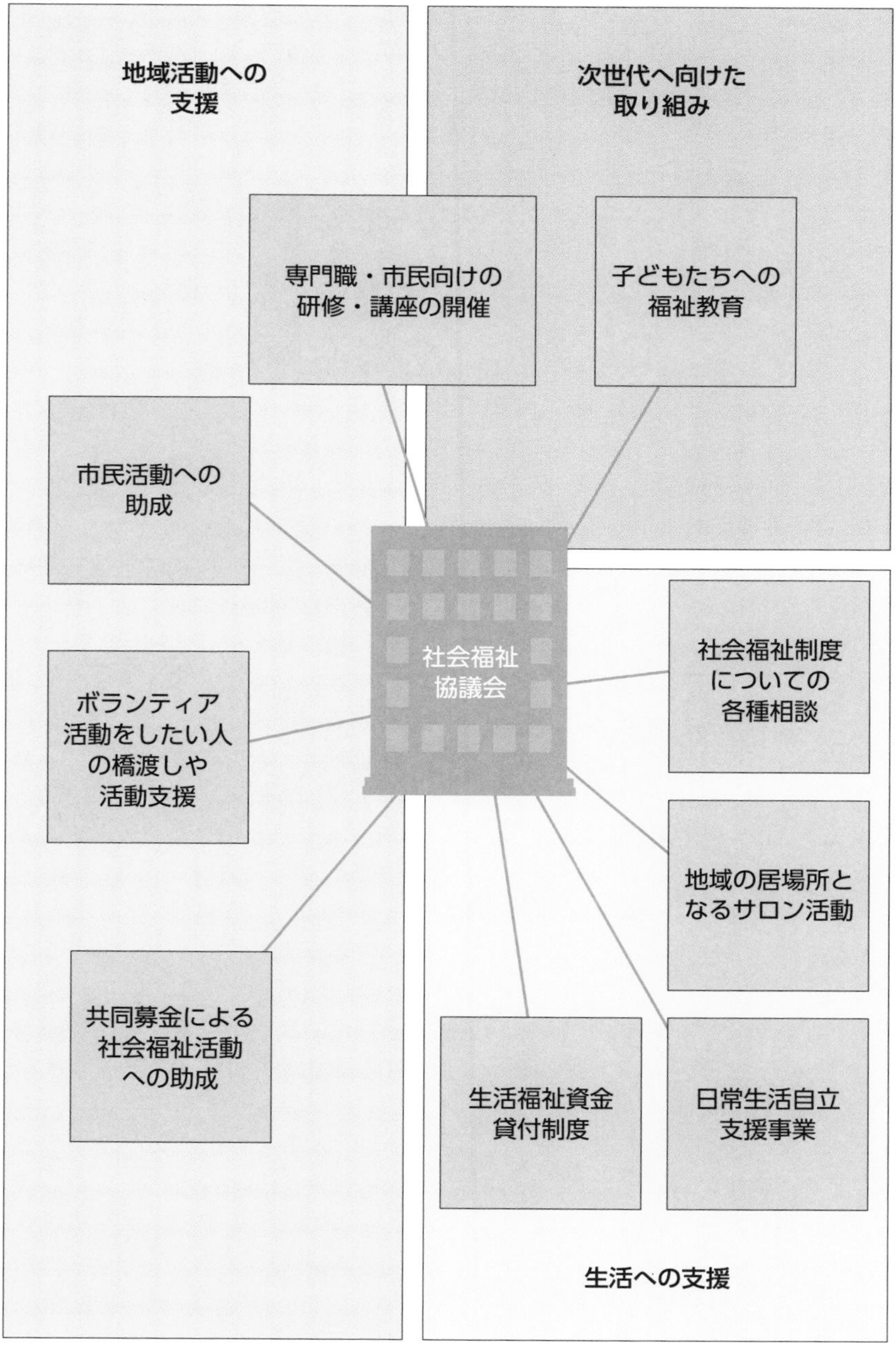

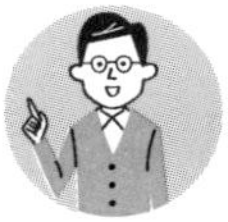

急な出費など、お金の問題に対応する制度

お金を借りられる制度がある

精神疾患にかかった際は、ストレスをかけずゆっくりと静養することが大切です。しかし、体調の急変で急遽入院する可能性もあります。また、症状の悪化で仕事をやめた時などに、頭を悩ませるのが「お金」の問題です。

本当に当座のお金がない場合もあれば、定期的な収入はあるものの額が多くなく、急な出費に耐えられない場合もあります。かといって銀行からお金を借りることは難しかったりしますし、消費者ローンも金利の高さがネックになります。そんな時に活用できるのが、都道府県社会福祉協議会が実施している生活福祉資金貸付制度です。

無利子、低利子が魅力

2020年に生じた新型コロナウイルス感染症対応の際にも話題になった制度ですが、本来は低所得者世帯や障害者、高齢者がいる世帯に対して、生活の安定と経済的自立を図ることを目的に実施されるものです。

基本的には連帯保証人が必要ですが、いない場合でも利用できます。この制度の最大の特徴は、無利子あるいは低利子であること。融資までの時間が短い消費者金融などの利率は概ね3～18%の間にあることが多いですが、この制度では連帯保証人がない場合で1・5%、緊急的に必要な少額の貸付の場合や連帯保証人がいる場合などについては無利子となっています。

不安な時には相談

生活福祉資金貸付制度には、総合支援資金、福祉資金、教育支援資金、不動産担保型生活資金があり、障害者世帯としての申請の場合は、精神障害であれば、原則、精神障害者保健福祉手帳の保有が条件となっています。

借りられる金額についても、資金が必要な理由によって違いますので、自分の状況に応じてうまく利用してみましょう。具体的な相談は、居住する自治体にある社会福祉協議会で行えます。金銭的な不安が出た際には、まずは気軽に相談をしてみましょう。

生活福祉資金貸付制度の貸し付け対象者

	内容
低所得者世帯	資金の貸付にあわせて必要な支援を受けることにより独立自活できると認められる世帯であって、必要な資金を他から借り受けることが困難な世帯（市町村民税非課税程度）
障害者世帯	身体障害者手帳、療育手帳、精神障害者保健福祉手帳の交付を受けた者（現に障害者総合支援法によるサービスを利用している等これと同程度と認められる者を含む）の属する世帯
高齢者世帯	65歳以上の高齢者の属する世帯（日常生活上療養または介護を要する高齢者等）

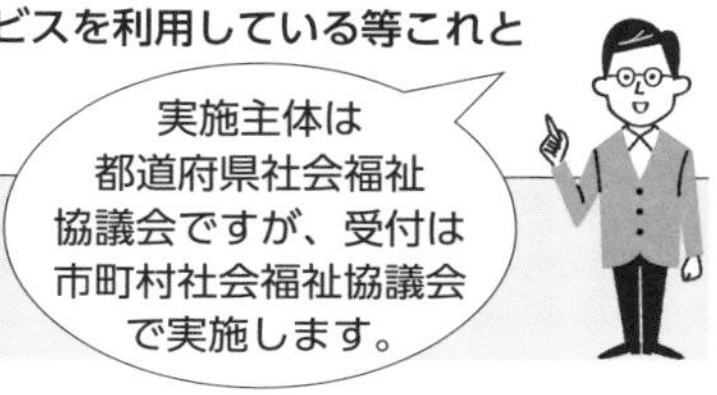
実施主体は都道府県社会福祉協議会ですが、受付は市町村社会福祉協議会で実施します。

生活福祉資金貸付制度の内容（一部）

総合支援資金	生活支援費	生活再建までの間に必要な生活費用	2人以上：月20万円以内 単身：月15万円以内 貸付期間：原則3月（最長12月）	連帯保証人あり：無利子 連帯保証人なし：年1・5％
総合支援資金	住宅入居費	敷金、礼金等住宅の賃貸契約を結ぶために必要な費用	40万円以内	
総合支援資金	一時生活再建費	・生活を再建するために一時的に必要かつ日常生活費で賄うことが困難である費用 例）就職・転職を前提とした技能習得に要する費用、滞納している公共料金等の立て替え費用等	60万円以内	
福祉資金	福祉費	・生業を営むために必要な経費 ・技能習得に必要な経費及びその期間中の生計を維持するために必要な経費 ・住宅の増改築、補修等及び公営住宅の譲り受けに必要な経費 ・障害者用の自動車の購入に必要な経費 等	580万円以内（用途により上限目安額を設定）	
福祉資金	緊急小口資金	緊急かつ一時的に生計の維持が困難となった場合に貸し付ける少額の費用	10万円以内	無利子
教育支援資金	教育支援費	低所得者世帯に属する者が高等学校、大学または高等専門学校に修学するために必要な経費	高校：月3.5万円以内 大学：月6.5万円以内 等 ※特に必要と認める場合は、上記各上限額の1.5倍まで貸付可能	
教育支援資金	就学支度費	低所得者世帯に属する者が高等学校、大学または高等専門学校への入学に際し必要な経費	50万円以内	

※総合支援資金及び緊急小口資金については、原則、生活困窮者自立支援制度における自立相談支援事業の利用が貸付の条件となる

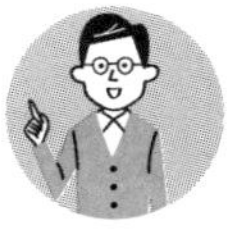

生活保護はセーフティネットとして大事な制度

堂々と保護を申請しよう

「生活保護」と聞くと、「税金で食べているんでしょ?」と、あまりいい印象を持っていない人が多いかもしれません。事実、保護が必要と思われる人でも、「生活保護は受けたくない」と拒否される場合が少なくありません。

国民性として、他人の世話になることに罪悪感を持ちやすいことが影響しているのかもしれませんが、生活保護は日本国民の権利であり、貧困状態になった時のセーフティネットとしての役割を持っています。精神疾患によって働けなくなってしまった時、他の制度を使っても生活する目途がつかない時などに、「遠慮なく受給していい」と周囲から声をかけることは、その人の命を守ることにもつながります。

基本は他法優先

生活保護は、他の制度を使ってもなお十分な生活を送ることができない場合に利用できる制度です。そのため、傷病手当金や、障害年金などの他の法律や制度を活用した上で、不足する分を給付するというものになっています。

生活保護は申請主義であるため、市区町村の窓口に申し込みを行う必要があります。その後、現在の状況や保有資産などを確認したのちに保護の決定が行われます。先述の通り、現在ある収入に足りない部分を補うものとして保護が行われるので、実際には収入があるのにそれを申請しないなどの不正を行うと、保護費の返還を求められる場合があります。

保護にも色々ある

生活保護は全部で8つの分野に分かれており、その人に必要なものが支給されます。例えば精神障害のため働けないという状況なら、生活費を支給する生活扶助、住む場所を確保するための住宅扶助、医療を提供する医療扶助などが行われると考えられます。

実際に受給される金額については、その人の住所や家族構成、障害の状況等によって変わります。住んでいる自治体の福祉担当課に確認をしてみてください。

生活保護申請の流れ

自治体への事前相談
- 制度説明
- 困窮状態の聞き取り
- 他法政策についての説明や利用の検討
- 保護申請の意思確認
等　等

保護の申請
- 申請書、各種書類の提出

調査の実施
- 資力調査
- 収入等の調査
- 扶養義務者による扶養の可否調査
- 就労可能性の調査
等

保護の実施
- 原則、申請日から14日以内に生活保護の適応の可否を通知

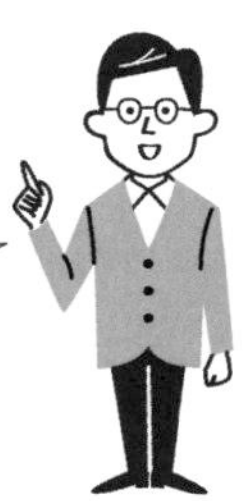

「扶養義務者への連絡が嫌」という人もいますが、
あくまでもあらゆる努力をしても現状を打破できない人のための
制度であるため、連絡などが行われます。ただし、扶養義務者が
いるから保護を受けられない、というものではありません。

生活保護の種類と内容

生活を営む上で生じる費用	扶助の種類	支給内容
日常生活に必要な費用 （食費・被服費・光熱費等）	生活扶助	・基準額は、①食費等の個人的費用、②光熱水費等の世帯共通費用を合算して算出 ・特定の世帯には加算がある（母子加算等）
アパート等の家賃	住宅扶助	定められた範囲内で実費を支給
義務教育を受けるために必要な学用品費	教育扶助	定められた基準額を支給
医療サービスの費用	医療扶助	費用は直接医療機関へ支払い （本人負担なし）
介護サービスの費用	介護扶助	費用は直接介護事業者へ支払い （本人負担なし）
出産費用	出産扶助	定められた範囲内で実費を支給
就労に必要な技能の習得等にかかる費用	生業扶助	定められた範囲内で実費を支給
葬祭費用	葬祭扶助	定められた範囲内で実費を支給

出典：厚生労働省ホームページ「生活保護制度」（https://www.mhlw.go.jp/stf/seisakunitsuite/bunya/hukushi_kaigo/seikatsuhogo/seikatuhogo/index.html）

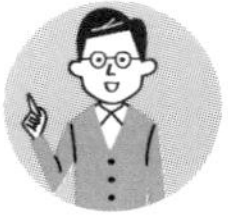

大事な財産を守るための制度

自身での財産管理が難しい時

生活をする上で、お金の管理は大切です。しかし、精神障害によってうまく管理できなくなってしまうこともありますし、遺産などで多額のお金を手にしても、その管理ができる状態でなくなってしまう場合もあります。そうなると、訪問販売で不必要なものを購入させられた、貯めていたお金をだまし取られてしまった、などという話もよく聞きます。

そのように、自分自身で十分な判断ができなくなったり、財産管理をすることが難しくなってしまった時のための制度として、日常生活自立支援事業や、成年後見制度があります。

日常生活での金銭管理

日常生活自立支援事業は、社会福祉協議会が行っているサービスで、利用者との契約に基づいて福祉サービスの利用援助や行政手続きに関する援助、日常生活費の管理などを行います。

福祉サービスの多くは申請主義をとっているため、何かしたいと思った時には手続きが必要です。そのような時に、契約の代行や施設利用についての相談を行えます。また手元にお金があると使いすぎてしまうといった場合に、通帳を預け、必要な時に必要なだけのお金を出してもらったり、各種料金の支払い手続きを行ってもらうことも可能です。

残念ながら、金銭管理は有料でのサービスとなりますが、自分の手元に大金があるのが怖いという場合はうまく活用してみるといいでしょう。

判断能力がなくなってしまったら

成年後見制度は、本人の判断能力が不十分だと認められた時に利用できるサービスです。判断がうまくできないために、不必要な高額な契約をしてしまうことがないよう、親族や法律・福祉の専門家が後見人等として選ばれ、本人に代わって契約を行ったり、本人が行った契約行為を後から取り消すことができます。なお、どこまでの行為を取り消せるのかについては、本人の状況によって異なります。

日常生活自立支援事業と成年後見制度

	日常生活自立支援事業	成年後見制度
相談窓口	社会福祉協議会	家庭裁判所、社会福祉士、弁護士、司法書士、地域包括支援センター等
担い手	生活支援員、専門員	家庭裁判所が選任した成年後見人、保佐人、補助人、任意後見人
内容	福祉サービス等の利用援助 日常生活上の金銭管理等の支援	身上監護に関する法律行為の支援 財産管理に関する法律行為の支援
判断能力の状況	十分でない → 欠く状態 判断能力が十分でないが契約の内容を理解できる判断能力と本人の意思がある	成年後見：常に判断能力を欠く 保佐：判断能力が著しく不十分 補助：判断能力が不十分

成年後見制度の利用には
一定の費用がかりますが、その金額を補助する
成年後見制度利用支援事業が障害者総合支援法で
実施されています。成年後見、保佐、補助の順で
取り消し行為の範囲が広がりますが、日常の買い物などに
ついては取り消すことができません。
また、任意後見は、本人が十分な判断能力を有している間に、
誰にどのように支援をしてもらうかを
事前に決めておくものです。

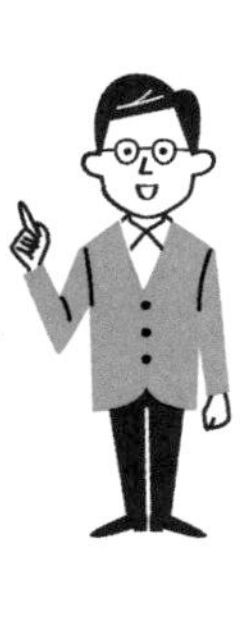

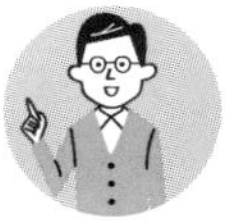

同じような体験をした人たちとの関わりで得られること

聞いてもらうだけで楽になることも

精神障害を抱えることで、不安に思うことは多々あるでしょう。それは周囲も同様で、「自分の育て方が間違っていたのか」「自分が悪かったのではないか」と自罰的になる家族も少なくありません。また、アルコール依存などの場合は、自分自身が依存症であることを自覚できないケースも多いです。

そのような場合に、同じような体験をした誰かに話を聞いてもらうだけでも、気が楽になったり、次に何をしたらいいのかに気づくきっかけとなったりする場合もあります。そのような場が、家族会や自助グループです。

同じ悩みを抱える家族の集まり

精神障害者家族会は、精神障害を抱える人の家族が集まり、同じ悩みを共有、支え合うことを目的とした団体です。精神障害に対する差別や偏見が強い中、家族自身も精神障害について正しい知識を持ち合わせていないことから、まずは家族から病気について正しく理解してもらうために始めた活動に端を発します。現在では、主に地域単位や医療機関単位で設置されています。

家族会は、語り合う中で仲間の存在を意識する機会となる他、病気に関する理解を深める活動、精神障害についての理解を外に広げていく活動などを行い、精神障害を抱える人たちが過ごしやすい社会にしていくための取り組みを行っています。

自分を語ることで他の人を支える

自助グループは、依存症を抱える人たちが結成した団体が始まりです。依存症は「否認の病気」ともいわれ、「自力でやめられる」「自分は病気ではない」と本人が依存症であることを認めない特徴があります。自助グループは、他の人の体験を聞くことで、当事者の依存物質に対する認識を変え、やめ続ける原動力にしようとしています。現在は、依存症のみならず、多くの精神疾患で、自分たちで支え合うグループが誕生しています。

家族会活動の3本柱

全国組織として全国精神保健福祉会連合会（みんなねっと）があります。各種団体について知りたい時は、お住まいの近くの保健所や精神保健福祉センターに相談してみましょう。

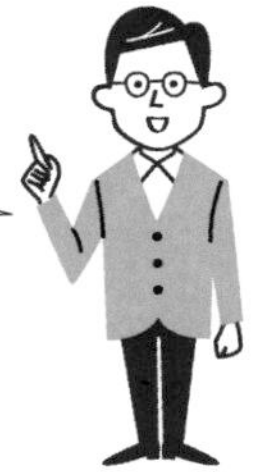

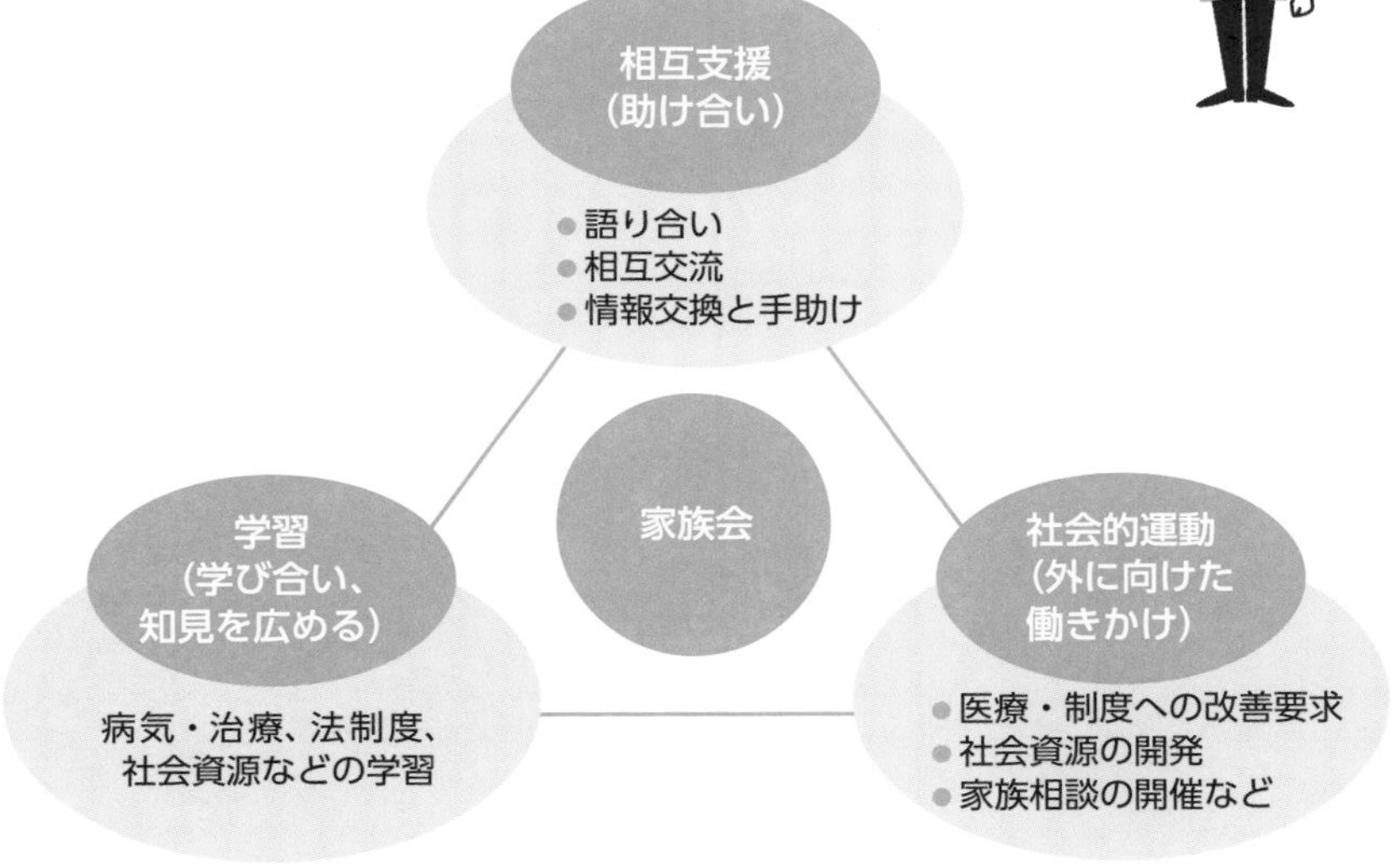

参考文献：全国精神保健福祉会連合会ホームページ（https://seishinhoken.jp/）

自助グループの例

疾患	団体名
アルコール依存症	AA（Alcoholics Anonymous）
	断酒会
薬物依存	NA（Narcotics Anonymous）
その他の依存症	GA（Gamblers Anonymous：ギャンブル依存） OLGA（On-Line Gamers Anonymous：ゲーム依存）など
その他の精神疾患	地域で様々な名称で活動

団体名によく使われるAnonymous（アノニマス）とは「匿名」という意味で、会でも自分の名前を名乗らない、知ろうとしないことが特徴です。

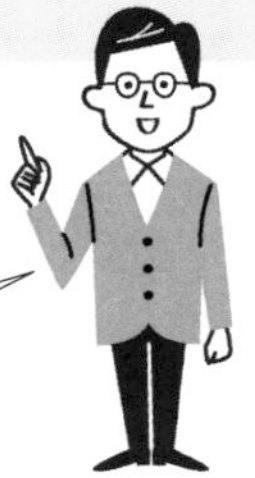

精神障害にも対応した地域包括ケアシステムを目指して

誰もが住みやすい街を作るために

わが国では高齢化が進み、団塊の世代が75歳以上になる2025年までに、「高齢者の尊厳の保持と自立生活の支援の目的のもとで、可能な限り住み慣れた地域で、自分らしい暮らしを人生の最期まで続けることができるよう、地域の包括的な支援・サービス提供体制」の構築が進められています。これを俗に「地域包括ケアシステム」と呼んでいます。

しかし、住み慣れた地域で住み続けたいと思うのは高齢者だけではなく、精神障害者を含むすべての人が望むことといえるでしょう。このような誰もが暮らしやすい社会を構築していくことを念頭に、「精神障害にも対応した地域包括ケアシステム」作りが進んでいます。

作っていくのは私たち

「精神障害にも対応した地域包括ケアシステム」を構築する上で、医療、相談支援、障害福祉・介護、住まい、社会参加・地域の助け合い、普及啓発といった社会生活を進めていくために必要な要素を、包括的に確保していくことが求められます。これを達成するには、医療保健福祉の各領域、そして国・自治体が同じ方向を向いて、それぞれの領域でできることを考え、進めていくことが必要といえるでしょう。

一昔前は、精神障害者が地域で暮らす、というだけで大きな困難が待っていました。現在も、受け入れ態勢が十分でなく、退院したくてもできない、というケースはまだまだ存在します。また、重い精神障害がある人でも地域で暮らしていけるシステムとして、ACT（包括型地域生活支援プログラム）が知られるようになりましたが、当時はACTを行うための仕組みが整っておらず、手弁当に近い状態で実践が行われていました。

そうした状況から時間がたち、少しずつですが理念を達成するための仕組みが積み上げられてきました。もちろんまだ不足している部分も多いですが、どのようなことが必要なのか、何ができるのかを、私たちも「誰もが暮らしやすい社会」を作る一翼であると自覚し、発信していくことが大切ではないでしょうか。

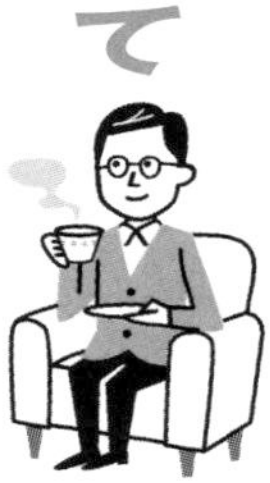

あとがき

おかげさまで第1版が好評をいただき、出版社より「重版か第2版を」と打診された際、「第2版を！」と即答しました。法制度が年々変わる中、皆さんに提供する情報はできる限り最新のものとしなければ、不利益を与えかねません。皆さんにご好評をいただいたからこそ、今回の機会を得られた、ということを誠に嬉しく思います。

さて、私は本務校において精神保健福祉士養成とともに公認心理師の養成にも微力ながら関わらせていただいております。担当は「関係行政論」という法制度についての科目ですが、学生に聞けば「先生の科目が一番しんどい」とのことでした。他の科目は、心理職として身近に感じるものばかりですから、ひたすら各領域の法制度を覚えなければならない本科目は確かにしんどいのかもしれません。そのため、具体的な例を用いながら、できる限りわかりやすく伝えるよう心がけています。なぜこの法律ができたのか、どのような制度があるのか、どのような専門職が関わっているのかを理解してもらうことで、将来、現場で行われるチームアプローチの要となるような人材を育成したい、と思うのです。

私の恩師の一人である故・野中猛氏は事あるごとにチームアプローチの重要性を唱えられていました。現代では、精神疾患、精神障害という課題の周囲には、当事者の高齢化、併存疾患、家族問題、地域課題や社会情勢など、様々な課題が複雑に絡まっており、これらを解きほぐすには一人の優れた実践者だけでは困難です。多くの専門職が共通認識を持ち、それぞれの力を活かして一つの事例に取り組むという、至極重要でありながら難しい実践が、当たり前のようにできる社会を作る一助として、本書が多少なりとも役に立てば、と思っています。

前作同様、本書を作成するにあたり、多くの専門職の方にご協力をいただきました。感謝申し上げます。

２０２３年初秋　著者を代表して

二本柳 覚

索　引

英字

あ

か

さ

編著者紹介

二本柳 覚 にほんやなぎ・あきら

京都文教大学臨床心理学部臨床心理学科講師。日本福祉大学福祉社会開発研究所客員研究所員。修士（福祉マネジメント：日本福祉大学）。
日本福祉大学社会福祉学部卒業後、精神科病院、就労継続支援B型事業所、日本福祉大学、高知県立大学などを経て現職。専門は障害者福祉（特に精神保健福祉）、社会福祉専門職教育。著書に『これならわかる〈スッキリ図解〉障害者総合支援法 第3版』『これならわかる〈スッキリ図解〉障害者差別解消法』（いずれも共著、翔泳社）、「図解でわかる障害福祉サービス」（共著、中央法規）など。社会福祉士、精神保健福祉士。

執筆担当：第1章、第5章、第7章

著者紹介

石井 佳葉 いしい・かよう

就実大学教育学部教育心理学科講師。博士（教育学：京都大学）。
京都大学大学院教育学研究科博士後期課程単位取得退学。京都文教大学臨床心理学部臨床心理学科特任講師、就実大学教育学部教育心理学科助教を経て現職。専門は臨床心理学、心理アセスメント（ロールシャッハ法）。著書に『ライフステージを臨床的に理解する心理アセスメント』（分担執筆、金子書房）、『精神分析臨床での失敗から学ぶ』（分担執筆、金剛出版）。公認心理師、臨床心理士。

執筆担当：第2章、第3章

茂本 由紀 しげもと・ゆき

武庫川女子大学心理・社会福祉学部講師。博士（心理学：同志社大学）。
2016～2017年に日本学術振興会特別研究員。2018年に同志社大学大学院心理学研究科博士後期課程修了後、京都文教大学臨床心理学部講師を経て、現職。専門は認知行動療法、関係フレーム理論。著書に『言語と行動の心理学―行動分析学をまなぶ』（共著、金剛出版）。公認心理師、臨床心理士。

執筆担当：第4章、第6章

本書内容に関するお問い合わせについて

このたびは翔泳社の書籍をお買い上げいただき、誠にありがとうございます。弊社では、読者の皆様からのお問い合わせに適切に対応させていただくため、以下のガイドラインへのご協力をお願い致しております。下記項目をお読みいただき、手順に従ってお問い合わせください。

●ご質問される前に

弊社Webサイトの「正誤表」をご参照ください。これまでに判明した正誤や追加情報を掲載しています。

　正誤表　https://www.shoeisha.co.jp/book/errata/

●ご質問方法

弊社Webサイトの「書籍に関するお問い合わせ」をご利用ください。

　書籍に関するお問い合わせ　https://www.shoeisha.co.jp/book/qa/

インターネットをご利用でない場合は、FAXまたは郵便にて、下記"翔泳社 愛読者サービスセンター"までお問い合わせください。
電話でのご質問は、お受けしておりません。

●回答について

回答は、ご質問いただいた手段によってご返事申し上げます。ご質問の内容によっては、回答に数日ないしはそれ以上の期間を要する場合があります。

●ご質問に際してのご注意

本書の対象を超えるもの、記述個所を特定されないもの、また読者固有の環境に起因するご質問等にはお答えできませんので、予めご了承ください。

●郵便物送付先およびFAX番号

送付先住所　〒160-0006　東京都新宿区舟町5
FAX番号　03-5362-3818
宛先　（株）翔泳社 愛読者サービスセンター

※本書の内容は2023年9月現在の法令等に基づいて記載しています。
※本書に記載されたURL等は予告なく変更される場合があります。
※本書の出版にあたっては正確な記述につとめましたが、著者や出版社などのいずれも、本書の内容に対してなんらかの保証をするものではなく、内容やサンプルに基づくいかなる運用結果に関してもいっさいの責任を負いません。

装丁　河南 祐介（FANTAGRAPH）
カバーイラスト　秋葉 あきこ
本文イラスト　古藤 みちよ（cue's）
DTP　株式会社 シンクス

これならわかる<スッキリ図解>
精神保健福祉制度のきほん 第2版

2023年11月13日　初版第1刷発行
2024年 3月 5日　初版第3刷発行

編著者　二本柳 覚（にほんやなぎ・あきら）
著者　石井 佳葉（いしい・かよう）、茂本 由紀（しげもと・ゆき）
発行人　佐々木 幹夫
発行所　株式会社 翔泳社（https://www.shoeisha.co.jp）
印刷・製本　株式会社 ワコー

本書へのお問い合わせについては191ページをお読みください。
造本には細心の注意を払っておりますが、万一、乱丁（ページの順序違い）や落丁（ページの抜け）がございましたら、お取り替えいたします。03-5362-3705までご連絡ください。

ISBN978-4-7981-8281-0　Printed in Japan